C. Hammer, J. Meyer (Hrsg.)

Tierversuche im Dienste der Medizin

Vorworte von:
J. Meyer, G. Glück, W. Steinmann, K. Peter

Mit Beiträgen von:
I. A. Aune, D. Birnbacher, D. Büttner, U. Büttner,
M. F. W. Festing, K. Gärtner, C. Hammer, H. Heinecke,
W. W. Minuth, H. Reichenspurner, K.-H. Sontag, E. Wolf

PABST SCIENCE PUBLISHERS
Lengerich, Berlin, Riga, Scottsdale AZ (USA), Wien, Zagreb

CIP-Titelaufnahme der Deutschen Bibliothek

Tierversuche im Dienste der Medizin / C. Hammer ; J. Meyer
(Hrsg.). Vorw. von: J. Meyer ... Mit Beitr. von: I. A. Aune ... -
Lengerich ; Berlin ; Riga ; Scottsdale AZ (USA) ; Wien ; Zagreb :
Pabst, 1995
ISBN 3-928057-77-4
NE: Hammer, Claus [Hrsg.]; Aune, Ivar A.

Wichtiger Hinweis: Medizin als Wissenschaft ist ständig im Fluß. Forschung und klinische Erfahrung erweitern unsere Kenntnis, insbesondere was Behandlung und medikamentöse Therapie anbelangt. Soweit in diesem Werk eine Dosierung oder eine Applikation erwähnt wird, darf der Leser zwar darauf vertrauen, daß Autoren, Herausgeber und Verlag größte Mühe darauf verwendet haben, daß diese Angaben genau dem **Wissensstand bei Fertigstellung des Werkes** entsprechen. Dennoch ist jeder Benutzer aufgefordert, die Beipackzettel der verwendeten Präparate zu prüfen, um in eigener Verantwortung festzustellen, ob die dort gegebene Empfehlung für Dosierungen oder die Beachtung von Kontraindikationen gegenüber der Angabe in diesem Buch abweicht. Das gilt besonders bei selten verwendeten oder neu auf den Markt gebrachten Präparaten und bei denjenigen, die vom Bundesgesundheitsamt (BGA) in ihrer Anwendbarkeit eingeschränkt worden sind. Benutzer außerhalb der Bundesrepublik Deutschland müssen sich nach den Vorschriften der für sie zuständigen Behörde richten.

© 1995 Pabst Science Publishers, D-49525 Lengerich

Konvertierung: Claudia Döring
Druck: WS Druckerei, D-55294 Bodenheim

ISBN 3-928057-77-4

Autorenverzeichnis

Dipl.-Biol. I. A. Aune
Gesellschaft Gesundheit und
Forschung e.V.
Postfach 190 209
D-60089 Frankfurt a.M.

Prof. Dr. D. Birnbacher
Universität Dortmund
Fachbereich Philosophie (14)
Emil-Figge-Str. 50
D-44227 Dortmund (Eichlinghofen)

Dr. D. Büttner
Universitätsklinikum Essen
Medizinische Einrichtungen der
Universität
- Gesamthochschule - Essen
Zentrales Tierlaboratorium
Hufelandstr. 55
D-45122 Essen

Prof. Dr. U. Büttner
Neurologische Klinik
Klinikum Großhadern
Marchioninstr. 15
D-81377 München

Dr. M. F. W. Festing
MCR Toxicology Unit
Hodgkin Building
University of Leicester
P. O. Box 138, Lancaster Road
Leicester LE1 9HN
U.S.A.

Prof. Dr. K. Gärtner
Institut für Versuchstierkunde
Konstanty-Gutschow-Str. 9
D-30625 Hannover

Dr. A. Glück
Bayer. Staatsminister für ASFFG
Ludwigstr. 9
D-90797 München

Prof. Dr. Dr. C. Hammer
Ludwig-Maximilians-Universität
Klinikum Großhadern
Institut für Chirurgische Forschung
Marchioninstr. 15
D-81377 München

Prof. Dr. H. Heinecke
Hermann Löns Str. 72
D-07742 Jena

Prof. Dr. J. Meyer
Universität München
Lehr- und Versuchsgut
Oberschleißheim
Hubertusstr. 12
D-85764 Oberschleißheim

Prof. Dr. W. Minuth
Anatomisches Institut
Universität Regensburg
Universitätsstr. 31
D-93053 Regensburg

Prof. Dr. Dr. K. Peter
Dekan der Medizinischen Fakultät
Institut für Anästhesiologie
Klinikum Großhadern
Marchioninistr. 15
D-81377 München

Prof. Dr. B. Reichart
Herzchirurgische Klinik
Klinikum Großhadern
Marchioninistr. 15
D-81377 München

Prof. Dr. K.-H. Sontag
Hermann-Rein-Str. 3
D-37075 Göttingen

Prof. Dr. W. Steinmann
Rektor der Ludwig-Maximilians-
Universität
Leopoldstr. 3
D-80802 München

Prof. Dr. E. Wolf
Lehrstuhl für Molekulare Tierzucht und
Haustier-Genetik
Ludwig-Maximilians-Universität
Würmtalstr. 221
D-81375 München

6

Inhaltsverzeichnis

7

1. Vorwort

Die XXXII. Wissenschaftliche Tagung der Gesellschaft für Versuchstierkunde / GV-SOLAS ist eine Jubiläumstagung: Die Gesellschaft begeht 1994 ihr dreißigjähriges Bestehen. Das Leitthema der Tagung, "Versuchstierkunde und Biomedizinische Forschung", ist dabei heute so aktuell wie zur Gründungszeit der Gesellschaft. Allerdings hat sich die Versuchstierkunde zwischenzeitlich aus ihrem Status einer Hilfswissenschaft für die Biomedizinische Forschung mehr und mehr zu einer Eigenständigkeit mit verschiedenen Spezialgebieten entwickelt, die die Durchführung tierexperimenteller Forschungsprogramme in hohem Maße reglementiert. Fachzeitschriften gehen heute so weit, daß sie die Publikation von in Tierexperimenten erarbeiteten Ergebnissen verweigern, wenn diese nicht nach versuchstierkundlichen Kriterien mitgeteilt werden. Die Förderungswürdigkeit von tierexperimentellen Forschungsprogrammen wird kritisch orientiert an den aus der Versuchstierkunde definierten Vorgaben für die Haltung und Betreuung der Tiere vor, während und ggfs. nach dem Versuch. Schließlich basieren die Entscheidungen der nach dem Tierschutzgesetz zu durchlaufenden Genehmigungsverfahren in maßgeblichen Punkten auf dem jeweils aktuellen Wissensstand der Versuchstierkunde.

Jubiläumstermine verlangen nach besonderen Akzenten. Der Akzent der Münchner Tagung soll sein, daß aus dem komplexen Bereich "Versuchstierkunde und Biomedizinische Forschung" die hier behandelten Schwerpunkte einer breiteren Öffentlichkeit angeboten werden, als dies üblicherweise bei wissenschaftlichen Tagungen möglich ist: Es wird ein Taschenbuch vorgelegt, das dem interessierten Leser detaillierte Einsichten in aktuelle Wissensstandorte vermitteln will. Dem immer wieder zu hörenden Vorwurf, daß Wissenschaftler zu wenig Öffentlichkeitsarbeit betreiben, sich nicht genügend um Akzeptanz ihrer Arbeiten in unserer Gesellschaft bemühen, soll auf diese Weise einmal sehr bewußt und exemplarisch widersprochen werden.

Dieser "Jubiläumsakzent" zeigt aber auch sehr schnell seine Grenzen auf. Schon in der Vorbereitungsphase wurde uns bewußt, daß durch bestimmte Beiträge u. U. derart dominierende Richtungen gegeben würden, daß das Gesamtvorhaben seinen Sinn und Zweck verfehlen könnte. Die prinzipielle Entscheidung wurde dennoch beibehalten: Alle Hauptreferenten der Tagung sollten ihre Beiträge in dieses Buch einbringen; Einzelbeiträge, die wenigstens einen Teil des Mosaiks "Versuchstierkunde und Biomedizinische Forschung" aufzeigen sollen. Der Appell richtet sich letztlich an den Leser, diese Einzelbeiträge nicht isoliert zu sehen, sondern als tagtägliches Netzwerk einer Gesamtheit zu erfahren, in der Tierversuche in und für unsere Gesellschaft durchgeführt werden.

Die Gesamtheit "Versuchstierkunde und Biomedizinische Forschung" ist dabei in fortwährender Entwicklung und damit eine ständige Herausforderung zur Überdenkung auch der ethischen Vertretbarkeit unseres Handelns. Wenn es dem Buch gelingt, das Bewußtsein um diese Herausforderung auf den Leser zu übertragen, dann wäre ein echter Jubiläumsbeitrag gelungen. In diesem Sinne unser Dank an die Referenten für die zusätzlich übernommenen Mühen für das Zustandekommen dieses Buches.

Claus Hammer   *Joachim Meyer*

2. Vorwort

Wer wollte bezweifeln, daß wir auf weniger und schonendere Tierversuche hinwirken müssen. Hierüber herrscht breiter Konsens, nicht nur in Politik und Gesellschaft, sondern gerade auch in der biomedizinischen Forschung selbst. Als für den Tierschutz in Bayern zuständiger Minister habe ich gerne - gemeinsam mit dem Rektor der Ludwig-Maximilians-Universität München, Herrn Prof. Dr. Wulf Steinmann - die Schirmherrschaft über die diesjährige wissenschaftliche Tagung der Gesellschaft für Versuchstierkunde übernommen. Ich will damit ausdrücklich das bisherige Wirken der Gesellschaft für Versuchstierkunde würdigen, einer Gesellschaft, für die von Anfang an Tierschutz untrennbarer Bestandteil des tierexperimentellen Forschens war. Angesichts einer häufig sehr emotional und pauschal vorgebrachten öffentlichen Kritik am Tierversuchsgeschehen bedarf es großer Standhaftigkeit, an einem vernünftigen Weg zu mehr Tierschutz festzuhalten. Leicht wäre es für einen Wissenschaftler, vor manchmal bis ins Persönliche gehenden Anfeindungen in extreme Positionen anderer Art zu verfallen, etwa in eine absolute Rechtfertigung jeglichen Tierexperimentes als Mittel des Erkenntnisgewinns. Ich will Sie ermuntern, weiter den sachlichen Dialog mit der Öffentlichkeit zu suchen, denn wir brauchen alle den wissenschaftlichen Fortschritt, und wir wollen alle, daß er mit immer weniger Tierversuchen erzielt wird.

Die öffentliche Diskussion reduziert sich leider allzu oft auf das bloße Ja oder Nein zu Tierversuchen. Tatsächlich aber geht es nicht nur um den Ersatz oder die Abschaffung von Tierversuchen. Bei jedem Versuchsvorhaben muß auch kritisch geprüft werden, ob es nicht in seinem Umfang verringert oder ob es im Sinne geringerer Belastung für die Tiere abgeändert werden kann. Auf all diesen Gebieten hat die biomedizinische Forschung spürbare Fortschritte erzielt; erinnert sei nur an den Rückgang der Versuchstierzahlen in Bayern um jährlich etwa 5 - 10 %. Aber auch in der Versuchstechnik, die eine Leidensbegrenzung der Versuchstiere zum Ziel hat, ist viel erreicht worden; es ist gerade die Versuchstierkunde, die hier die Grundlagen geliefert hat und weiter liefern wird.

Wissenschaftliche Forschung kann nicht in angeheizter öffentlicher Auseinandersetzung gedeihen, wie wir sie in den letzten Monaten erlebt haben. Wenn es der Tagung zum 30jährigen Jubiläum der Gesellschaft für Versuchstierkunde gelänge, der Öffentlichkeit deutlich zu machen, daß Wissenschaft und Tierschutz kein Gegensatz sind, wäre viel erreicht.

Dr. Gebhard Glück
Bayerischer Staatsminister für Arbeit und Sozialordnung, Familie, Frauen und Gesundheit

3. Vorwort

Seit 30 Jahren widmet sich die Gesellschaft für Versuchstierkunde den verschiedenen wissenschaftlichen und ethischen Aspekten im Zusammenhang mit Tierexperimenten. Die diesjährige Tagung soll neue Ergebnisse vorstellen, die zum Schutz der Tiere durch die Entwicklung von Modellen oder von Ergänzungs- und Ersatzmethoden, durch die Standardisierung von Versuchsabläufen und ihrer Auswertung sowie durch die Verbesserung der Tierhaltung erzielt worden sind oder zur Zeit diskutiert werden. Oberstes Ziel ist es, das Tierexperiment soweit wie möglich vermeidbar zu machen und die Effizienz der Forschungsarbeiten auf andere Weise zu erzielen. Reduction, Replacement und Refinement sind die Maximen, nach denen die Versuchstierkunde strebt.

Nach unserem heutigen Wissensstand kommt die biomedizinische Forschung in bestimmten Fällen leider noch nicht ohne Tierversuche aus. Experimente mit Tieren sind aber oft so stark mit Emotionen behaftet, daß eine sachliche Diskussion unmöglich wird. Ich möchte beide Lager, die Befürworter wie die Gegner von Tierversuchen, aufrufen, in fairer Auseinandersetzung und mit dem Austausch von Argumenten zu versuchen, einen Konsens anzustreben, der auf den ethischen Normen basiert, die von unserer Gesellschaft akzeptiert und durch Rechtsprechung wie Gesetzgebung konkretisiert worden sind. Wie sollte man auch eine Abwägung treffen zwischen den Schmerzen, die den Tieren im Rahmen eines Experiments zugefügt werden, und dem Leid, das Menschen zu erdulden haben, weil ihnen die biomedizinische Forschung noch keine Hilfen anbieten kann? Diese Frage darf nicht in parteipolitische Auseinandersetzung hineingezogen und zum Wahlkampfthema hochstilisiert werden. Schon gar nicht dürfen Auseinandersetzungen in der Sache zu tätlichen Angriffen gegen Personen führen, die sich einer sachlichen Diskussion stellen wollen. An der Universität München haben wir in letzter Zeit leidvolle Erfahrungen in dieser Richtung machen müssen. Ich wünsche mir sehr, daß Ihre Tagung dazu beiträgt, wieder ein sachliches Diskussionsklima über Fragen im Zusammenhang mit Tierversuchen herzustellen.

Prof. Dr. Wulf Steinmann

4. Vorwort

Die statistische Lebenserwartung eines Menschen bei seiner Geburt ist heute so hoch wie nie zuvor. In den westlichen Industrienationen beträgt sie derzeit für Männer und Frauen über 75 Jahre. Zunehmend mehr Menschen erreichen ein höheres Alter in einem besseren Gesundheitszustand. Worauf ist diese Entwicklung zurückzuführen? Nicht nur technische und sozioökonomische Erkenntnisse sind dafür verantwortlich. Im wesentlichen haben Fortschritte in der Medizin, insbesondere bei Ernährung, Hygiene, Präventivmaßnahmen und Akutversorgung, eine Verbesserung der Lebensqualität und Anhebung des Lebensalters bewirkt. Erkrankungen, die früher tödlich verliefen, können heute vermieden oder erfolgreich behandelt werden.

Der gewaltige Fortschritt in der Medizin steht in engem Zusammenhang mit der Einführung der Naturwissenschaften. Es vollzog sich ein Wandel von der Erfahrungsheilkunde zur Wissenschaft. So sind Wirkmechanismen früher empirisch angewandter Heilpflanzen heute bekannt (Beispiel Digitalis). Der große Durchbruch im Streben nach Erkenntnis gelang durch die Verbindung der Medizin mit der Grundlagenforschung. Wissenschaftlicher Fortschritt ist auf das Experiment und die messende Beobachtung angewiesen; durch reproduzierbare Ergebnisse werden Gesetzmäßigkeiten zur Realität. Da das Tier als Biosystem dem menschlichen Organismus ähnelt, dient es als Medium, um aufzuklären. Tierversuche werden zur Basis für die Grundlagenforschung und den Erkenntniszuwachs in der Medizin.

Im historisch älteren Ganzkörpermodell werden komplexe Zusammenhänge untersucht wie Pharmakokinetik und Pharmakodynamik eines Medikaments, Herz- Kreislaufverhältnisse oder die Entwicklung eines Transplantats im neuen Organismus. Mit der Erkenntnis von der Zelle als Baustein aller lebenden Organismen kam der Fortschritt in der Zell- und Molekularbiologie. Physiologische und pathologische Mechanismen des Lebens auf zellulärer und molekularer Ebene sind Gegenstand dieser Forschung. Somit stehen heute auch für die medizinische Forschung kleinere und differenziertere Objekte zur Verfügung.

Das Arbeiten auf zellulärer und molekularer Ebene ist speziellen Fragestellungen vorbehalten und kann den Tierversuch nicht ersetzen. Da das Verhalten einer einzelnen Zelle noch keinen Aufschluß über ihr Verhalten im Organsystem gibt, lassen sich die Eigenschaften eines komplexen Systems nicht aus den Eigenschaften seiner Einzelelemente zusammensetzen. Auch sozioökologische Probleme können nicht an Zellverbänden untersucht werden. Das Tierexperiment als Ganzkörpermodell bleibt unverzichtbar. Ohne Tierversuche wird es auch in Zukunft keinen medizinischen Fortschritt geben.

Glaubwürdige Forschungsresultate sind gebunden an eine adäquate Methodik. Die richtige Methode wiederum wird durch die Problemstellung bestimmt. So hängt die Frage, ob ein Tierversuch notwendig ist oder nicht, von der wissenschaftlichen Fragestellung ab. Eine bestimmte Anastomosentechnik für die Herztransplantation kann eben nur am Ganzkörper-Tierexperiment auf Funktionalität untersucht werden. Auf das Ganzkörpermodell sind auch Manipulationen an Nervenzellen angewiesen, die Einfluß auf komplexe Funktionen des Gehirns haben. Fragen nach der DNA - Struktur werden auf molekularer Ebene geklärt, ebenso die Wirkungsmechanismen chemischer Kanzerogene und Pharmaka. Fragen nach der Zellfunktion werden an isolierten Zellpopulationen untersucht. Für spezielle Fragen werden durch Injektion eines Gens in eine befruchtete Eizelle transgene Tiere hergestellt. Sowohl physiologische (Globingene) als auch pathologische Prozesse wie Bluthochdruck, Mukoviszidose e.a. werden somit an Tiermodellen gezielt erforschbar. Krankheiten des Menschen werden am Tiersystem studiert, um Diagnosen zu verbessern und neue Therapieansätze zu erarbeiten.

Ersatz- oder Ergänzungsmethoden können Tierversuche weder mittel- noch langfristig ablösen. Zellkulturen, isolierte Organe oder Computer liefern ergänzende Informationen, ohne Tierversuche überflüssig zu machen. Die Grenzen dieser Methoden zeigen sich immer dann, wenn komplexe, miteinander verbundene Systeme betroffen sind. Bluthochdruck, Herzinfarkt oder Schrittmacherverpflanzung gibt es in der Zellkultur nicht. Kulturen von Nervenzellen entsprechen nicht einmal auf zellulärer Ebene dem Normalzustand, da in der Kultur nur embryonale Nervenzellen überleben.

Für die verschiedenen Fragestellungen im Bereich der medizinischen Forschung gibt es also keine alternativen, sondern nur adäquate Methoden. Durch den differenzierten Einsatz der zur Verfügung stehenden Untersuchungsebenen kann die Anzahl der Tierversuche aber reduziert werden.

Die meisten Tierversuche werden heute nicht im Rahmen der reinen Grundlagenforschung, sondern im Hinblick auf Anwendung durchgeführt. Im Gegensatz zur problem- und anwendungsorientierten medizinischen Forschung ist die Grundlagenforschung lediglich auf neues Wissen ausgerichtet. In der Medizin gibt es jedoch keinen Fortschritt ohne Erkenntnisse aus der Grundlagenforschung. So werden Kenntnisse aus der Virologie in der Medizin krankheitsspezifisch angewendet, um Impfstoffe zu entwickeln. Aber auch in der Medizin werden Tierversuche im Rahmen der Grundlagenforschung durchgeführt. Dabei ist zu Versuchsbeginn nicht gewiß, ob die Ergebnisse in die Medizin transferiert werden können oder nur dem allgemeinen Wissenszuwachs dienen.

Tierversuche werden in Deutschland nur nach Zustimmung durch die örtlichen Ethikkommissionen durchgeführt. Artgerechte Tierhaltung und Schmerzfreiheit sind wesentliche Voraussetzungen für das Experimentieren mit Tieren. Gerade in der Grundlagenforschung werden Bedürfnisse und Lebensgewohnheiten der Tiere besonders berücksichtigt, um optimale Versuchsbedingungen zu gewährleisten. Operationen werden grundsätzlich in ausreichender Narkose durchgeführt. Die Tiere leiden nicht mehr, als Menschen in derselben Situation leiden müssen.

Sind Tierversuche auf den Menschen übertragbar? Zwischen Säugetieren und dem Menschen gibt es vielfältige Übereinstimmungen in Bauplan, Stoffwechsel und physiologischen Verhältnissen. Die in Tierversuchen gefundenen Nebenwirkungen von Medikamenten treten auch beim Menschen auf. Befindlichkeitsstörungen wie Kopfschmerzen oder Übelkeit können bei Tieren allerdings nicht erkannt werden. Grundsätzlich gilt aber: Der Tierversuch ist auf den Menschen übertragbar, wenn die Fragestellung und die Auswahl der für die Untersuchung geeigneten Tierspezies stimmen. Die Übertragbarkeit ist umso größer, je mehr der experimentelle Modellansatz der klinischen Situation und Fragestellung entspricht. Gemeinsamkeiten und Unterschiede in der Physiologie von Tier und Mensch müssen dem Untersucher bekannt sein.

Die öffentliche Diskussion um die Nutzung von Tieren für die Wissenschaft wird zum einen bestimmt von der Sorge um den Schutz von Tieren als Lebewesen und zum anderen von Zukunftsangst und Wissenschaftsfeindlichkeit. In die Diskussion um Tierversuche muß die Analyse der Beziehung von Mensch und Tier in ihrem geschichtlichen Wandel mit einbezogen werden. Die ethische Grundmaxime der Deutschen Forschungsgemeinschaft ist austauschbar mit dem geltenden Tierschutzgesetz: Keinem Tier darf ohne vernünftigen Grund Schmerz, Leid oder Schaden zugefügt werden.

Die Entwicklung der Medizin hat in diesem Jahrhundert zu unglaublichen Erfolgen geführt; ohne Tierversuche wären diese nie möglich gewesen. Zwar ist die Zukunft der Medizingeschichte nicht vorhersehbar, ein weiterer Fortschritt ist jedoch mit Sicherheit nur mit Tierversuchen zu erreichen.

Prof. Dr. Dr. K. Peter

Versuchstierkunde - eine selbständige Wissenschaftsdisziplin?*

H. Heinecke

Die Gesellschaft für Versuchstierkunde / GV-SOLAS, am 30. April 1964 in Wiesbaden gegründet, begeht in diesem Jahr ihr 30jähriges Bestehen. Dieses Jubiläum gibt Anlaß, einmal über ihre Identität nachzudenken, d.h. über die Frage: "Ist Versuchstierkunde eine eigenständige Wissenschaftsdisziplin?"
Der Name wurde von A. Spiegel (1914 - 1993) als Titel für die 1960 in Jena begründete wissenschaftliche Zeitschrift vorgeschlagen[1]. Er orientierte sich dabei an den im Deutschen üblichen Bezeichnungen wie für Natur- und Pflanzenkunde. Eine Übersetzung der im Angelsächsischen verwendeten Termini *"Laboratory Animal Medicine"* oder *"Laboratory Animal Science"* hielt er für nicht geboten.
Im "Wörterbuch der Versuchstierkunde" ist der Begriff wie folgt definiert:
"Versuchstierkunde (laboratory animal science):
Wissenschaftsdisziplin der experimentellen Biomedizin; ihre Aufgaben sind einerseits, biologisch (genetisch, hygienisch, funktionell) charakterisierte Versuchstiere, andererseits definierte Tiermodelle bereitzustellen. In Erfüllung dieser Aufgaben betreibt die V. eigene Forschungen **über das** bzw. **am** Versuchstier." Daran schließt sich eine Darstellung ihrer Aufgaben an.
Um die Frage nach der Eigenständigkeit als Wissenschaftsdisziplin beantworten zu können, ist es notwendig, sich mit den Strukturen der Wissenschaften zu befassen. Aus Gründen einer klareren Übersicht und damit eines besseren Verständnisses ist seit eh und je ein Systematisieren und Einordnen erforderlich. Es handelt sich dabei nicht um starre Gebilde, sondern um Schemata, die mit zunehmender Erkenntnis auf dem jeweiligen Gebiet Korrekturen unterworfen sind. So bildeten sich aus früheren, von einem einzigen Gelehrten noch überschau- und auch lehrbaren Gebieten neue Fachgebiete heraus. Z.B. zerfiel im 18. Jh. die Naturkunde u.a. in die Zoologie und

* Mit Unterstützung der Deutschen Forschungsgemeinschaft "Historische Versuchstierkunde" He 2212/1-1
[1] Spiegel formulierte den Titel in einem Gespräch mit mir, anläßlich meines ersten Besuches in Hannover im Dezember 1960. Er hatte aber auch in dieser Zeit mit seinem Mitarbeiter W. Heine darüber gesprochen (Heine 1994; persönliche Mitteilung).

Botanik. Guntau (1982) merkt zu diesem Prozeß an: " .., daß es gegenwärtig offenbar schwierig ist, von "der Physik!", "der Geologie" oder "der Biologie" zu sprechen... Tatsächlich handelt es sich längst um "Familien" der .... biologischen Wissenschaften usw. ...."

Mit zunehmender Spezialisierung entstanden innerhalb von Fachgebieten Untereinheiten, die, bei bestimmten Voraussetzungen, als Disziplinen[2] bezeichnet werden.

Nach Clark (1974), Guntau und Laitko (1987) sowie Laitko (1989) ist eine Disziplin:
- ein System mit klarem Gegenstandsbezug in ihrer wissenschaftlichen Tätigkeit, d.h. es liegen theoretische Konzepte (Satz zusammenhängender Ideen) und Methoden zum jeweiligen Gegenstand vor. In diesem Zusammenhang wurde auch der Terminus Paradigma[3] verwendet;
- Voraussetzung für die Entwicklung und den Bestand einer Disziplin ist ein zwingendes Bedürfnis nach wissenschaftlicher Erkennnis aus dem entsprechenden Gegenstandsgebiet in der Gesellschaft;
- sie besitzt eine mehr oder weniger stark ausgeprägte soziale Institutionalisierung ihrer grundlegenden Strukturen, d.h. es gibt Personen, die diese Wissenschaft professionell betreiben.[4] Im Angelsächsischen wird meist der Begriff *scientific community* verwendet;
- sie erfordert Permanenz, d.h. ihr Fortbestand muß über wissenschaftliche Kommunikation (Tagungen, Zeitschriften etc.) und durch die Ausbildung von Nachwuchs gesichert sein.

Historisch gesehen durchläuft jede Disziplin die Phase ihrer Entstehung, Entwicklung und u.U. ihres Unterganges.

Mir geht es heute nicht darum, die Geschichte des Tierversuches darzustellen, sondern die Entwicklung unseres Fachgebietes nachzuzeichnen. Dabei bin ich mir bewußt, daß eine Grenzziehung zwischen den einzelnen Phasen/Etappen nicht leicht ist. Auch ist es problematisch, ein bestimmtes Ereignis, eine Person oder /und einen definierten Zeitpunkt für den Beginn des Bestehens einer Disziplin anzugeben. Es finden sich immer schon davor Ansätze. Im Sinne der skizzierten Definition gibt es schon sehr früh Tierversuche, die versuchstierkundliche Elemente enthalten. Dabei finden sich Arbeiten, die mehr den versuchstechnischen Aspekt beinhalten, und

---

[2] Ilse Jahn weist darauf hin, daß Disziplin einmal Lehrfach bedeutete (Rostocker Wiss.-Hist. Mskr. 2, 59 (1978)).
[3] Der Begriff Paradigma wurde 1969 von Th. S. Kuhn zunächst sehr unscharf verwendet, so daß er 1974 eine Erläuterung dazu folgen ließ und eher den Begriff Matrix dafür vorschlug. (Kuhn, Th. S.: Entstehung des Neuen. Frankfurt/M. 1989; S. 389-420).
[4] Darunter ist zu verstehen, daß der betreffende Wissenschaftler mehr als die Hälfte seiner Zeit für diese Arbeit aufwendet.

solche, die den Modellcharakter des Tieres betonen. Folgende Beispiele seien genannt: Schon Galen (2. Jh. u.Z.) zeigte verschiedene Funktionen auf, die ein Tierversuch erfüllen sollte. Auch ging er auf die Auswahl des Modells ein, wenn er schreibt *"Was .... bei den Affen zu sehen ist. Denn dieses Tier ist dem Menschen ähnlicher als die übrigen Tiere."*, was ihn allerdings nicht davon abhielt, von einer "lächerlichen" Nachbildung des Menschen zu sprechen. Sein Versuchstier war das Schwein.

Vesal (1514 - 1564) veröffentlichte Anweisungen zur "Vivisektion" und nutzte das Tier als Demonstrationsmodell, wenn dort etwas besser zu sehen war als an der menschlichen Leiche. Belegt ist dies anläßlich eines anatomischen Demonstrationskurses 1540 in der Kirche San Francesco zu Bologna durch eine Vorlesungsmitschrift von Balthasar Heseler (1508/09 - 1567).

Aldrovandi (1522-1605) war wohl der erste, der in neuerer Zeit die Entwicklung des Hühnchenkeims systematisch von Anbeginn an bis zum Schlupf beobachtete, indem er die vorher festgelegte Zahl von 22 Eiern von Glucken erbrüten ließ.

Wepfer (1620 - 1695) gab 1679 Hinweise für die Ausführung toxikologischer Studien. Er war damit der Begründer einer systematischen tierexperimentellen Giftprüfung.

1733 machte Hales (1677 - 1761) seine berühmten Versuche zur Messung des Blutdruckes beim Pferd. Damit führte er die quantitative Methode in der Neuzeit ein. Fast 2000 Jahre vor ihm hatte Erasistratos von Keos (um 300 - 240 v.d.Z.) offensichtlich schon quantitative Tierversuche durchgeführt.[5]

Fordyce (1736 - 1802) beschreibt 1791 Tierversuche, bei denen er als erster eine Kontrollgruppe einsetzte. Er zog seine Versuchstiere (Kanarienvögel) selbst auf.

Bernard (1813 - 1879), ein hervorragender Tierexperimentator seiner Zeit, veröffentlichte 1865 die *"Introduction à l'étude de la Mèdicine expérimentale"*, die einen großen Einfluß auf die Entwicklung des Tierexeprimentes hatte.

Preyer (1841 - 1897) arbeitete schon 1870 klar heraus, welche Faktoren das Versuchsergebnis beeinflussen können und daher schon bei der Planung von Tierexperimenten zu berücksichtigen sind.

Betrachten wir nach diesem kurzen historischen Exkurs in die Geschichte unseres Fachgebietes, inwieweit die eingangs genannten Merkmale einer Disziplin auf die Versuchstierkunde zutreffen.

- Gegenstandsbezug
Die Basisvorstellungen tierexperimentellen Arbeitens sind seit Anbeginn, daß das Tier in seinem Bau und seinen Reaktionen dem Menschen gleicht und somit Rück-

---

[5] Er schrieb, wenn man Vögel im Käfig ohne Futter hält und Tier und Kot wiegt, erhält man ein geringeres Gewicht durch starke Verflüchtigung von Substanz.

schlüsse von tierxeperimentell gewonnenen Befunden auf den Menschen möglich sind. Aus heutiger Sicht besagt der *Ideenbestand der Versuchstierkunde*:

- Tierexperimentelle Befunde können unter bestimmten Voraussetzungen auf andere Arten - einschließlich dem Menschen - übertragen werden;
- optimale Versuchsergebnisse sind zu erreichen durch den Einsatz gesunder und charakterisierter Versuchstiere, durch standardisierte Versuchsdurchführung sowie durch Verwendung geeigneter Tiermodelle.

Als bedeutungsvoll für die Entwicklung der Versuchstierkunde erwiesen sich vier Erkenntnisse der Medizin und Biologie:

1. die der Genetik seit der Wiederentdeckung der Mendel'schen Regeln;
2. die Diskussion zwischen Pasteur (1822 - 1895) und Metschnikoff (1845 - 1916) über die Möglichkeit keimfreien Lebens;
3. die Bedeutung von Umweltfaktoren auf die Entwicklung der Tiere und
4. die Forderung nach Kenntnis ihrer Normalentwicklung, um den experimentellen Einfluß klar abgrenzen zu können.

Zu 1.: Die Herausbildung einer Säugergenetik, insbesondere durch Castle (1867- 1962) und Little (1888-1971) in den USA sowie durch Crampe (1877), Bateson (1861 - 1926) und Plate (1862 -1937) in Europa, brachten die Voraussetzungen für die Schaffung genetisch charakterisierter Versuchstiere. Sie lösten die bis dahin vorwiegend verwendeten Wild- und Haustiere mehr und mehr ab. Verbunden war damit auch die Entstehung von Versuchstierzuchten an Instituten und die Schaffung spezieller Einrichtungen wie z.B. das Jackson Laboratory 1927 in den USA durch Little sowie die Zuchten der Notgemeinschaft der Deutschen Wissenschaft in Göttingen unter A. Kühn (1885 -1968) (Abb. 1).

Zu 2. Die Aussage Pasteur's, daß er sich keimfreies Leben nicht vorstellen könnte, führte 1895 zu dem klassischen Experiment von Nuttall (1862 - 1937) und Thierfelder (1858 - 1930) in Berlin. Doch erst die Arbeiten von Schottelius (1849 - 1919) in Freiburg/Brg. und seines Schülers, des Hygienikers Küster (1877 - 1945) in Berlin, führten zu versuchstierkundlich relevanten Lösungen. Ihre Anlagen ermöglichten ein kontinuierliches Arbeiten (Zucht wie Experiment) unter keimfreien Bedingungen. Damit waren Voraussetzungen geschaffen, mit denen die Forderung nach gesunden Versuchstieren schrittweise erfüllt werden konnte. Versuche, dieses Ziel über die Selektion resistenter Zuchten oder durch antibiotische Therapie zu erreichen, brachten nicht den erhofften Erfolg.

Zu 3. Die Bedeutung einer optimalen Haltung der Tiere für die normale Entwicklung und das Erreichen der natürlichen Überlebenszeit für einen erfolgreichen Versuchsabschluß wurde insbesondere von zwei unabhängigen Arbeitsgruppen erkannt und in versuchstierkundliche Einrichtungen umgesetzt. Es war einerseits der Anatom und

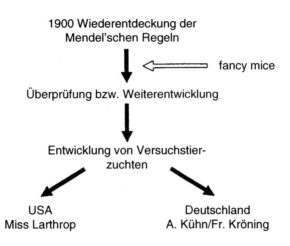

1900 Wiederentdeckung der
Mendel'schen Regeln

⟸ fancy mice

Überprüfung bzw. Weiterentwicklung

Entwicklung von Versuchstierzuchten

USA
Miss Larthrop

Deutschland
A. Kühn/Fr. Kröning

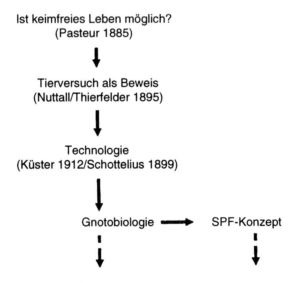

Ist keimfreies Leben möglich?
(Pasteur 1885)

Tierversuch als Beweis
(Nuttall/Thierfelder 1895)

Technologie
(Küster 1912/Schottelius 1899)

Gnotobiologie ⟶ SPF-Konzept

Abb. 1: Beispiele zur Entwicklung der Versuchstierkunde

Hirnforscher Rothmann (1868 -1915), dem unter den klimatischen Bedingungen Berlins seine Affen vor Versuchsabschluß starben, und andererseits Metschnikoff, dem Analoges an den Pasteurinstituten in Paris und Bordeaux widerfuhr. Beide wiesen darauf hin, daß die Experimente in klimatisch geeignetere Zonen zu verlegen seien. Infolge dieser Forderungen entstanden die Anthropoiden-Stationen 1913 auf Teneriffa und 1923 in Kindia/Franz. Guinea.

zu 4. Schon frühzeitig wurde die Bedeutung der Kenntnis der Normalentwicklung der Tiere für die Bewertung tierexperimenteller Befunde erkannt. Es war wiederum Rothmann, der als erste Aufgabe für die Anthropoiden-Station auf Teneriffa seine Experimente nicht fortsetzte, sondern mit der Erarbeitung von Kenntnissen über das Normalverhalten der Affen begann. 1928 weist Spiegel auf die Bedeutung der Kenntnis des normalen Individualzyklus als Grundlage jeglichen experimentellen Arbeitens hin.[6] Damit macht er die Forderung von Harms, 1924, die Kenntnis der gesamten Entwicklung des Tieres für dessen biologische Beurteilung zu verwenden, auch für den erxperimentellen Bereich geltend.

- Bedürfnis nach wissenschaftlicher Erkenntnis

Mit der Forderung nach Erweiterung und Vertiefung unseres Wissens und Könnens auf dem Gebiet der Biomedizin ergibt sich zwangsläufig die Durchführung von Tierversuchen. Dies betrifft sowohl die Frage der Gesundheit von Tier und Mensch als auch den Verbraucherschutz im weitesten Sinne des Wortes. Es geht dabei nicht schlechthin um Tierversuche, sondern um solche, die unter standardisierten Bedingungen mit möglichst wenigen Tieren bei geringer Belastung durchgeführt werden. Dies ist aber nur möglich, so zeigt die Retrospektive, mit Hilfe versuchstierkundlicher Arbeiten.

- Institutionalisierung

Auf allen Gebieten des menschlichen Lebens bilden sich Organisationsformen heraus, die das Funktionieren des Systems gewährleisten. Das gilt für alle Disziplinen. Dazu gehören die auf dem Gebiet agierenden Personen und geeignete Kommunikationsmittel. Auf Persönlichkeiten, die sich um die Herausbildung der Versuchs-

---

[6] "Die vorliegende Mitteilung bringt erste Ergebnisse einer Arbeit, die nur einen Teil eines größeren Arbeitsplanes bildet, dessen nächstes Ziel die Erforschung des normalen Individualzyklus (Harms, 1924) einiger Säugerformen ist. Diese für experimentelle Arbeiten erforderliche Grundlage muß zunächst geschaffen werden, da uns die notwendigen Daten selbst für die am häufigsten gebrauchten Versuchstiere noch fehlen, ein Mangel, der sich vor allem auf dem Gebiete der inkretorischen Forschung heute besonders bemerkbar macht. Es wurden deshalb seit einem Jahre vergleichende Untersuchungen über den Verlauf vor allem der progressiven Phase des Zyklus von Javamakaken, Dachshunden und Meerschweinchen ausgeführt. ..." (Spiegel, 1928).

tierkunde Verdienste erworben haben, wurde schon verschiedentlich hingewiesen. Deshalb kann ich mich hier auf die Organisation und Kommunikation beschränken. Auffallend ist, daß sich die Institutionalisierung z.b. in Deutschland, Großbritannien und den USA jeweils aus Forderungen wissenschaftlicher Gremien ergab (Tab. 1). Dies gilt auch für die Gründung des International Committee on Laboratory Animals (ICLA) durch die UNESCO im Jahre 1956. Hier waren es Kommissionen der International Union of Biological Sciences (IUBS) und des Council for International Organizations of Medical Sciences (CIOMS).

Außer diesen mehr administrativen Einrichtungen bildeten sich nationale und auch überregionale versuchstierkundliche Gesellschaften. Sie fungieren als Vermittler zwischen Forschung, Lehre und Praxis sowie den Experimentatoren aus anderen Fachrichtungen. Ähnliche Aufgaben haben die Zeitschriften zu erfüllen. Sie wurden bis auf eine Ausnahme, Zeitschrift für Versuchstierkunde/ Jena, als Gesellschaftsorgane gegründet (Tab. 2 u. 3). Die Gründung der fachbezogenen Zeitschriften war notwendig geworden, um die in den verschiedensten Zeitschriften verstreuten versuchstierkundlichen Arbeiten zu sammeln.

- Permanenz

Nur wenn Kontinuität vorhanden ist, kann von einer Disziplin gesprochen werden. Sie wird durch die Ausbildung von Nachwuchs auf allen Ebenen erreicht. Auch hier

Tab. 1: Institutionalisierung der Versuchstierkunde - Aktivitäten zur Versorgung mit genetisch definierten, gesunden Versuchstieren (Auswahl)

Deutschland	Großbritannien	USA
1934 Kommission Erbschäden durch Strahlenwirkung	1942 Pathological Society of Great Britain and Ireland	? Conference on Animal Procurement
1934 Ausbau der Versuchstierzucht der Notgemeinschaft Deutscher Wissenschaften am Zoologischen Institut in Göttingen	1947 Laboratory Animals Bureau/MRC	1952 Institute for Laboratory Animal Resources/NAS
1957 Eröffnung des Zentralinstituts für Versuchstierzucht der DFG/Hannover-Linden		

Tab. 2: Frühe versuchstierkundliche Gesellschaften

USA	1950
Japan	1952*
Großbritannien	1963
deutschspr. Länder (GV-SOLAS)	1964
europäische Vereinigung FELASA	1981

* Die Zeitschrift "Experimental Animal" erscheint seit 1957, es gab aber offenbar bereits ab 1952 ein gesellschaftsinternes Mitteilungsblatt. Daraus ist zu schließen, daß es seit 1952 eine versuchstierkundliche Gesellschaft in Japan gibt.

Tab. 3: Gründung versuchstierkundlicher Zeitschriften

USA	1951	Gesellschaftsorgan
Japan	1952/1957*	"
DDR	1961	unabhängig
Polen	1962	Gesellschaftsorgan
Großbritannien	1967	"
Skandinavien	1973	"
Frankreich	1976	"

* siehe Tabelle 2

weist die Versuchstierkunde entsprechende Strukturen auf. Vom Versuchstierpfleger über den Meister, vom Biologielaboranten zur technischen Assistentin sind alle Bedürfnisse auf der wissenschaftlich-technischen Ebene abgedeckt. In Großbritannien wurde zur Wahrung der Interessen dieser Berufgruppen im Jahre 1950 die *Animal Technician Association (ATA)* gegründet. Im wissenschaftlichen Bereich ist durch den Fachtierarzt bzw. den Fachwissenschaftler für Versuchstierkunde der "Profi" gegeben. Darüber hinaus werden durch entsprechende Vorlesungs-, Seminar- und Kursangebote an den Universitäten und Hochschulen Fachwissenschaftler ausgebildet bzw. Studierende der verschiedenen einschlägigen Fächer mit Problemen der Disziplin vertraut gemacht. Den ersten Lehrauftrag für Versuchstierkunde in Deutschland vergab 1963 die Tierärztliche Hochschule in Hannover. Er wurde von unserem im vergangenem Jahr verstorbenen Gründungsmitglied Arnold Spiegel wahrgenommen. Betrachten wir abschließend die beispielhaft gewählten Fakten zur Entstehung, Etablierung und Organisation der Versuchstierkunde, so erfüllen sie die für die Anerkennung als selbständige Wissenschaftsdisziplin geforderten Merkmale vollauf.

Sie ging aus der experimentellen Biomedizin hervor, in der sich mit zunehmender experimenteller Erfahrung die Forderung nach besserer Kenntnis der verwendeten Versuchstiere durchsetzte. Außerdem trat die optimale Haltung der Tiere immer mehr in den Vordergrund. Das waren Anforderungen, denen die *Experimentelle Medizin* als Disziplin der theoretischen Medizin nicht mehr gewachsen war. Das zeigen u.a. auch die entsprechenden versuchstierkundlichen Bezüge in den Lehrbücher der experimentellen Medizin vom Ende des 19. Jh. bis in die 30er Jahre unseres Jahrhunderts. So wie neue Disziplinen entstehen, so können sie auch wieder untergehen, wenn sich die Voraussetzungen für ihre Existenz ändern. Für die Versuchstierkunde sehe ich allerdings keine Anzeichen dafür. Die oft zu hörende Aussage " *noch* werden Versuchstiere gebraucht" ist falsch. Die Arbeit mit Versuchstieren muß auch in Zukunft weitergeführt werden. Zumindest solange, wie es biomedizinische Forschung geben wird. Daß sich dabei die Schwerpunkte ihrer Arbeit und Aufgabenstellung mit zunehmender Kenntnis ändern, läßt sich bei einem Vergleich verschiedener Jahrgänge der versuchstierkundlichen Zeitschriften erkennen. Dies zeigt, daß sich unser Fachgebiet bis heute seine Dynamik erhalten hat.

Literatur

[1] *Clark TN (1974) Die Stadien wissenschaftlicher Institutionalisierung. In: Weingart, P.: Wissenschaftssoziologie 2. Determinanten. Fischer Taschenbuchverlag Frankfurt/M., S. 105 -121*

[2] *Crampe H (1877) Kreuzungen zwischen Wanderratten verschiedener Farbe. Landw Jb 6: 385 - 395*

[3] *Cyon E (1876) Methodik der physiologischen Experimente und Vivisektion. Giessen-St. Petersburg*

[4] *Ebstein W (1907) Der medizinische Versuch mit besonderer Berücksichtigung der "Vivisektion". Wiesbaden*

[5] *Guntau M (1982) Gedanken zur Herausbildung wissenschaftlicher Disziplinen in der Geschichte. Rostocker Wiss-Hist Mskr 8: 19- 49*

[6] *Guntau M, Laitko H (1987) Entstehung und Wesen wissenschaftlicher Disziplinen. In: Guntau,M., Laitko, H. (Hrg.): Der Ursprung moderner Wissenschaften - Studien zur Entstehung wissenschaftlicher Disziplinen. Berlin, S. 17 - 89*

[7] *Güttner J, Bruhin H, Heinecke H (Hrsg.) (1993) Wörterbuch der Versuchstierkunde. Jena-Stuttgart*

[8] *Heinecke H (1983) Die Kontrolle im Tierversuch - eine historische Studie über Tierversuche von G.F. Fordyce. Zschr. Versuchstierkd 25: 223 - 226*

[9] *Heinecke H (1990) Die Anfänge der Gnotobiologie - Küster/Nuttall/Schottelius/Thierfelder. Zschr Versuchstierkd 33: 19 -22*

[10] *Heinecke H, Jaeger S (1993) Entstehung von Anthropoiden-Stationen zu Beginn des 20. Jahrhunderts. Biol ZBl 112: 215 - 223*

[11] Laitko H (1989) Disziplingenese als sozialer Prozeß. Jb. Soziologie Sozialpolitik. Berlin, S. 21 - 45

[12] Lane-Petter W (1957) The Laboratory Animals Bureau. In: Worden, N., Lane-Petter, W. (Eds.): UFAW handbook. 2nd Ed.. London, p. 186 - 196

[13] Maehle A-H (1985) Johann Jakob Wepfers experimentelle Toxikologie. Gesnerus 42: 7 - 18

[14] Maehle A-H (1992) Kritik und Verteidigung des Tierversuchs - Die Anfänge der Diskussion im 17. und 18. Jahrhundert. Stuttgart

[15] Mani N (1960) Vesals erste Anatomie in Bologna 1540. Gesnerus 17: 42 - 52

[16] Öbrink KJ (1990) What is laboratory animal science? Scand J Lab Anim Sci 17: 49 - 58

[17] O'Donoghue PN (1988) The establishment of laboratory animal science in the United Kingdom. LASA-Silver Jubilee, p. 2 -8

[18] Preyer W (1870) Die Blausäure physiologisch untersucht. Bonn

[19] Spiegel A (1928) Über die degenerativen Veränderungen der Kleinhirnrinde im Verlauf des Individualzyklus vom Cavia cobaya. Marcgr Zool Anz 79: 173 - 182

[20] Yager RH, Judge FJ (1966) The Institute of Laboratory Animal Resources. Zschr Versuchstierkd 8: 318 -323

Dürfen wir Tiere töten?

D. Birnbacher

Offene Fragen

In ihren Gesetzen spiegeln sich die Ideale wie die Realitäten einer Gesellschaft, ihre tiefsten Ambitionen wie die Kompromisse, die ihnen das Leben aufzwingt. § 1 des Tierschutzgesetzes lautet in seiner gegenwärtigen Fassung: "Zweck dieses Gesetzes ist es, aus der Verantwortung des Menschen für das Tier als Mitgeschöpf dessen Leben und Wohlbefinden zu schützen. Niemand darf einem Tier ohne vernünftigen Grund Schmerzen, Leiden oder Schäden zufügen." Das sind starke Worte. Nicht nur das Wohlbefinden, auch das Leben von Tieren soll geschützt werden, und dies nicht nur bei Säugetieren, Warmblütern oder Wirbeltieren, sondern bei Tieren schlechthin. Aber die Poesie wird schnell von der Prosa des Alltags eingeholt. In den §§ 4 bis 4b wird die Tötung von Tieren mit verwaltungsmäßiger Nüchternheit geregelt, so als handele es sich um eine mehr oder weniger selbstverständliche Routine. Anders als man es aufgrund des § 1 erwarten könnte, wird das Recht des Menschen, Tiere auch zur Befriedigung von Luxusbedürfnissen zu töten, an keiner Stelle in Frage gestellt. Unter dem Druck der Realitäten wird das anfängliche Pathos der Mitgeschöpflichkeit zur folgenlosen Absichtserklärung.

Diese Unentschiedenheiten spiegeln recht genau die Uneindeutigkeit der gesellschaftlichen Einschätzungen. Weder im allgemeinen moralischen Bewußtsein noch auf seiten der Ethiker besteht Einigkeit darüber, ob und wenn ja, unter welchen Bedingungen eine Tötung von Tieren moralisch zulässig ist. Überdies ist - wie die bei der jüngeren Generation spürbare Tendenz zum ethischen Vegetarismus zeigt - auf diesem Gebiet vieles im Fluß. Zwar besteht auf der einen Seite Einhelligkeit darüber, daß Tiere nicht willkürlich, gedankenlos oder aus Lust an Grausamkeit und Zerstörung getötet werden sollen. Ein Tier ist keine bloße Sache, an der man Wut, Frustration oder destruktive Impulse abreagiert. Auf der anderen Seite ist unbestritten, daß es dem Menschen freisteht, ein Tier zu töten, das ihn bedroht, also in Notwehr oder um Schädlinge abzuwehren, und daß er ein Tier selbstverständlich dann töten darf, wenn dies - wie beim Gnadentod - in dessen eigenem Interesse liegt. Aber damit sind mehr oder weniger alle praktisch wichtigen Fragen weiterhin offen:

Dürfen wir Tiere auch ohne Vorliegen dieser besonderen Gründe töten - und wenn ja, welche? Begründen der Besitz von Bewußtsein oder Selbstbewußtsein ein tierisches Lebensrecht? Oder dürfen wir Tiere u. a. deshalb schlechter behandeln als Menschen mit denselben Fähigkeiten, weil sie Tiere und keine Menschen sind, wir ihnen also keine "Gattungssolidarität" schulden?

Man kann gegen die Tötung von Tieren mit *direkten oder indirekten* Gründen argumentieren. *Direkte* Argumente richten sich gegen die Handlung des Tötens selbst und sehen dabei von den möglichen Nebenwirkungen ab. *Indirekte* Argumente argumentieren gegen das Töten von Tieren mit dem Hinweis auf Begleitumstände und Nebenwirkungen - auf Menschen, auf andere Tiere und auf das betroffene Tier selbst. Ich wende mich zunächst den *direkten* Argumenten zu.

Umfassender Lebensschutz

Im Zuge des Zeitgeists sind in den letzten Jahren ethische Ansätze eines *umfassenden Lebensschutzes* wiederentdeckt oder neu entwickelt worden. Nach diesen ist jegliche vorzeitige Beendigung eines nicht-menschlichen Lebens moralisch unzulässig oder zumindest bedenklich, es sei denn, der Mensch sei als Individuum oder als Gattung auf die Zerstörung außermenschlichen Lebens zur Erhaltung seines eigenen Lebens bzw. seiner Lebensgrundlagen angewiesen. Daß wir Tiere nicht töten dürfen, ist in diesen Ansätzen nur ein Teilaspekt einer Lebenserhaltungspflicht, die auch pflanzliche und andere Lebewesen umgreift. Eine idealtypische Formulierung dieses Ansatzes ist Albert Schweitzers "Ethik der Ehrfurcht vor dem Leben in allen seinen Erscheinungsformen" (vgl. Schweitzer 1966). Die Eigenart von Schweitzers Ethik besteht darin, daß für sie das Leben von Tieren in keinem geringeren, aber auch in keinem höheren Maße schutzwürdig ist als das Leben von Pflanzen. Schweitzer lehnt eine Abstufung der Schutzpflichten nach Merkmalen wie biologischer Organisationshöhe, Bewußtseinsfähigkeit. Denkfähigkeit usw. ausdrücklich ab. Eine Erhaltungspflicht soll gegenüber dem Leben als solchem bestehen, unabhängig von seiner spezifischen Qualität. Auch innerhalb der Tierwelt werden keine Differenzierungen zugelassen. Das Leben eines hochentwickelten Säugetiers hat denselben Rang wie das Leben eines Pantoffeltierchens.

Für die Praxis allerdings hält Schweitzer an den üblichen Abstufungen fest, so daß tierisches dem pflanzlichen, menschliches dem tierischen Leben dem Rang nach vorangeht. In dieser Hinsicht ist die aktuellste Formulierung der Ethik eines umfassenden Lebenschutzes, Paul W. Taylors Ethik der "Achtung vor der Natur" (Taylor 1986), radikaler: Auch in der Praxis sollen die Gattungen des Lebendigen streng gleichbehandelt werden. Nicht deswegen solle man Vegetarier werden, weil es moralisch unbedenklicher ist, Pflanzen statt Tiere für die menschliche Ernährung zu nutzen, sondern deshalb, weil mit dem Verzicht auf fleischliche Nahrung insgesamt weniger individuelle Leben geopfert werden. Eine sich vegetarisch ernährende Gattung Homo sapiens würde den übrigen biologischen Gattungen mehr Lebensraum belassen, da sie mit weniger agrarischer Nutzfläche und einer weniger intensiv betriebenen Landwirtschaft auskäme.

Die Argumente, mit denen Schweitzer und Taylor das ethische Postulat eines umfassenden Lebensschutzes begründen, sind allerdings angreifbar. Eine Schwäche von Schweitzers Ethik ist sein aus heutiger philosophischer und wissenschaftlicher Sicht kaum akzeptabler mystischer Vitalismus. Für Schweitzer ist das Leben ein Mysterium, dem allenfalls eine Haltung mystischer Hingabe angemessen ist und angesichts dessen nicht nur jede technische Manipulation, sondern bereits jede wissenschaftliche Durchdringung als Frevel erscheinen muß. Aber aus heutiger Sicht kann das Leben nicht mehr als "Geheimnis" gelten. Nicht nur sein Vollzug, auch seine Entstehung sind · wissenschaftlichen Erklärungsversuchen zugänglich geworden. Wenn etwas geheimnisvoll ist und sich einer wissenschaftlichen (etwa evolutionären) Erklärung nach wie vor entzieht, dann nicht das Leben, sondern die Existenz und Entstehung von Bewußtsein (vgl. Sachsse 1980, 98). Außerdem schwächt Schweitzer seine Position zusätzlich dadurch, daß er allem, was lebt einen "Willen zum Leben" zuschreibt. Lebewesen haben einen "Willen zum Leben" aber nur insoweit, als sie sich eines solchen bewußt sind.

Taylors Ethik der Achtung vor der Natur dagegen bezieht sich mit seiner grundlegenden Wertannahme, daß die alleinige Grundlage unserer Verpflichtungen gegenüber der Natur in dem Merkmal der *teleonomen Organisation* zu sehen ist, auf eine empirisch nachprüfbare Eigenschaft. "Teleonome Organisation" bedeutet, daß jedes individuelle Lebewesen ein Entwicklungsziel hat, das erreicht und verfehlt, begünstigt und behindert werden kann (vgl. Taylor 1986, 60 ff.). Es fragt sich freilich, ob Taylors Ethik dadurch insgesamt akzeptabler wird. Die eine wie die andere Konzeption dürfte dem Anspruch der Ethik, im Prinzip für jedermann nachvollziehbar und einsichtig gemacht werden zu können, kaum gerecht werden. Es ist nicht ersichtlich, warum das Leben oder das Erreichen des jeweiligen Entwicklungsziels der einzige eigenständige Wert sein soll. Es ist nicht einmal evident (wie Helmut Groos in seinem monumentalen Werk über Albert Schweitzer (1974, 524 ff.) eingewandt hat), daß das Leben als solches - im rein biologischen Sinne verstanden - *überhaupt* ein nennenswerter Wert ist. Zweifellos ist es jedem unbenommen, das biologische Leben als solches für einen Wert zu halten. Aber es gibt nichts, was denjenigen, der anderer Meinung ist, zu dieser Auffassung nötigen könnte.

Das Interessenargument

Nach dem Interessenargument liegt der Grund für die moralische Unzulässigkeit der Tötung von Tieren darin, daß sie ein *Lebens-* bzw. *Überlebensinteresse* des Tiers verletzt. Diese Argumentation hat beträchtliche Vorteile. Denn anders als der Wert "Leben" ist der Wert "Interessenbefriedigung" so gut wie universal akzeptiert: Ceteris paribus ist es stets besser, wenn jemand bekommt, was er will.

Ein seinen Ergebnissen nach außerordentlich weitreichendes Interessenargument gegen die Tötung von Tieren ist von dem Göttinger Philosophen und Pädagogen Leonard Nelson entwickelt werden. Es läßt sich schematisch in vier Schritten zusammenfassen:

1. Alle Wesen mit Interessen haben einen Anspruch auf Berücksichtigung ihrer Interessen.
2. Von den außermenschlichen Naturwesen haben nur Tiere Interessen.
3. Alle Tiere haben Interessen.
4. Alle Tiere haben - als Subjekte von Interessen - das Recht, nicht getötet zu werden.

Was bedeutet es, Interessen zu haben? Wir sprechen von Interessen ja in mindestens zwei grundlegend verschiedenen Weisen: einmal so, daß wir von einem N sagen, er *habe ein Interesse* an x oder sei an x interessiert; ein andermal so, daß wir von einem bestimmten x sagen, *es sei in Ns Interesse,* bzw. es sei in Ns Interesse, x zu erhalten. Beide Verwendungsweisen des Begriffs "Interesse" sind offensichtlich verschieden. x kann im Interesse von N sein, ohne daß sich N für x interessiert. N kann sich für etwas interessieren, das (bzw. dessen Erlangung) nicht in seinem Interesse ist. Daß x im Interesse von N ist, bedeutet ja nicht, daß er sich für x (aktuell) interessiert, sondern daß x seinem *Wohl,* insbesondere seinem *zukünftigen* Wohl dient.

Dennoch sind beide Verwendungsweisen nicht gänzlich unabhängig voneinander. Daß x in Ns Interesse ist, impliziert zwar nicht, daß er sich dafür aktuell interessiert, aber es impliziert doch, daß er sich zu einem späteren Zeitpunkt entweder für x selbst oder für die (oder einige der) Folgen von x interessieren wird - wenn auch nur in dem Sinn, daß er x oder die Folgen von x positiv bewertet. Wir können deshalb sagen, daß etwas dann und nur dann "im Interesse" eines N ist, wenn N es entweder gegenwärtig positiv bewertet oder in Zukunft positiv bewerten wird. Das heißt aber, daß sich auch die zweite Verwendungsweise des Begriffs des Interesses nur auf Wesen anwenden läßt, die die Fähigkeit besitzen, äußere oder innere Zustände in wie immer elementarer Weise positiv oder negativ zu bewerten, bzw. auf Wesen (wie menschliche oder tierische Embryonen), die die Fähigkeit dazu in Zukunft entwickeln werden.

Neben dieser ersten ist innerhalb des Interessenbegriffs aber noch eine weitere - und im Zusammenhang der Tierethik noch wichtigere - Unterscheidung zu treffen: die zwischen einem Interesse an x, das den *Gedanken* an x voraussetzt, und einem Interesse an x, das auch ohne einen Gedanken an x bestehen kann. Im ersten Fall kann man von einem Interesse im *starken*, im zweiten von einem Interesse im *schwachen* Sinn sprechen. Ein Interesse im schwachen Sinne kann dann gegeben sein, wenn x unmittelbar anschaulich präsent ist, sich das Interesse also auf das unmittelbare *hic et nunc* richtet. Wenn wir davon sprechen, daß x *im Interesse von N* ist, ist offensichtlich lediglich ein solches (gegenwärtiges oder zukünftiges) Interesse im *schwachen* Sinn vorausgesetzt. Daß x im Interesse von N ist, impliziert nicht, daß N aktuell oder in Zukunft an x (oder die Folgen von x) denkt.

Nelson, der sich über die Vieldeutigkeit des Interessenbegriffs im klaren war, versteht den Interessenbegriff ausdrücklich im *schwachen* Sinn. Wesen, die Interessen haben, müssen wollen und begehren können - ein Interesse zu haben ist nicht denkbar ohne eine Wertung. Aber sie müssen nicht notwendig auch denken können, d. h. die Wertung muß nicht notwendig "die Form eines Urteils haben" (1972, 351). Bewußte Zwecke setzen Denkfähigkeit voraus, Interessen nicht (1970, 168f.). Ein Interesse im schwachen Sinne zu haben, bedeutet nicht mehr, als einen bestimmten gegenwärtigen Zustand oder ein bestimmtes gegebenes Objekt in einem elementaren Sinn positiv oder negativ zu bewerten, zu wollen oder nicht zu wollen, zu mögen oder nicht zu mögen. So kann man etwa einem leidenden Tier ein Interesse im schwachen Sinn zuschreiben, nicht zu leiden, ohne ihm zugleich auch die Fähigkeit zuzuschreiben, dieses Leiden zum Gegenstand eines Urteils zu machen, es begrifflich zu fassen oder gar zu artikulieren.

Moralische Normen müssen die Interessen aller Betroffenen berücksichtigen, einschließlich der Interessen im schwachen Sinn. Eine moralische Norm ist nur dann akzeptabel, wenn sie nicht nur die positive und negative Betroffenheit derjenigen berücksichtigt, die diese zum Gegenstand eines Gedankens machen können, sondern auch die Betroffenheit derer, die diese nicht eigens zum Gegenstand eines Gedankens machen. Deshalb müssen auch tierische Interessen im schwachen Sinn mitberücksichtigt werden. Pflichten gegenüber Tieren müssen mit Pflichten gegenüber Menschen so abgewogen werden, daß gleiche Interessen gleich viel zählen. Nicht darauf, wer in seinen Interessen betroffen ist, kommt es an, sondern auf die jeweilige Qualität und Intensität der Betroffenheit. Soviel zu Nelsons erster These.

Die zweite These ergibt sich daraus unmittelbar. Interessen im starken oder schwachen Sinn finden sich im außermenschlichen Bereich nur bei Tieren. Da nach Nelson direkte Pflichten des Menschen aber nur gegenüber Interessensubjekten bestehen (Nelson 1970, 168), kommen in der außermenschlichen Natur nur Tiere als "Empfänger" moralischer Pflichten in Frage.

Schwerer zu akzeptieren sind Nelsons Thesen 3 und 4. Nicht alle Tiere im biologischen Sinn erfüllen die Bedingung der Bewußtseinsfähigkeit (für Interessen im schwachen Sinn) oder der Denkfähigkeit (für Interessen im starken Sinn). Auch wenn wir nicht (oder *noch* nicht) wissen, auf welcher Stufe der Evolution und auf welcher Stufe neuronaler Komplexität es zur Dämmerung des Bewußtseins - der Repräsentation physischer Zustände in einem inneren Erlebnisraum - gekommen ist (und auf welcher Entwicklungsstufe dieses Bewußtsein zusätzlich eine "hedonische Färbung" angenommen hat, also als angenehm und unangenehm empfunden wird), scheint doch die Annahme begründet, daß nicht alle Tiere, sondern ausschließlich Tiere mit einem Nervensystem über Bewußtsein verfügen und Interessen im schwachen Sinn haben. Sollte also gezeigt werden können - was Nelson zu zeigen versucht -, daß die Tötung eines Wesens (abgesehen vom Sonderfall Gnadentod) zwangsläufig die Interessen dieses Wesens verletzt, wäre damit deren moralische Unzulässigkeit keineswegs für alle Tiere, sondern lediglich für bewußtseinsfähige Tiere gezeigt. Läßt sich aber die vierte These Nelsons - auch wenn man sie sich entsprechend eingeschränkt denkt - überhaupt aufrechterhalten? Muß man allen Interessensubjekten, allein aufgrund der Tatsache, daß sie Interessen haben, ein Lebensrecht zuschreiben?

Nelson hält das für mehr oder weniger selbstverständlich. Für ihn läuft ein Anspruch auf Interessenberücksichtigung auf nicht weniger hinaus als auf den vollen Personenstatus. Nelson zufolge müssen interessenfähigen Tieren dieselben Rechte wie dem Menschen zugeschrieben werden (Nelson 1972, 132). Eine Tötung von Tieren ist nur in Fällen zulässig, in denen sie auch bei Menschen zulässig wäre.

Aber mag es Nelson auch unbenommen sein, für sich selbst diese radikale Konsequenz zu ziehen, so ist doch nicht zu sehen, wie diese aus dem Interessenansatz folgt. Ein Tier zu töten ist nach dem Interessenansatz nur dann moralisch bedenklich, wenn dies ein Interesse (im starken oder schwachen Sinn) des Tiers verletzt. Welches Interesse aber wird durch die Tötung verletzt? Erstens ein möglicherweise bestehendes Interesse des Tiers an seinem eigenen Weiterleben, ein "Überlebensinteresse". Ein solches Interesse würde durch die Tötung *direkt* verletzt. Zweitens ein Interesse des Tiers, frei von Todesfurcht zu leben. Drittens ein Interesse des Tiers an bestimmten zukünftigen Zuständen und Tätigkeiten, die sein Weiterleben voraussetzen. Beide letzteren Interesse würden durch die Tötung indirekt verletzt.

Interessen der ersten und der zweiten Art lassen sich nur Tieren zuschreiben, die in der Lage sind, ihren eigenen (späteren) Tod zu denken. Das erste Interesse ist von vornherein so bestimmt, daß es sich auf den Tod als später eintretendes Ereignis richtet. Was das zweite Interesse betrifft, so ist zwar das Interesse, von Furcht frei zu sein, für sich selbst genommen ein Interesse im schwachen Sinn, da dieses Interesse keinen Gedanken an diese Furcht voraussetzt: Furcht ist ein Zustand, der nicht als solcher gedacht werden muß, um als belastend empfunden zu werden. Aber Furcht ist ihrerseits - im Gegensatz zur ungerichteten "kreatürlichen" Angst - auf einen Gegenstand gerichtet, und dieser ist im Fall des Todes ein zukünftiges, rein gedanklich repräsentiertes Ereignis. Die Tiere, denen wir ein Interesse an der Abwesenheit von Todesfurcht zuschreiben können, werden deshalb im großen und ganzen dieselben sein, denen wir ein Überlebensinteresse zuschreiben können. Nur diese Tiere werden durch die Tötung in einem Interesse zweiter Art verletzt. Die dritte Art von Interesse setzt dagegen sehr viel weniger voraus. Interessen, die sich auf spätere Zustände und Tätigkeiten beziehen, erfordern lediglich Zukunftsbewußtsein, aber kein Ichbewußtsein.

Insgesamt läßt sich mit dem Interessenansatz ein *Tötungsverbot* bei Tieren sehr viel weniger leicht begründen als ein *Verbot der Leidenszufügung*. Daß es moralisch bedenklich ist, einem Tier Schmerzen, Angst, Streß oder andere als Belastung empfundene Zustände zuzumuten, folgt bereits daraus, daß jedem Tier, das unter Belastungen leiden kann, auch ein Interesse im schwachen Sinn unterstellt werden kann, von diesen Belastungen verschont zu bleiben. Daß es moralisch bedenklich ist, ein Tier (schmerzlos) zu töten, läßt sich mit denselben Mitteln jedoch nicht so leicht zeigen. Es ist mit dem Interessenansatz vielmehr nur für diejenigen Tiere plausibel zu machen, denen die Fähigkeit zu zukunfts- bzw. selbstbezogenem Denken unterstellt werden kann.

Diese Asymmetrie stellt die übliche Abstufung, nach der eine Tötung grundsätzlich bedenklicher ist als eine Leidenszufügung oder nicht-tödliche Schädigung, auf den Kopf. Sie beruht jedoch darauf, daß das, was beim Menschen der Normalfall ist - die Fähigkeit zu zukunftsbezogenen und selbstbezogenen Interessen im starken Sinn - beim Tier eher die Ausnahme ist. Im Normalfall hat der Mensch einen Begriff von sich selbst und seiner Zukunft und ist in der Lage, auch fernliegende und unanschauliche Gefahren zu fürchten. Da Tiere jedoch die Fähigkeit dazu im Normalfall nicht haben, kehrt sich für sie die für den Menschen geltende Rangfolge in der moralischen Beurteilung von Tötung und Leidenszufügung um.

Nelson versucht, das von ihm vertretene durchgängige Tötungsverbot bei Tieren zusätzlich durch ein "Goldene-Regel-Argument" zu stützen, das dazu auffordert, den in Frage stehenden Sachverhalt aus der Perspektive anderer Betroffener zu sehen, um auf diese Weise zu einer ausgewogeneren, allen Seiten gerecht werdenden Beurteilung zu kommen. Nelson fragt, ob *wir denn getötet werden wollten, wenn wir das Tier wären* (Nelson 1970, 168). Aber auch dieses Argument führt nicht zu dem von Nelson angestrebten Ziel. Ein imaginärer Rollenaustausch ist nur dann ethisch aussagekräftig, wenn derjenige, der sich in die Rolle des anderen hineinversetzt, sich die Interessen des anderen zu eigen macht (statt seine eigenen Interessen in die imaginär angenommene Rolle "mitzunehmen"). Wenn gefragt wird, was wir wollen *würden*, wenn wir das Tier wären, dürfen wir dabei nicht von unseren besonderen menschlichen Fähigkeiten ausgehen und dem Tier Fähigkeiten und Interessen unterstellen, die es faktisch nicht hat.

"Inherent value" und das Verbot der Instrumentalisierung von Lebenssubjekten

Nelson argumentiert aus seinem Interessenansatz heraus nicht nur für ein generelles Lebensrecht von Tieren, sondern auch dafür, ihnen den vollen Personenstatus und (soweit diese auf Tiere übertragbar sind) dieselben grundlegenden Rechte zuzuschreiben, die wir Menschen zuschreiben. Dazu gehört insbesondere auch das in der sogenannten zweiten Formulierung des Kantischen Kategorischen Imperativs enthaltene - dort allerdings auf menschliche Personen eingeschränkte - Recht, nicht als bloßes Mittel für die Zwecke anderer gebraucht zu werden.

In der Tierethik der Gegenwart ist dieser Begründungsansatz vor allem von Tom Regan ausgearbeitet worden. Nach Regan ist die Tötung eines Tiers zu fremden Zwecken als eine Form der *Instrumentalisierung* moralisch unzulässig. So lehnt Regan nicht nur die Tötung von Säugetieren zum Zweck des Fleischverzehrs und im Zusammenhang mit Tierversuchen ab (vgl. Regan 1986, 45), sondern auch jede - wie immer humane - Form der landwirtschaftlichen Nutzung (vgl. Regan 1983, 394). Das zentrale Recht, das Tieren zukommt, ist nicht das Lebensrecht, sondern das Recht auf Achtung, auf "respectful treatment" (Regan 1983, 327). Dieses gründet seinerseits in einem "inherent value" der Tiere, einer spezifischen Art von Würde.

"Inherent value" kommt nach Regan allerdings nicht allen, sondern nur denjenigen Tieren zu, die als "Subjekte eines Lebens" gelten können. Was das genau bedeutet, bleibt bei Regan unklar. Offensichtlich sollen Denkfähigkeit und die Fähigkeit zu Zukunftsbewußtsein erforderlich sein, um als Träger von "inherent value" vor Instrumentalisierung geschützt zu sein, aber daraus folgt Regans radikales Verbot der Instrumentalisierung von Säugetieren nur unter der heroischen Annahme, daß ausnahmslos alle Säugetiere denkfähig und mit Zukunftsbewußtsein begabt sind.

Ein weiterer Kritikpunkt ist Regans Überinterpretation des Würdeprinzips: Nicht jede Instrumentalisierung ist schon als solche würdeverletzend. Ob A, der sich die Arbeitskraft von B zunutze macht und ihn insofern als Mittel zu fremden Zwecken gebraucht, B dadurch zu einem *bloßen* Mittel macht, hängt davon ab, wie B ansonsten behandelt wird, z. B. wieviel Entscheidungsfreiheit ihm gelassen wird, ob er für seine Arbeit angemessen entlohnt wird, ob er das Recht behält, sich einer Arbeit, die mit seinen Moralvorstellungen unvereinbar ist, auch zu entziehen usw. Ebenso wird nicht jedes Tier, das zu fremden Zwecken getötet wird, dadurch zu einem *bloßen* Mittel gemacht. Das hängt vielmehr davon ab, wie es vor der Tötung behandelt worden ist: ob es Leiden, Angst und Streß ausgesetzt ist, ob es seiner Art und seinen individuellen Eigenarten gemäß gehalten wird, ob es hinreichend viel Freiraum zum Ausleben seiner physischen und sozialen Bedürfnisse hat, ob es überfordert oder vernachlässigt wird. Nur dann wird man sagen können, daß die Tötung eines Tiers einen Akt nicht zu verantwortender Ausbeutung darstellt, wenn bereits der Kontext, in dem sie erfolgt, diese Kennzeichnung rechtfertigt.

Die entscheidende kritische Frage an Regans Ansatz ist jedoch die nach ihrer Universalisierbarkeit: Ist der von Regan vorausgesetzte Würdebegriff jedermann einsichtig zu machen? An dieser Stelle habe ich große Zweifel. "Würde" hat dann, wenn sie nicht direkt oder indirekt auf bestimmte tierische Interessen (im schwachen oder starken Sinn) bezogen ist, eher den Charakter eines persönlichen *Ideals* als den eines allgemeinverbindlichen *Prinzips*. Das, was man als mit der "Würde" eines Tiers vereinbar betrachtet, hängt in hohem Maße von kulturellen Deutungen ab, die nicht allgemeinverbindlich begründet werden können. So existieren etwa sehr unterschiedliche Vorstellungen darüber, an welchem Punkt zivilisatorischer Nutzung und Überformung die Würde des Tiers verletzt und die Grenze zum "Frevel" hin überschritten wird (vgl. Birnbacher 1991, 313 f.).

Regan beruft sich bei seinem ethischen Verbot der Tötung von Säugetieren in Landwirtschaft und Forschung neben dem Würde-Argument noch auf ein weiteres Argument, das "Argument der Grenzfälle" ("argument of marginal cases"). Es besagt, daß wir nicht einerseits Menschen mit geringeren Fähigkeiten, als sie bewußtseins- und handlungsfähige Tiere besitzen, Würde und Lebensrecht zuerkennen und es andererseits Tieren mit höheren Fähigkeiten vorenthalten können. Wie kann es etwa gerechtfertigt sein, fragt Regan, dieselben Experimente, die wir bei menschlichen Embryonen und schwer Schwachsinnigen kategorisch ablehnen, bei Säugetieren mit bedeutend höheren kognitiven Fähigkeiten zuzulassen? Warum gilt die Abtreibung eines menschlichen Embryos als moralisches Problem, nicht aber die Tötung eines ausgewachsenen Primaten? Wer - wie Regan selbst - an dem Schutz menschlicher "Grenzfälle" festhalten möchte, sich jedoch weigert, den Schritt zu einem entsprechenden moralischen Verbot der Nutzung nicht-menschlicher Säugetiere zu tun, hat nach Regan keine andere Wahl, als zuzugestehen, daß er die bloße Zugehörigkeit zur Spezies Homo sapiens für moralisch relevant hält, und sich damit den Vorwurf des "Speziesismus" auszusetzen, der unbegründeten Privilegierung der eigenen Gattung.

In der Tat ist der "Speziesismus" schwer zu rechtfertigen. Man muß Kritikern des Speziesismus wie Richard Ryder, Peter Singer und Tom Regan recht geben, daß nicht zu sehen ist, weshalb die bloße Zugehörigkeit zu einer biologischen Spezies - unabhängig von den jeweiligen individuellen Fähigkeiten und Sensibilitäten - dafür ausschlaggebend sein soll, wie mit einem Lebewesen umzugehen ist. Zwar könnte der "Speziesist" zu seiner Verteidigung anführen, daß der Mensch als *Gattung* insgesamt höhere Fähigkeiten besitzt als jede Tiergattung und durch eine Instrumentalisierung, wie wir sie bei Tieren zulassen, in der Regel intensiver und nachhaltiger negativ betroffen ist. Aber die "Marginalität" der "marginal cases" besteht gerade darin , daß sie die für den Menschen insgesamt typischen Fähigkeiten und Reaktionen nur sehr eingeschränkt teilen. Metaphysische Konzeptionen, nach denen die Angehörigen der Spezies Homo sapiens im Gegensatz zu anderen Lebewesen mit einer besonderen Qualität (wie einer Geistseele) begabt sind, die ihnen einen überlegenen Status verleiht, können das Dilemma ebenfalls nicht auflösen, da sie bloße Spekulationen sind und keinen begründeten Anspruch auf Allgemeingültigkeit erheben können.

Dennoch scheint sich *für die Praxis* ein gewisses Maß an "Speziesismus" rechtfertigen zu lassen. Von einer Instrumentalisierung von menschlichen "Grenzfällen" - etwa zu "verbrauchenden", also mit dem Tod endenden medizinischen Experimenten - würden auf andere Menschen sehr viel gravierendere Nebenwirkungen ausgehen als sie von der Instrumentalisierung von Tieren auf andere Tiere ausgehen. Von dem, was menschlichen "marginal cases" geschieht, sind andere Menschen schon insofern mitbetroffen, als sie befürchten müssen, möglicherweise selbst einmal zu "marginal cases" zu werden. Tiere dagegen sind von dem Schicksal ihrer Gattungsgenossen nur insoweit betroffen, als sie eine Vorstellung von Leben und Tod haben und sich als Angehörige derselben Gattung denken können. Das Argument der "marginal cases" ist deshalb kein gutes Argument dafür, jedem Tier - oder jedem Säugetier - ein uneingeschränktes Lebensrechts zu gewähren. Es ist ein gutes Argument lediglich für die Gewährung eines Lebensrechts bei Tieren, die die Fähigkeit besitzen, den Tod - ihren Tod - zu denken.

"Quantitätsethische" Argumente gegen die Tötung von Tieren

Als "quantitätsethisch" kann man Argumente bezeichnen, die zu zeigen versuchen, daß ein Mehr eines bestimmten Guts besser ist als ein Weniger davon und daß wir prima facie - vorbehaltlich entgegenstehender Pflichten - verpflichtet sind, das jeweilige Gut zu mehren bzw. seine Verminderung zu verhindern (vgl. Birnbacher 1986). Wenn ein subjektiv als lebenswert bewertetes Leben ein Gut ist, ist es danach besser, wenn mehr davon existiert als weniger, und ist es prima facie richtig, dessen Verminderung - etwa in Gestalt eines drastischen Bevölkerungsrückgangs - zu verhindern. Nun bedeutet aber die Tötung eines Lebewesens, das voraussehbar ein subjektiv als lebenswert empfundenes Leben vor sich hat, gleich in zweierlei Hinsicht eine Verletzung dieses quantitätsethischen Prinzips. Erstens wird es *als Individuum* daran gehindert, dieses absehbar weiterhin lebenswerte Leben zu leben. Seine individuelle Lebenszeit wird um eine Phase verkürzt, die es - unabhängig davon, ob ihm ein vorausschauendes Interesse, diese Phase zu leben, zugeschrieben werden kann - *gern* leben würde. Zweitens bedeutet die Tötung des Individuums immer auch eine quantitative Minderung des *Kollektivs*. Die Gesamtpopulation der Wesen mit einem subjektiv als lebenswert empfundenen Leben verringert sich um ein Exemplar. Das Töten eines Tiers macht die Welt um ein gern gelebtes Leben ärmer.

Die individuelle Variante des quantitätsethischen Arguments ist das zentrale Argument gegen die Tiertötung in Jean-Claude Wolfs "Tierethik": Der vorzeitige Tod bringt das Tier um eine als lebenswert erlebte Lebensspanne, um, wie Wolf formuliert, sein "praemium vitae". Diese muß aber auch dann als ein Gut gelten, wenn sich kein spezifisches Interesse auf sie richtet: "Das Leben der Maus ist für sie ein Gut, selbst wenn sie nicht über die kognitiven Voraussetzungen verfügte, eine bewußte Präferenz für ihr Leben zu bilden" (Wolf 1993, 102). Das Weiterleben der Maus ist ein Gut für sie, nicht weil sie ein Interesse daran hätte, sondern weil dies allererst die Voraussetzung dafür ist, späterhin Interessen zu haben und diese Interessen zu befriedigen.

Quantitätsethische Argumente sind nicht von ungefähr umstritten. Die Vorbehalte gegen sie gehen vor allem darauf zurück, daß sie nicht nur eine Prima-facie-Pflicht begründen, die *Verminderung* von subjektiv als lebenswert empfundenem Leben zu *verhindern*, sondern auch eine Prima-facie-Pflicht, die *Hervorbringung* dieses Lebens bewußt zu *fördern*. Eine Hervorbringungspflicht bzw. eine moralische Pflicht zur aktiven Bevölkerungspolitik - wie sie noch Albert Schweitzer forderte (vgl. Schweitzer 1986, 60) - scheint jedoch nicht besonders akzeptabel. Bezogen auf Tiere hätte sie die befremdliche Konsequenz, daß wir uns für verpflichtet halten müßten, dafür zu sorgen, daß sich die Erde mit möglichst vielen bewußtseinsfähigen Tieren bevölkert, eventuell auch unter Verzicht auf wichtige menschliche Nutzungsformen.

Ich für meinen Teil halte das quantitätsethische Argument im Ansatz für plausibel. Es scheint mir unbestreitbar, daß ein als lebenswert erlebtes Leben ein Gut, d. h. etwas von Wert ist, ganz unabhängig davon, ob sich ein vorgängiges Interesse auf dieses Gut richtet. Das Leben genießen zu können, sich seines Lebens freuen zu können, ist etwas unbestreitbar Wertvolles, und an diesem Wert teilzuhaben ist ein kosmisches Privileg, das die bewußtseinsfähigen Lebewesen weit über die bloß unbewußt lebende Natur erhebt. Deshalb muß es besser sein, wenn mehr als weniger davon existiert - ebenso wie es besser ist, wenn von einem Übel ceteris paribus weniger als mehr existiert.

Da sich dieses Argument jedoch lediglich auf das "Aggregat" eines bestimmten Guts bezieht, nicht darauf, wie dieses auf Individuen, Zeitphasen und qualitative Varianten verteilt ist, ist es für ein mögliches Tötungsverbot nur sehr begrenzt relevant: Das Individuum kommt für das Quantitätsargument nur als Träger oder als "Gefäß" dieser Quantität in den Blick und ist insofern durch andere Individuen ersetzbar (vgl. Singer 1984, 140 ff.). Deshalb kann es ein Tötungsverbot nur für diejenigen Fälle begründen, in denen die Tötung von Individuen die Gesamtmenge des bewußt als positiv erlebten Lebens verringert. Diese Bedingung ist bei der Praxis der Tötung von Tieren zu

Zwecken der Fleischgewinnung und der "verbrauchenden" Forschung nicht erfüllt. Infolge der intensiven Nutzung von Tieren durch den Menschen lebt heute eine bedeutend größere Zahl bewußtseinsfähiger Tiere, als ohne sie leben würde. Nur weil ein großer Teil von ihnen für den Menschen attraktiv ist, leben heute mehr Säugetiere auf der Erde als je zuvor. Soweit sie unter Bedingungen gehalten werden, die ihren natürlichen Bedürfnissen entgegenkommen, haben diese Tiere ein behagliches Leben. Sie haben weniger Feinde, vor denen sie sich ängstigen müssen, sie leiden weniger Hunger, bleiben stärker vom Streß der Futtersuche verschont und werden medizinisch versorgt (vgl. VanDeVeer 1983, 159). Es ist ohne weiteres nachvollziehbar, daß sie vielfach die Gefangenschaft dem Leben in freier Wildbahn vorziehen (vgl. die Beispiele in Arzt/Birmelin 1993, 325 f.). Und auch der Tod im Schlachthof - oder unter Narkose im Tierexperiment - dürfte für sie in den meisten Fällen leichter sein als der Tod in freier Wildbahn für ihre wildlebenden Verwandten.

Damit sind, soweit ich sehe, die wesentlichen direkten Argumente gegen das Töten von Tieren genannt. Zusammenfassend können wir festhalten, daß keines der geprüften Argumente eine generelle moralische Unzulässigkeit der Tötung von Tieren zu begründen vermag. Die Argumente der Achtung vor dem Leben (Schweitzer, Taylor) bzw. der Achtung vor Lebenssubjekten (Regan) sind respektabel, aber nicht von der Durchschlagskraft, die wir von Argumenten erwarten müssen, die die Freiheit anderer, ihr Leben nach eigenen Vorstellungen zu führen, einschränken. Sie sind eher geeignet, individuelle moralische Ideale als universale moralische Prinzipien zu begründen. Auch die überzeugendste Argumentationsstrategie, das Interessenargument, kann ein umfassendes Tötungsverbot nicht begründen. Es impliziert jedoch ein (Prima-facie-) Tötungsverbot für solche Tiere, die einen Begriff von Leben und Tod ausbilden und sich vor dem Tod fürchten können, und zumindest eine moralische Bedenklichkeit der Tötung von Tieren mit zukunftsbezogenen Interessen.

Indirekte Argumente gegen die Tötung von Tieren

Gewichtige indirekte Gründe sprechen gegen die Tötung von Tieren, wenn diese durch die Tötung oder die Vorbereitungen dazu geängstigt werden oder in anderer Weise physisch oder psychisch leiden. Teutsch (1983, 83 f.) hat darauf hingewiesen, daß selbst in Westeuropa von 200 Millionen jährlicher Schlachtungen 60 Millionen ohne Betäubung durchgeführt werden. Maschinen, die die Schlachtung automatisieren, funktionieren oft nicht zuverlässig. Von Schweinen ist bekannt, daß sie vor der Schlachtung - beim Geruch von frischem Blut - in panische Todesangst geraten. Auch wenn diese Angst nicht als gerichtete Todesfurcht gedeutet werden muß, die eine Tötung bereits aus Gründen des Interessenarguments verbietet, wiegt sie deshalb nicht weniger schwer. Wie beim kleinen Kind kann gerade der Umstand, daß das Tier nicht *versteht,* was mit ihm geschieht, die Intensität von Angst und Schmerz steigern (vgl. Grzimek 1961, 22).

Obwohl bewußtseinsfähigen Tieren kein generelles Lebensrecht zugebilligt werden kann, muß doch für jede Tötung geprüft werden, ob sie nicht etwa aufgrund schwerwiegender und nicht vermeidbarer *Begleitumstände* abgelehnt werden muß, etwa wegen ihrer Auswirkungen auf andere Tiere, auf die beteiligten Menschen und die Gesellschaft insgesamt. Säugetiere scheinen unter dem Verlust Nahestehender nicht viel anders zu leiden als Menschen. Bei vielen Säugetierarten wurden ausge prägte Trauerreaktionen bei Verwandten und Sippenangehörigen beobachtet. Auch wenn diese Nebenwirkungen für sich genommen kein kategorisches Tötungsverbot begründen, unterstützen sie dennoch etwaige andere Gründe gegen die Tötung der uns evolutiv am nächsten stehenden Säugetiere. Ähnliches gilt für die von einer Praxis des Tötens von Tieren möglicherweise ausgehenden Verrohungs- und Abstumpfungseffekte.

Ist eine Tötung von Nutztieren mit einer humanen Aufzucht und Haltung von Nutztieren überhaupt zu vereinbaren? Ursula Wolf scheint das letztere zu verneinen, wenn sie schreibt: "Wenn im Mitleid ein positiver Bezug auf das Wohl anderer Wesen liegt, dann impliziert dieses Wollen des Wohl des anderen auch, daß man sein Weiterleben will." (Wolf 1988, 245). Aber weder in logischer noch in psychologischer Hinsicht scheint mir der Zusammenhang zwischen Wohlwollen und Tötungsverbot zwingend. Was die Logik betrifft, so ist das Wohl, auf das die Haltung des Mitleids zielt, mehr das subjektive Wohlbefinden als ein irgendwie objektiv bestimmtes Gut - auch wenn der Begriff "Mitleid" gelegentlich in einer sekundären Bedeutung gebraucht wird, in der man jemanden auch dann wegen seines vorzeitigen Tods "bemitleiden" kann, wenn er weder gelitten noch das Nahen seines Todes bewußt erlebt hat. Subjektives Wohlbefinden scheint aber zumindest bei einem Lebewesen, das keinen Begriff von sich und seiner Zukunft hat, mit dem Schicksal, schließlich getötet zu werden, vereinbar. Auch in psychologischer Hinsicht scheint mir zwischen einer wohlwollenden und fürsorglichen Einstellung zum Tier, solange es lebt, und dessen schließlicher Tötung zu fremden Zwecken (zumindest dann, wenn diese einigermaßen gewichtig sind) keine affektive Dissonanz zu bestehen. Eine solche Unvereinbarkeit besteht nur für die böswillige, mutwillige oder gedankenlose Tötung von Tieren, deren moralische Verurteilung von vornherein unstrittig war und hier nicht mehr zur Debatte steht.

Welche Tiere haben ein Lebensrecht?

Ein strenges Tötungsverbot läßt sich nach dem Gesagten nur für Tiere begründen, denen wir Interessen im starken Sinne zuschreiben können, die sich auf zukünftige eigene Zustände *als* zukünftige eigene Zustände beziehen. Für diese Tiere müssen - mit den durch die unterschiedlichen Nebenwirkungen bedingten Einschränkungen - im großen und ganzen dieselben Normen gelten, die wir für Menschen im Kindesalter gelten lassen. Eine "speziesistische" Differenzierung moralischer Rechte nach der bloßen Gattungszugehörigkeit läßt sich rational nicht rechtfertigen.

Die für die Praxis entscheidende Frage ist freilich, welchen Tieren wir diese Fähigkeiten zuschreiben können - oder müssen. Wie komplex, variabel und anpassungsfähig muß das Verhalten eines Säugetiers sein, um ihm eine Vorstellung von seiner eigenen Zukunft zuzubilligen? Erkenntnistheoretisch bewegen wir uns mit dieser Frage auf unsicherem Boden, denn ihre Beantwortung hängt nicht nur von der Verfügbarkeit empirischer Daten, sondern vor allem auch von deren angemessener - ihrerseits nur teilweise empirisch überprüfbaren - Interpretation ab. Es kommt darauf an, das beobachtete Verhalten in einer Weise zu interpretieren, die sowohl die Skylla eines reduktionistischen Behaviorismus als auch die Charybdis unzulässig anthropomorphisierender Deutungen meidet.

Der Gefahr der Anthropomorphisierung erliegt Regan (1983, 75), wenn er unterstellt, daß sich ein zielgerichtetes intentionales Handeln von Tieren nicht ohne Selbstbewußtsein - die Fähigkeit, sich selbst als von anderen und der Umwelt verschieden zu denken - vorstellen läßt. Nicht jedes bewußte Anstreben eines Ziels erfordert den Gedanken an sich selbst, auch dasjenige nicht, das sich auf gedanklich repräsentierte Ziele in der Zukunft richtet. Daß die Erreichung des Handlungsziels ein Bedürfnis befriedigt, impliziert nicht, daß das Tier das Handlungsziel um der Befriedigung dieses Bedürfnisses willen anstrebt oder daß es sich dieses Bedürfnisses bewußt ist. Aber selbst dann, wenn wir einem Tier Selbstbewußtsein zusprechen, ist zu beachten, daß es sich beim Selbstbewußtsein um ein in sich abgestuftes Phänomen handelt: Mit der Fähigkeit, sich selbst von anderen und seiner Umwelt unterscheiden zu können, ist erst die elementarste Stufe erreicht. Eine zweite Stufe ist mit der Fähigkeit erreicht, sich selbst eigene Körperteile und eigene körperliche Zustände zuzuordnen, eine dritte schließlich damit, eigene innere Zustände, psychische Akte und Handlungen auf sich zu beziehen. Erst auf dieser dritten Stufe - falls die Fähigkeit zu Zukunftsbewußtsein hinzukommt - läßt sich Tieren eine Vorstellung von ihrem eigenem Tod zuschreiben.

Die Spiegelexperimente von Gallup aus den 70er Jahren mit verschiedenen Affenarten (vgl. Griffin 1984, 74 ff.) legen es nahe, Schimpansen und anderen Menschenaffen - im Gegensatz zu Tieraffen - die Fähigkeit zu Selbstbewußtsein zuzuschreiben. Dafür spricht auch, daß einige der Schimpansen, die mithilfe von Zeichensprache zu sprechen gelernt haben, bestimmte sprachliche Elemente verwenden, um sich selbst zu bezeichnen (Griffin 1984, 205). Hinzukommt, daß zumindest Schimpansen in Sachen Zukunftsbewußtsein über beachtliche Fähigkeiten zu verfügen scheinen. (vgl. Bischof 1985, 541). Außerdem korrelieren diese Fertigkeiten mit einer beträchtlichen Verhaltensflexibilität und Lernfähigkeit. Zwar muß man es offenlassen, ob diese Beobachtungen zeigen, daß die Primaten auch schon die dritte Stufe des Selbstbewußteins erreichen. Dennoch dürfte bereits das gegenwärtig verfügbare ethologische Material eindeutig dafür sprechen, Menschenaffen ein dem Menschen vergleichbares Lebensrecht zuzuschreiben und nicht, wie heute bei Menschenaffen üblich, sie nach ihrer Nutzung als Versuchstiere aus Kostengründen und mangels geeigneter Zooplätze zu töten. (Zu Alternativen vgl. Arzt/Birmelin 1993, 279). Letzte Sicherheit über das, was in diesen Tieren vorgeht, werden wir vielleicht niemals haben. Aber im Zweifel sollten wir - nach einer von T. H. Huxley (1978, 270) ausgegebenen Devise - es vorziehen, zugunsten dessen zu irren, dessen Ausdrucksverhalten für uns zu fremdartig ist, als daß es uns seine Sicht der Dinge verständlich machen könnte.

Literatur

[1] Arzt V, Birmelin I (1993) Haben Tiere ein Bewußtsein? München
[2] Birnbacher D (1986) Prolegomena zu einer Ethik der Quantitäten. Ratio 28: 30-45
[3] Birnbacher D (1991) Mensch und Natur. Grundzüge der ökologischen Ethik. In: Kurt Bayertz (Hrsg.): Praktische Philosophie. Grundorientierungen angewandter Ethik. Reinbek, 278-321.
[4] Bischof N (1985) Das Rätsel Ödipus. München
[5] Griffin DR (1984) Animal thinking. Cambridge, Mass
[6] Groos H (1974) Albert Schweitzer. Größe und Grenzen. München/Basel
[7] Grzimek B (1961) Darf man Tiere töten? Tier 8: 20-22
[8] Huxley TH (1978) Animals and human beings as conscious automata (1874). In: Joel Feinberg (Hrsg.): Reason and Responsibility. Encino/Belmont, Ca.: 264-272
[9] Nelson L (1970) System der philosophischen Ethik und Pädagogik (1932). Hamburg (Gesammelte Schriften Bd. 5)
[10] Nelson L (1972) Kritik der praktischen Vernunft (1917). Hamburg (Gesammelte Schriften Bd. 4)
[11] Regan T (1983) The case for animal rights. London
[12] Regan T (1986) In Sachen Rechte der Tiere. In: Peter Singer (Hrsg.): Verteidigt die Tiere. Überlegungen für eine neue Menschlichkeit. Wien, 28-47
[13] Sachsse H (1980) Wie entsteht der Geist? Überlegungen zur Funktion des Bewußtseins. In: Wolfgang Böhme (Hrsg.): Wie entsteht der Geist? Karlsruhe 1980 (Herrenalber Texte 23), 91-105
[14] Schweitzer A (1966) Die Lehre von der Ehrfurcht vor dem Leben. Grundtexte aus fünf Jahrzehnten. Hrsg. von Hans Walter Bähr. München
[15] Schweitzer A (1986) Was sollen wir tun? 12 Predigten über ethische Probleme. Heidelberg
[16] Singer P (1984) Praktische Ethik. Stuttgart

[17] Taylor PW (1986) Respect for nature. A theory of environmental ethics. Princeton, N. J.

[18] Teutsch GM (1983) Tierversuche und Tierschutz. München

[19] VanDeVeer D (1983) Interspecific justice and animal slaughter. In: Harlan B. Miller/William H. Williams (Hrsg.): Ethics and animals. Clifton, N. J., 147-162

[20] Wolf J-C (1993) Tierethik. Neue Perspektiven für Menschen und Tiere. Freiburg/Schweiz

[21] Wolf U (1988) Haben wir moralische Verpflichtungen gegen Tiere? Zeitschrift für philosophische Forschung 42: 222-246

Standardisierung von Versuchstieren und der Erhalt ihrer individualbiologischen Vielfalt

K. Gärtner

Ziele und Methoden sowie Erfolge und Mißerfolge der Standardisierung von Versuchstieren

Als die Gesellschaft für Versuchstierkunde im Jahre 1964 gegründet wurde, galt es, die große Variabilität der von Toxikologen, Pharmakologen, Physiologen u.a. meist quantitativ erfaßten biologischen Merkmale zwischen gleichbehandelten Tieren zu reduzieren, dadurch die Anzahl von Tieren im Einzelversuch zu vermindern und chronische Versuche endlich befriedigend durchführen zu können, die wegen der riesigen Ausfallsraten häufig scheiterten.

Das Arbeitskonzept hieß Einsatz von Tieren, die durch Anwendung verschiedenster Normungen sehr gut charakterisiert sind. Die Anwendung solcher Normen oder Standards wurde Standardisierung genannt. Das Konzept beruhte auf der Annahme, daß jedes Individuum das Produkt seiner sehr individuellen Umwelten, die es durchlebt hat, und seines persönlichen Erbgutes ist und die genannten Unterschiede zwischen den Tieren allein auf unterschiedlichen Erbgut- und Umweltbedingungen beruhen.

Die verschiedenen Einflüsse, die auf die Tiere einer Experimentalgruppe - aber auch zwischen den Gruppen - unterschiedlich einwirkten und während ihrer Entwicklung einwirken konnten, sollten eliminiert werden. Unterschiede im Ergut, im Alter, Geschlecht oder im individuellen Gesundheitszustand und die durch äußere Einflüsse vermuteten Varianzursachen - wie Schwankungen der physikalischen Umwelt (Temperatur, Licht, Luftfeuchte), aber auch der Keim- und Staubdichte im Käfig oder der Futterzusammensetzung - und schließlich Einflüsse durch Unterschiede der sozialen Umwelt galt es, durch strikte Anwendung von vorgegebenen Standards zu eliminieren.

Nach welchen Maßstäben waren die Standards, insbesondere solche der Haltung der Versuchstiere, auszuwählen ? Aus manchen Untersuchungen der Adaptationsphysiologie war bekannt, daß die Vielfältigkeit von biologischen Merkmalen, die Tiere unterscheiden, wie z. B. Körpergewichte oder Geschwindigkeit von Entgiftungsprozessen usw., dann am geringsten war, wenn die ihnen angebotene Umwelt, wie z.B. Umgebungstemperatur oder Futterzusammensetzung, aber auch die Käfigbedingungen, im Optimalbereich ihrer Bedürfnissen lagen und wenn die Tiere von krankmachenden Konditionen wie Infektionen und chronischen Intoxikationen abgeschirmt waren. Diese Bedingungen sind auf einem sehr hohem Niveau deckungsgleich mit den Forderungen des Tierschutzgesetzes (§§ 1 & 2) nach Wohlbefinden und eine den Bedürfnissen der Tiere entsprechenden Ernährung, Pflege, Unterbringung und Versorgung.

Wichtige Verfahren, die zur Standardisierung entwickelt wurden und die inzwischen zum bewährten Handwerkszeug der Versuchstierkunde gehören, sind z.B. die Befreiungvon Infektionen über Aufzucht nach vorheriger Keimfreiphase oder das SPF-Konzept mit seinen permanenten Infektionskontrollen, die Fütterungsnormierung über Alleindiäten, die Tierraum- und Käfigstandards, die Pfleger-, Pflege- und Versorgungsstandards, die Verwendung von isogenetischen (Inzucht-) oder definiert heterogenetischen (Auszucht-) Tieren usw.

Hat das Standardisierungskonzept zum erwarteten Ziel geführt ? Welche Probleme blieben ungelöst?

Schon nach etwa 15 Jahren- also etwa Anfang der achtziger Jahre- wurde deutlich: Zu erreichen war die Realisierung von chronischen und Langzeituntersuchungen insbesondere durch die konsequenten Sanierungs- und Überwachungsprogramme zur Vermeidung von Infekten. Erreicht wurde weiterhin die Vermeidung von vielen und ganz unterschiedlichen "festen Effekten" auf Versuchsergebnisse, die insbesondere den Vergleich von Resultaten aus unterschiedlichen Labors störten.

Dagegen wurden die Reduktion der Zufallsstreuung von quantitativen biologischen Merkmalen zwischen den Tieren einer Gruppe gleicher Tiere, wie sie die Forscher der Pharmakologie, Toxikologie und Pathophysiologie nach Realisierung dieser Standardisierungen für die Durchführung ihrer Tierexperimente erwarteten, nur sehr bescheiden befriedigt. Trotz aufwendigster Standardisierungen bleibt eine große, unbeeinflußbare Basisvarianz bestehen. Sie ist nicht methodisch bedingt, sondern hat uns damals unbekannte biologische Ursachen. Sie ist durch keinerlei Maßnahmen beeinflußbar. Einige Populationsgenetiker hatten eine solche Varianzkomponente schon in den dreißiger Jahren "intangible", d.h. unbeeinflußbare Varianz genannt.

Das Standardisierungskonzept hatte also nur zu einem Teilerfolg geführt. Manche Fragen zu diesem Konzept blieben unbeantwortet und sind es noch. Einige sind in Tab. 1 angemerkt. Ich habe mich in den vergangenen 25 Jahren der unbeeinflußbaren Basisvarianz angenommen. Ihrer Größe, ihren Ursachen, ihrer biologischen, insbe-

Tab. 1: Offene Fragen zur Standardisierung und der Versuchstierkunde

---

- Permanente oder definiert variierende Standards und biologische Qualität (Temperatur, Luftdruck, Feuchte)
- Adaptationskinetiken und -zeiten an geänderte physikalische, chemische und mikrobiologische Standards
- biologisch relevante Kriterien für Wohlergehen der Versuchstierspezies
- multifaktorieller Versuchsaufbau
- Ursache der trotz hoher Standardisierung verbleibenden Restvarianz; Methoden zu deren Eliminierung

---

sondere ihrer evolutionsbiologischen Bedeutung galten unsere Untersuchungen. Darüber mehr im übernächsten Kapitel.

Standardisierung und Wohlbefinden der Versuchstiere

Anfang der 80er Jahre verschob sich der Aufgabendruck in der angewandten Versuchstierkunde. Intensive bürokratische und öffentlichkeitsrelevante Betreuungen von Tierversuchen und Versuchstieren wurden nun verlangt. Es blieb und bleibt in den meisten Arbeitsgruppen keine Zeit mehr für die wissenschaftliche Aufklärung der in Tab. 1 genannten Fragen. Das ist wohl heute unsere Situation.

Diese naturwissenschaftlich definierten Standards für die Versuchstierhaltung und im Tierexperiment entsprachen in jener Zeit und auch heute den Tierschutzforderungen nach Vermeiden von Schmerzen, Leiden und Schäden und nach der Befriedigung von Bedürfnissen der Versuchstiere auf sehr hohem Niveau. Inzwischen reicht das aber nicht mehr aus. Es wird darüber hinaus gefordert, auch für das Wohlbefinden der Tiere zu sorgen. "Wohlbefinden" ist mehr als Gesundheit und Befriedigung der wichtigsten Bedürfnisse. Es ist ein subjektiv empfundenes Gefühlserlebnis. Aus anthropozentrischer Sicht - und sie bestimmt hier die öffentliche und politische Erwartung - bedeutet es, auf die Spitze gebracht, so etwas Ähnliches wie Unterbringung nicht mehr in einer ordentlichen Herberge oder einer modernen Kaserne, sondern in einem Mehr-Sterne-Hotel. Je mehr Sterne, desto größere Hoffnung auf Wohlbefinden. Ethologen sollen Kriterien nennen, mit denen dieses subjektive Gefühl des "Wohlbefindens", das es sicher auch beim Tier gibt, auf objektive Weise abgeschätzt werden kann. Staufacher (1992) empfiehlt als Kriterium für Wohlbefinden das Ausüben von Verhaltensmustern, die Versuchstiere unter naturnahen Bedingungen zeigen. Ob er damit auf dem richtigen Weg ist, ist nicht erwiesen. Mit einer solchen Hypothese wird aber einem politischen Handlungsbedarf entsprochen. Haltungssysteme sollen nun so angereichert werden, daß die unter naturnahen Bedingungen gezeigten Verhaltensmuster auch im Käfig erfolgen. Dieses wird als "rechtens" für Tiere durch parlamentarischen Konsens festgelegt. Naturwissenschaftler finden ihre Standpunkte nicht im parlamentarischen Diskurs am runden Tisch, sondern durch Messungen am Tier. Naturwissenschaftler geben deshalb *tiergemäße* Beurteilungen. Die Politiker stimmen hingegen darüber ab, was *tiergerecht* ist. Das dabei nicht immer das gleiche herauskommt, wissen wir nicht erst seit Galilei!

Hier meine Meßergebnisse zur genannten Problematik. Solche Änderungen der Haltungssysteme, die Verhaltensmuster auslösen, welche auch in der Natur von den Tieren gezeigt werden, können Reaktionsketten im Endokrinium und Stoffwechsel, aber auch in anderen Verhaltensbereichen auslösen, die ohne diese Auslöser ruhen (Haemisch u. Gärtner 1994). Sie führen dann zur Vergrößerung der Reaktionsvielfalt innerhalb von Kontroll- und Versuchsgruppen und beeinträchtigen den oben beschriebenen Standardisierungseffekt. Nicht selten wird das soziale Gleichgewicht, wenn Sie so wollen das "Betriebsklima", in der Tiergruppe unter diesen Bedingungen erschüttert.

Die Basisvarianz (intangible Varianz) quantitativer biologischer Merkmale, ihre Größe, Ursache und biologische Bedeutung

Zunächst soll kurz über ihre Größe referiert werden. Dann sollen die endogenen Ursachen dieser Streuungkomponente besprochen werden. *Es handelt sich um eine dritte, biologisch bedingte Varianzkomponente, die neben dem Erbgut und der Umwelt die Individualität von Tier und Mensch entscheidend beeinflußt.* Schließlich soll kurz dargestellt werden, daß durch sie individualbiologische Differenzen zwischen den Tieren einer Population entstehen, die in allen Populationen ähnlich sind und die genetisch bedingten überlagern.

Größe der Basisvarianz quantitativer Merkmale

Sie ist so groß, daß sie entscheidend die Unterschiede bestimmt, die zwischen den Individuen in hoch standardisiertenVersuchstiergruppen bestehen. Unsere Untersuchungen dazu wurden wiederholt vorgetragen (Gärtner et al. 1976, Gärtner 1985). Abb. 1 soll sie in Erinnerung rufen. Sie zeigt (links) die Spannweiten - hier am

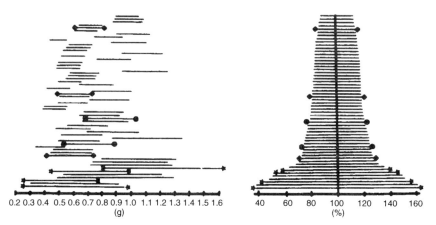

0.2 0.3 0.4 0.5 0.6 0.7 0.8 0.9 1.0 1.1 1.2 1.3 1.4 1.5 1.6
(g)

40   60   80   100   120   140   160
(%)

Abb. 1: links: Spannweiten der Nierengewichte männlicher und weiblicher Ratten in Gramm, gemessen in 58 Gruppen von jeweils etwa 25 Tieren gleichen Alters und Geschlechtes, gleichen oder ähnlichen Genotyps, jedoch in unterschiedlich normierten sozialen, mikrobiologischen, chemischen und physikalischen Umwelten. - rechts: Vergleich der Variationskoeffizienten dieser Nierengewichte, die Werte derselben Gruppe auf derselben Ebene. (*) Tiere unter Infektionsdispositionen, (♦) gesunde DA-Ratten im Wildgehege unter maximaler Vielfalt der Umwelt, (●) gesunde DA-Ratten gleichen Alters und Geschlechtes wie die Tiere im Wildgehege, jedoch unter hochstandardisierten Tierhausbedingungen.

Beispiel der Nierengewichte - in 58 Gruppen von jeweils etwa 25 gleichgeschlechtlichen und gleichaltrigen, gesunden oder gesundheitlich nicht überwachten, sog. konventionellen Laboratoriumsratten unter unterschiedlich standardisierten Haltungsbedingungen. Die Tiere gehörten zu verschiedenen Inzucht-, Auszucht- und Hybridstämmen. Im rechten Teil der Abb.1 sind die entsprechenden Variationskoeffizienten dargestellt. Vier Beobachtungen sind an dieser Abb. wichtig.

(1) Links sind deutlich die Verschiebungen der Spannweiten mehrerer Versuchsgruppen in die eine oder andere Richtung zu sehen. Das sind die Einflüsse bestimmter, fester Effekte. Normung auf einen bestimmten Genotyp oder bestimmte Umweltstandards bedingen solche Bündelungen. Durch Fixierung auf einen Standard gelingt es, unterschiedliche feste Effekte zu eliminieren. Identische Standards bewirken ähnliche feste Effekte. Die Spannweiten rutschen in sehr ähnliche Meßbereiche. Das erleichtert die o.g. Vergleichbarkeit von Meßresultaten.

46

Welchen Einfluß haben aber diese Standardisierungsmaßnahmen auf die relative Breite des Streubereiches zwischen den Tieren aus derselben Gruppe ? Das wird im rechten Teil der Abb.1 an den Variationskoeffizienten demonstriert.

(2) Vergleicht man die Variationskoeffizienten zwischen Gruppen unter sehr aufwendigen Stadardisierungsmaßnahmen mit solchen unter Wildbedingungen, dann lassen sich kaum Unterschiede erkennen. Fast die gesamte, hier dargestellte, relative Breite des Streubereiches der untersuchten Tiere widersetzt sich den Standardisierungsbemühungen. Sie ist eine " intangible" Basisvarianz. Das gilt nicht nur für das hier demonstrierte Merkmal " Nierengewichte", sondern für sehr viele den Physiologen, Pharmakologen oder klinischen Forscher interessierende Merkmale. Jedes Merkmal hat eine andere Basisvarianz von merkmalsspezifischer Größenordnung.

(3) Lediglich Beeinträchtigungen des Gesundheitszustandes haben einen auffälligen Effekt auf die Variationskoeffizienten. Konventionell gehaltene Tiere, von denen wir wissen, daß sie an latenter Mykoplasmose litten, zeigten die größten Variationskoeffizienten.

(4) Auch die Elimination genetischer Varianz beim Einsatz von Inzuchttieren an Stelle von z. B. F_2-Hybriden hat nur wenig Effekt. Diese Basis -Streuung ist so groß wie der genetisch verursachte Varianzanteil in den demonstrierten F2-Hybriden und den Auszuchten. Die Größe der Basisstreuung ist verantwortlich dafür, daß die Heritabilität der meisten lebenswichtigen quantitativen Merkmale in Wild- und Auszuchtpopulationen meist nicht über 5o % ansteigen kann. Das ist ein wichtiger Befund, der im Zusammenhang mit der evolutionsbiologischen Bedeutung dieser Streuungskomponente andernorts erörtert wird (Gärtner 1994) .

Entstehung der endogen bedingten Basisvarianz

Die Streuung eines Merkmales resultiert meist aus vielen Teilstörungen. Der Engländer Galton, ein Vetter von Darwin, der sich als erster wissenschaftlich mit der auffallenden Ähnlichkeit von Zwillingen befaßte, hat am Modell eines Nagelbrettes, über das Kugeln laufen, gut veranschaulicht (siehe Abb. 4 links oder rechts), wie verschiedene Teilstörungen während der biologischen Entwicklung eines Individuums sich fortpflanzen und zur phänotypischen Variabilität zwischen verschiedenen Individuen führen. Sucht man experimentell nach der Bedeutung einzelner Varianzursachen, dann führt man Wiederholungsbestimmungen jeweils zu Beginn der Teilbeobachtung durch, von der man wissen möchte, welchen Anteil sie an der Gesamtstreuung hat. Man startet an dieser Stelle mit markierten Kugeln und beobachtet, wie weit voneinander entfernt sie am Ziel ankommen. Will man z.B. wissen, welcher Anteil an der Streuung des Blutzuckerspiegels in einer Gruppe von Tieren die chemische Analyse bedingt, dann liefert man von identischen Blutproben eines Tieres zwei oder mehrere Proben zur Analyse. Ohne alle Mathematik kann man beim Vergleich dieser Wiederholungsergebnisse mit der Häufigkeitsverteilung aller Ergebnisse schon sehen, daß der Anteil der Abweichungen der Wiederholungsuntersuchungen im Verhältnis zur Gesamtstreuung der Blutzuckerwerte zwischen allen Tieren nur gering ist. Die beiden chemischen Analyseergebnisse pro Tier liegen sehr dicht beieinander.

Mit solchen und ähnlichen Methoden der Doppelbestimmungen wurde in den letzten zwanzig Jahren auf die Suche gegangen, um bei anatomischen, physiologischen und biochemischen Merkmalen herauszufinden, während welcher Entwicklungsphasen die oben beschriebene Basisvarianz, d.h. die großen Unterschiede zwischen den erwachsenen, hoch standardisierten Ratten und Mäusen eines Inzuchtstammes entstehen. Schon die ersten Untersuchungen ließen vermuten, daß Unterschiede z. B. zwischen den Körperlängen oder -gewichten dieser Tiere angeboren sind und die Ursachen vor der Geburt gesucht werden müssen (Gärtner et al. 1976). Für die weitere vorgeburtliche Analyse haben wir einen experimentellen Zwillingsansatz gewählt. Er wird seit Garlton, also seit mehr als hundert Jahren, an spontan geborenen Zwillingspaaren zur Analyse von Varianzkomponenten von Merkmalen des Menschen (Verschuer 1954, Donald 1959, Lykken 1982) oder von Rindern (Donald 1959) eingesetzt.

Ooplasma - Kern - Interaktionen der befruchteten Eizelle als Ursache der Restvarianz: Untersuchungen an künstlich monozygoten Zwillingen und an geklonten Mehrlingen von Maus und Rind

Aufgrund unseres heute herrschenden biologischen Weltbildes muß man annehmen, daß Wurfgeschwister aus einem Inzuchtstamm von Maus oder Ratte die gleiche auffällige Ähnlichkeit besitzen, wie sie zwischen monozygoten Zwillingen besteht. Geschwister in solchen Inzuchtstämmen sind genetisch identisch und im gleichen Uterus aufgewachsen wie eineiige Zwillinge. Prüfte man diese Hypothese experimentell (Gärtner u. Baunack 1981) , dann zeigte sich, daß monozygote Zwillingspaare aus Inzuchten sehr viel ähnlicher waren als Paare normaler Wurfgeschwister. Diese Ergebnisse paßten nicht in die heute herrschenden biologischen Vorstellungen. Die Abb. 2 zeigt das Ergebnis. Sie vergleicht die Differenzen zwischen den künstlich erzeugten eineiigen Zwillingen (Striche zwischen Punkten) mit den Differenzen zwischen natürlich entstandenen Geschwisterpaaren (Striche zwischen Rhomben) und den Differenzen von dizygoten Zwillingspaaren (Striche zwischen

Konkordanz der Körpergewichte (100. Lebenstag) bei Paaren künstlich erzeugter monozygoter (●-●) oder dizygoter (x-x) Mäusezwillinge oder natürlichen Geschwisterpaaren (◆-◆) bei Inzuchtmäusen

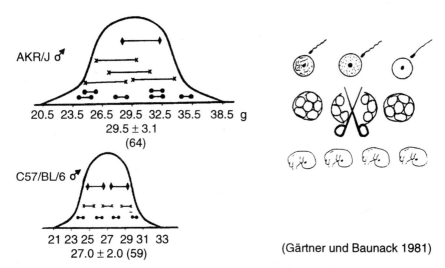

AKR/J ♂

20.5 23.5 26.5 29.5 32.5 35.5 38.5 g
              29.5 ± 3.1
                (64)

C57/BL/6 ♂

21 23 25 27 29 31 33
     27.0 ± 2.0 (59)

(Gärtner und Baunack 1981)

Abb. 2: links: Differenzen der Körpergewichte (100. Lebenstag) bei Paaren künstlich erzeugter monozygoter oder dizygoter Mäusezwillinge oder natürlicher Geschwisterpaare bei Inzuchtmäusen der Stämme AKR und C57/BL/6. - rechts: Präparationsschema der Erzeugung monozygoter Zwillinge zwischen zwei natürlichen Geschwistern.

Kreuzen). Das geschieht vor dem Hintergrund der Häufigkeitsverteilungen aus allen isogenetischen, gleichaltrigen und gleichgeschlechtlichen Tieren bei zwei verschiedenen Inzuchtstämmen (C57BL/6 und AKR). Dargestellt und verglichen sind die Körpergewichte bei Mäusen des gleichen Geschlechtes im Alter von 1oo Tagen.

Das Ergebnis macht zweierlei deutlich:

Erstens. Die Einflüsse, die nach der künstlichen Teilung der Blastozyste während der gesamten uterinen Entwicklung, während der Geburt und während des Aufwachsens bis zum Alter von hundert Tagen noch auf das Endgewicht einwirken, sind sehr gering. Sie haben nur zu etwa 20 % Anteil an der gesamten phänotypischen Varianz. Das entspricht den Konkordanzbefunden an menschlichen eineiigen Zwillingen.

Zweitens. Diese Befunde weisen darauf hin, daß der Mechanismus, der die Basisstreuung der Körpergrößen verursacht, vor dem 8-Zell-Stadium der Embryonen liegen muß. Vorher müssen die Mechanismen wirksam sein, die die großen phäno-

typischen Unterschiede zwischen den genetisch identischen Tieren eines Inzuchtstammes bedingen. Sie sind dann für ein monozygotes Zwillingspaar identisch,
weil sie vor der Teilung einwirkten.

Im Anschluß an diese Beobachtungen haben wir jahrelang nach geeigneten Verfahren gesucht, um an früheren Embryonalstadien der Maus oder Ratte nach den
Ursachen für das Zustandekommen der Basisvarianz quantitativer biologischer
Merkmale zu suchen. Schließlich halfen Entwicklungen in der Rinderzucht entscheidend weiter, nämlich einmal die dort im großen Stil erfolgte künstliche Erzeugung
von monozygoten Zwillingen und insbesondere die Erzeugung von geklonten Rin-
dermehrlingen mittels Nukleustransfers.

Durch die *künstliche Erzeugung monozygoter Rinderzwillinge* wird seit mehreren
Jahren der Nachwuchs von Hochleistungstieren vervielfacht. Dazu werden frühe
Embryonalstadien (16- bis 32- Zell-Stadium) von wirtschaftlich interessanten
Tieren, ähnlich wie für die Maus in Abb. 2 oben links dargestellt, geteilt, jedoch dann
jede Embryonenhälfte in den Uterus einer anderen Ammenmutter transferiert, wo sie
schließlich ausreifen. Von diesen beiden Ammenmüttern wird dann jeweils einer der
monozygoten Zwillinge geboren.

Die *Erzeugung von geklonten Mehrlingen durch Nukleustransfer* dient dem gleichen
wirtschaftlichen Ziel, nämlich der künstlichen Vervielfachung von Hochleistungs-
rindern. Dabei werden die Zellen eines Embryos im 16- bis 32 -Zell-Stadium
vereinzelt und jeder dieser praktisch nur noch aus dem Zellkern bestehenden 16 bis
32 Blastomere in eine unbefruchtete und vorher entkernte Eizelle, die aus Ammenmüttern gewonnen wurde, transplantiert und elektrofusioniert (Bondioli et al.1990)
(Abb. 3). In der Konfrontation mit diesem Ooplasma schaltet dann der transplantierte Zellkern auf den Zustand einer gerade befruchteten Eizelle zurück. Jeder beginnt
einen neuen Embryo aus dieser einen Zelle zu entwickeln. Dieser wird dann nach
einer gewissen Kultivierungsphase in den Uterus einer anderen Ammenmutter
übertragen, reift dort heran und wird von dieser geboren. Alle Kälber, die von den
vereinzelten Blastomeren eines gemeinsamen Embryonen abstammen, sind genetisch identisch, es sind eineiige Mehrlinge. Sie gehören zum gleichen Klon.

Dieses Verfahren beherrschen nur wenige Zentren in der Welt. Die größte Kolonie
solcher geklonter Kälber befand sich vor drei Jahren in einem Forschungsinstitut in
Texas.

Wir haben an vielen künstlich erzeugten und natürlichen Zwillingskälber und an den
texanischen geklonten Kälbermehrlingen zwölf Körpermaße während des Wachs-
tums bis zum Alter von einem Jahr vermessen und sie untereinander mit denen
normal ausgetragener Tiere verglichen.

Was bringen diese Untersuchungen zum Verständnis der Basisvarianz. Mit diesen
Teilungspräparationen an zwei verschiedenen Stellen der frühen Embryonalentwick-
lung war es möglich, die Entwicklungsphase einzugrenzen, in der die großen

Erzeugung geklonter Rindermehrlinge durch Nukleustransfer

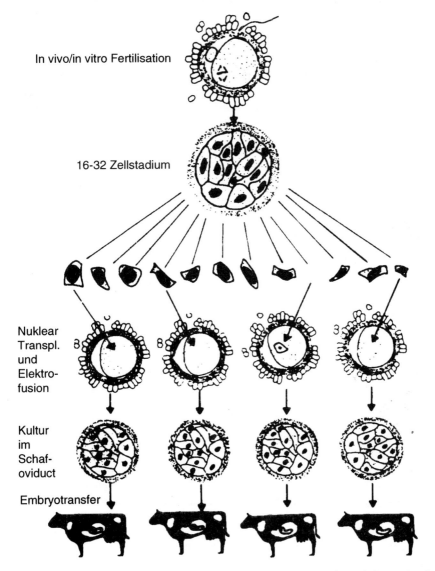

In vivo/in vitro Fertilisation

16-32 Zellstadium

Nuklear Transpl. und Elektrofusion

Kultur im Schafoviduct

Embryotransfer

Abb. 3: Präparationsschritte bei der Erzeugung geklonter Rindermehrlinge durch Nukleustransfer.

Individualunterschiede entstehen, die hier bei Rindern die Basisvarianz der von uns untersuchten Körperlängenmerkmale bewirkt. Das ist ein Entwicklungsabschnitt beginnend mit dem ersten Kontakt zwischen befruchtetem Zellkern und Eiplasma und dem dadurch gezündeten Beginn der Replikation, weiterführend über die erste Zellteilung und endend mit der Entwicklung von Embryonen drei oder vier Teilungsschritte später, also mit dem 16- Zell-Stadium der Blastozysten. Die Abb. 4 , linkes Nagelbrett, zeigt, daß der wiederholte Entwicklungsstart mit genetisch identischen Kerngenomina, wie er bei den geklonten Rindermehrlingen stattfindet, zu auffällig großen Individualunterschieden zwischen den Tieren eines Klones führt. Die geklonten Mehrlingen tragen mit bis 7o % zur phänotypischen Varianz der Kälber der untersuchten Herde bei.

Der Mechanismus, der das bewirkt, muß unmittelbar nach Beginn des oben beschriebenen Entwicklungsabschnittes liegen. Denn diese Unterschiede sind um ein Mehrfaches größer als bei den durch Zweiteilung im 16- bis 32-Zell-Stadium erzeugten eineiigen Zwillingen am Ende des beobachteten Entwicklungsabschnittes. Die Unterschiede zwischen solchen eineiigen Zwillingen erklären nur einen Anteil von maximal 2o% der Gesamtvarianz (Abb. 4, Nagelbrett, unten rechts). Dieser Anteil ist so groß wie wir ihn von den Mäusezwillingen und von monozygoten Zwillingen am Menschen, Schaf, Rind und Armadillo kennen. Das ist das Ausmaß, mit dem Umwelteinflüsse auf der dem oben beschriebenen Entwicklungsabschnitt folgenden langen Entwicklungsstrecke vom 16-Zell -Embryo über die Geburt bis zum Lebensalter von etwa fünf Monaten auf diese Kälber einwirken. Ausführlich sind diese Befunde andernorts dargestellt (Gärtner & Bondioli et al. 1994).

Chaotische Determinierungen während der ersten Zellbildung oder Ooplasmaeffekt sind Ursachen der Basisvarianz biologischer Merkmale?

Was bedingt die unterschiedlichen Qualitäten der geklonten Mehrlinge während dieser kurzen, ersten Entwicklungsphase der befruchteten Eizelle? Zwei Erklärungen bieten sich an. Einmal die Vermutung, daß verschiedene Ooplasmata unterschiedliche extranukleäre Informationen, z. B. in ihren Mitochondrien, besitzen, die diese Differenzen verursachen, oder zum anderen eine Erklärung mit Zuhilfenahme der Chaostheorie. Beide sind ähnlich.

Kleinste Ungleichheiten in den Enzymmengen oder in der strukturellen Zuordnung zwischen Proteinen und anderen Reaktionspartnern können in solchen vielfach rückgekoppelten, komplizierten Systemen große Effekte bewirken.

Während dieses frühen Entwicklungsabschnittes erfolgt normalerweise der Kontakt des sich formenden männlichen Vorkernes mit dem Ooplama und, dadurch ausge-

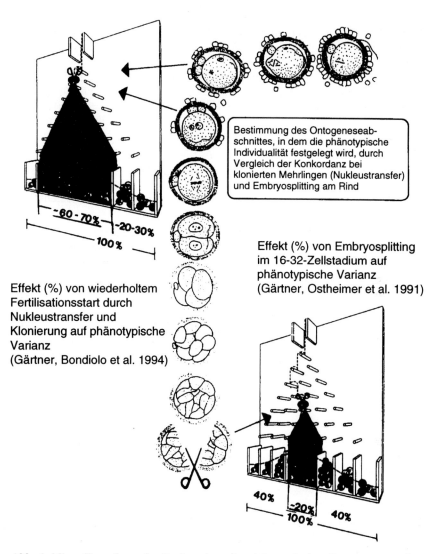

Bestimmung des Ontogeneseab-
schnittes, in dem die phänotypische
Individualität festgelegt wird, durch
Vergleich der Konkordanz bei
klonierten Mehrlingen (Nukleustransfer)
und Embryosplitting am Rind

Effekt (%) von wiederholtem
Fertilisationsstart durch
Nukleustransfer und
Klonierung auf phänotypische
Varianz
(Gärtner, Bondiolo et al. 1994)

Effekt (%) von Embryosplitting
im 16-32-Zellstadium auf
phänotypische Varianz
(Gärtner, Ostheimer et al. 1991)

*Abb. 4: Mitte: Entstehung der Basisvarianz der phänotypischen Streuung erwachse-
ner Tiere zwischen Fertilisation und 16-Zell-Stadium der Embryonen. - oben, links:
Die phänotypische Streuung von Körperlängenmerkmalen bei 6 Monate alten Käl-
bern (100%) und der Varianzanteil, der durch Nukleustransfer (60-70%), oder - unten
links - durch die Präparation monozygoter Zwillinge (< 20%) erzeugt werden kann.*

53

löst, der Start auch des weiblichen Vorkerns zur Replikation von Vorkern - DNA. Diese Synthese verläuft schnell, in ca. 12 Stunden. Es erfolgt dann die Verschmelzung der Vorkerne und gleichzeitig die erste Teilung der Zelle. Vielfach rückgekoppelte Signalschleifen zwischen den beiden Vorkernen mit dem Ooplama und anderen Zellorganellen der Eizelle laufen ab, bis die erste Teilung einsetzt und die Entwicklung der Blastozyste beginnt. Das ist der Entwicklungszustand, auf den der transplantierte Kern durch den Kontakt mit dem fremden Ooplasma nach der Transplantation zurückgeschaltet wird.

Die in den letzten Jahren bekannt gewordene Chaostheorie und die dort gemachten Experimente zeigen, daß vielfach rückgekoppelte Systeme, auch wenn ihre Bausteine gleich sind, sich auf unterschiedliche Funktionsebenen einschwingen (Verhulst 1845, Cramer 1989, Gerock 1989). Einige finden überhaupt keine realistische Funktionsebene. Völlige Entgleisung führt bei ihnen zum Stillstand.

Es ist zu vermuten, daß solche Bedingungen auch die erste Zellbildung beeinflussen und sich die genetisch und auch sonst in ihrer Ausstattung qualitativ gleichen, befruchteten Eizellen einer Inzuchtmaus auf unterschiedliche Funktionsebenen einschwingen, oder, wenn sie diese nicht finden, zugrundegehen (habitueller Abort). Die in den ersten Blastozystenstadien gefundenen, individuellen Funktionsgleichgewichte werden auf alle folgenden Entwicklungen eines Embryos Einfluß haben und so die Organogenese, den Intermediärstoffwechsel usw. individuell modifizieren.

Es ist falsch, eine in dieser Weise ausgelöste Varianz der Umweltkomponente zuzuordnen. Es handelt sich um eine selbständige dritte Varianzkomponente, die neben der genetischen und der durch Umwelteinflüsse bedingten die Einmaligkeit eines Lebewesens entscheidend mitbestimmt. In ihr sind Informationen enthalten, die für das Gelingen der evolutionären Anpassung entscheidend sind (Gärtner 1994).

Deutlich wird, daß Individualität mehr ist als das Produkt von Umwelt und Erbgut allein! Spätestens an dieser Stelle verliert die wissenschaftliche Beschäftigung mit dieser Varianzkomponente den Charakter, eine Binnenproblematik der Versuchstierkunde zu sein.

Frühembryonale Determinierung der biologischen Individualität und Musterbildungen

Die durch chaotische Zustände determinerten Unterschiede erscheinen meist in ähnlichen Mustern. Als Beispiel werden gern die ähnlichen Wolkenformen eines Himmelsbildes genannt. Auch die Unterschiede zwischen genetisch identischen Wurfgeschwistern bei Maus oder Ratte bilden immer wieder ähnliche Muster. Ihren ersten Analysen gilt der letzte Teil dieses Aufsatzes.

Es gibt bisher nur wenige Autoren, die sich mit der Beschreibung von immer wiederkehrenden Unterschieden innerhalb genetisch identischer Tiere befaßt haben. Wolff (1965) beschreibt wiederholt an Inzuchtmäusen, die die Avy-Mutation auf dem a-Lokus tragen, auffällige Unterschiede der Fellfärbung, des Fettstoffwechsels und der Intoxikationsanfälligkeit. Sie kommen in bestimmten Prozentsätzen vor und sind schon kurz nach der Geburt zu erkennen. Tiere mit der eindeutigen Gelbfärbung entwickeln später Adipositas und erkranken an Diabetes mellitus.

Wir haben in den letzten 12 Jahren systematisch nach Individualunterschieden bei Inzuchtratten und - mäusen gesucht. Anatomische, physiologische und ethologische Merkmale von hochstandardisierten Inzuchttieren wurden vielfach vermessen und sorgfältig analysiert, um sicher zu sein, daß Unterschiede nicht durch Meßfehler, sondern individualtypisch bedingt sind. Diese Unterschiede lassen häufig Muster erkennen, die sich am besten in Häufigkeitsverteilungen darstellen lassen. Die Abb. 5 zeigt sie für einige Merkmale. An vier verschiedenen Stämmen zeigen sich ähnliche Verteilungsmuster. Diese Ergebnisse sind andernorts ausführlich beschrieben (Gärtner et al. 1991).

Lediglich am Beispiel der Blutdruckunterschiede soll die Individualität genetisch identischer und hochstandardisierter männlicher Ratten demonstriert werden (Abb. 5, obere Zeile). Auf der Waagerechten ist der durchschnittliche systolische Blutdruckwert aufgetragen, der sich für ein Tier aus den 10-tägigen Wiederholungen errechnet hatte. Er lag bei Stamm LEW zwischen 102 und 122 mmHg oder beim Stamm AS zwischen 120 und 155 mmHg. Auf der Senkrechten wird die Anzahl der Tiere angezeigt, die diesen mittleren Blutdruck aufwiesen. Die verschiedenen Schraffuren der Säulen zeigen, zwischen welchen Tieren die Unterschiede biostatistisch gesichert werden konnten. Wenigstens drei Klassen von Tieren lassen sich unterscheiden, solche mit niederem, mit mittlerem und mit hohem Blutdruck.

Die Häufigkeiten, mit denen Tiere in bestimmten Klassen vorkommen, entspricht nur ausnahmsweise der erwarteten Gaußschen Glockenkurve. Mehrgipflige und schiefe Verteilungen sind häufiger. Das ist besonders auffällig bei Verhaltensmerkmalen. Hier sehen wir, daß sich genetisch identische und hochstandardisiert aufgezogene, gleichaltrige Ratten z. B. in Neugierige und gute Lerner für das Entdecken von Nahrungsquellen klassifizieren lassen und andere, die eine längere Lernzeit benötigen. Oder es gibt Tiere, die eine gesteigerte renale Corticosteronausscheidung haben im Vergleich zu anderen oder ihren Geschwistern.

Erwähnenswert ist, daß solche Persönlichkeitscharakteristika bei Änderungen der Gruppenzusammensetzung nur wenig modifiziert werden.

Aus der Pharmakologie und Infektionskunde ist uns bekannt, daß es unter hoch standardisierten Inzuchttieren immer Individuen gibt, die an einer bestimmten Dosis eines Giftes oder eines Antigens erkranken, und andere, die gesund bleiben. Man nennt diesen Unterschied individuelle Disposition. Die allgemein übliche Konven-

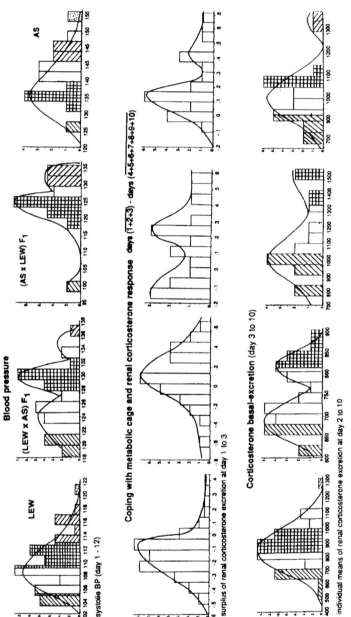

Abb. 5: *Individualbiologische Differenzen zwischen isogenetischen Tieren, demonstriert an den Häufigkeitsverteilungen von 40 bis 60 erwachsenen, männlichen Ratten aus den Inzuchtstämmen LEW und AS und ihren reziproken F1-Hybriden. - Oben: mittlere individuelle Blutdruckwerte aus 12 Wiederholungen. - Mitte: Individuelle Mehrausscheidung von Corticosteron im Tagesharn am ersten bis dritten Tag nach sozialer Isolierung im Stoffwechselkäfig, berechnet als Differenz zu den mittleren, individuellen, renalen Tagesausscheidungen an den folgenden sieben Beobachtungstagen. - Unten: Mittlere individuelle Ausscheidung von Corticosteron im Tagesharn bei Ratten im Stoffwechselkäfig nach Adaptation an den Stoffwechselkäfig, Werte vom 3. bis 10. Beobachtungstag. - Unterschiedliche Schraffuren zeigen gesicherte Differenzen (p < 0,05) zwischen den Tieren an*

tion ist es, für das Zustandekommen solcher Unterschiede neben der genetischen Disposition besonderen Umwelteinflüssen und sozialen Verhältnissen eine hohe Priorität einzuräumen. Hier erfolgt eine Überschätzung der Umwelteinflüsse, wie viele Untersuchungen, insbesondere solche an Zwillingen, beweisen.

Suche nach Konzepten zur individualbiologischen Klassifizierung

Hängen diese vielfältigen Unterschiede im Verhalten, im Intermediärstoffwechsel, im endokrinen Respons, im Blutdruck und der Infekt- oder Intoxikationsdisposition irgendwie zusammen? Lassen sich hinter dieser Vielfalt gemeinsame Determinanten finden?

Nach Zusammenhängen wird in der Psychologie seit Jahren gesucht (Eysenck 1981, Eysenck and Broadhurst 1984). Auch die Physiologie, innere Medizin und die Verhaltensendokrinologie (Henry 1982, v. Holst 1969) haben sich dieser Frage angenommen. Die Ergebnisse lassen noch keine verbindlichen Konzepte erkennen. Das Entdecken und Prüfen solcher Zuordnungskonzepte ist noch nicht weit genug fortgeschritten, um praktische Anregungen für Änderungen im Aufbau von tierexperimentellen Studien geben zu können. Man hat sich darüber zu Recht Gedanken gemacht, ob der bisherige Ansatz verbessert werden könnte. Könnten vielleicht in Zukunft nur solche Individuen in den Test und die Kontrollen genommen werden, von denen aufgrund ihres Individualtyps bekannt ist, daß ihre Anfälligkeit besonders hoch oder niedrig ist. Wir kennen die Kriterien leider noch zu wenig, nach denen eine solche Vorauswahl erfolgen müßte.

Auswertungen z. B. von G.Wolff et al.(1986) oder Griem (1986) zeigten immerhin, daß es sehr lohnend ist, bei toxikologischen Prüfungen individualbiologische Subklassifizierungen zu Hilfe zu nehmen.

Die heute aktuelle Neuroimmunologie macht mit Beobachtungen auf einem anderen Feld Hoffnung. Hier gibt es solide Hinweise, daß die Antwort des Immunsystems auf Infekte deutlich abhängig ist vom individualbiologischen Typus (Gärtner et al 1989, Iglauer et al. 1992). Die Berücksichtigung solcher individualbiologischer Dispositionen wird für die Erforschung der Pathogenese komplexer, mehrfaktorieller, chronischer Erkrankungen in Zukunft hilfreich sein.

In den nächsten Jahren werden manche Disziplinen sich um individualbiologische Konstellationen kümmern, denn sie sind für die Lösung offener medizinischer Problembereiche wie Krebs, Polyarthritis, Stoffwechselstörungen usw. ebenso bedeutend wie die molekularbiologischen Bearbeitungswege. Individualbiologische Krankheitsdispositionen existieren nicht nur beim Menschen, sondern auch beim Tier und haben tierexperimentelle Bedeutung. Studien an Inzuchtstämmen werden hier besondere Durchsicht bringen, denn sie präsentieren diese zusätzliche Varianz-komponente in Reinheit.

Zusammenfassung

1. Standardisierung bedeutet die Normierung genetischer und biologischer Charak-teristika von Versuchstieren, sowie ihrer physikalischen, chemischen, mikrobiologi-schen und technischen Haltungsumwelt im Optimalbereich ihres Wohlergehens. Sie ermöglicht die verläßliche Durchführung chronischer Versuche und bewirkt die Minimierung der Einflüsse fester Störeffekte auf Versuchsanstellungen. Es gelingt damit nicht, die Randomstreuung von quantitativen Merkmalen zwischen den Tieren einer Gruppe zu reduzieren. Es persistiert eine unbeeinflußbare Basisvarianz.
2. Diese Basisvarianz ist durch angeborene Unterschiede zwischen den hochstandar-disierten Tieren bedingt. Sie besitzt merkmalsspezifische Größen. Sie ist etwa ebenso groß wie die genetische Varianzkomponente vieler Merkmale in Wild- oder Auszuchtpopulationen und bestimmt damit die Spannweite der phänotypischen Variabilität bei In- und Auszuchten.
3. Die Mechanismen, die die Basisvarianz z.b. der Körpermaße bedingen, sind zwischen der Fertilisation einer Eizelle und dem Acht-Zell-Stadium der Embryonal-entwicklung wirksam. Dazu werden Untersuchungen an künstlich erzeugten mono-zygoten Zwillingen bei Inzuchtmäusen und Zuchtrindern sowie an geklonten Rin-dermehrlingen (erzeugt durch Nukleustransfer) vorgestellt.
4. Die Basisvarianz beruht darauf , daß vielfache Rückkoppelungen zwischen dem neu entstandenen Kerngenom einer befruchteten Eizelle und dem Ooplasma auch bei gleichen Individuen zu unterschiedlichen Funktionsniveaus (Chaostheorie) der be-fruchteten Eizellen führen. Sie bestimmen dann die jeweilige Individualentwicklung. Die Individualität wird also nicht nur durch Erbgut und Umwelt, sondern außerdem durch diese dritte Varianzkomponte bestimmt.
5. So entstandene individualbiologische Unterschiede zwischen genetisch identi-schen Tieren zeigen ähnliche Muster. Sie werden für Verhaltensmerkmale, die endokrine Reaktivität, den Blutdruck und die Infektdisposition beschrieben. Ihrer weiteren Analyse sollte das besondere wissenschaftliche Interesse der Versuchstier-kunde gelten.

Literatur

[1] *Bondioli KR,Westhusin ME, Looney CR (1990) Production of identical bovine offspring by nuclear transfer. Theriogenology 33: 165-174*

[2] Cramer FC (1989) Chaos und Ordnung, die komplexe Struktur des Lebendigen. Deutsche Verlagsanstalt, Stuttgart

[3] Donald HP (1959) Evidence from twins on variation in growth cattle. Int. Congress Genetics X, 225-235; Toronto University Press

[4] Eysenck HJ (1981) A model for personality. Springer Berlin (1981)

[5] Eysenck HJ, Broadhurst PL (1984) Experiments with animals: Introduction. In Eysenck, H.J.: Experiments in motivation. Pergamon Press, Oxford

[6] Gärtner K (1985) Versuchstierkunde und "intangible variance" - eine dritte Komponente der kontinuierlichen Variabilität neben Erbgut und Umwelt. Verh Dtsch Zool Ges 78: 61-75

[7] Gärtner K (1994) Warum bin ich krank ? Bemerkungen zur evolutionsbiologischen Dimension des Krankseins. Biologie in unserer Zeit 24: 234-243

[8] Gärtner K, Baunack E (1981) Is the similarity of monozygotic twins due to genetic factors alone ? Nature 292: 646-647

[9] Gärtner K, Bondioli K, Hill K, Ostheimer Ch, Rapp K (1994) Variance of body sizes within clones of calves, contributions to uterine and nuclear transfer influences. Anim Reproduction Sci. (in press)

[10] Gärtner K, Bube P, Flamme A, Pfaff J (1976) Komponenten biologischer Variabilität und die Grenzen ihrer Manipulierbarkeit. Zschrft Versuchstierkd 18: 146 - 158

[11] Gärtner K, Zieseniss K, Karstens A, Mühl GI (1991) Differences in personality of isogenic rats living under highly standardized conditions shown by behavioural patterns. Lab. Zhyvotnye (Riga) 1/3: 34 - 44

[12] Gärtner K, Kirchhoff H, Mensing K, Velleuer R (1989) The influence of social rank on the susceptibility of rats to Mycoplasma arthritidis. Behav Med 12: 487-502

[13] Griem W (1986) unveröffentlichte persönliche Mitteilung

[14] Gerock W (1989) Ordnung und Chaos als Elemente von Gesundheit und Krankheit, in W. Gerock (Herausgeber), Ordnung und Chaos in der unbelebten und belebten Natur. Verh. Ges. deutscher Naturforscher u. Ärzte, Wiss. Verlagsges. Stuttgart

[15] Haemisch A, Gärtner K (1994) The cage designe affects intermale aggression in small groups of male laboratory mice: strain specific consequences on social organization, and endocrine activiation in two inbred strains (DBA/2J and CBA/J). Journal of Experimental Animal Science (in press)

[16] Henry JP (1982) The relation of social to biological processes in disease. Social Science and Medicine 16: 369 - 380

[17] Holst D von (1969) Sozialer Streß bei Tupaja (Tupaia belangeri). Die Aktivierung des sympathischen Nervensystems und ihre Beziehung zu hormonal ausgelösten ethologischen, physiologischen Veränderungen. Zeitschrift f vergleichende Physiologie 63: 1-58

[18] Iglauer F, Deutsch W, Gärtner K, Schwarz GO (1992) The influence of genotypes and social ranks on clinical course of an experimental infection with Mycoplasma pulmonis in inbred rats. J Vet Med B 39: 672 - 682

[19] Lykken DT, Bouchard TJ (1984) Genetische Aspekte menschlicher Individualität. Mannheimer Forum 83/84: 79-117

[20] Staufacher M (1992) Tierschutzorientierte Labortierethologie - ein Konzept. AL-TEX 17: 6-25

[21] Verhulst 1845, zit, nach Cramer (1989)

[22] Verschuer O (1954) Wirksame Faktoren im Leben des Menschen. Beobachtungen an ein- und zweieiigen Zwillingen durch 25 Jahre. Wiesbaden Franz Steiner Verlag

[23] Wolff GL (1965) Body composition and coat color correlation in different phenotypes of viable yellow mice. Science 147: 1145-1147

[24] Wolff GL, Morrisssey RL, Chen JJ (1986) Susceptible and resistant subgroups in genetically identical populations: response of mouse liver neoplasia and body weight to phenobarbital. Carcinogenesis 7: 1935-1937

Efficient Design of Animal Experiments

M. F. W. Festing

Introduction

All animal experiments should be well designed, use the appropriate number of animals, be efficiently carried out and correctly analysed. Any failure in this respect would be unethical and uneconomic. Badly designed experiments may give misleading results which take many additional experiments to rectify.

In recent years there has been increasing interest in the "3Rs" of animal humane animal experimentation (Russell and Burch, 1959), in which:
- Wherever possible animals are *replaced* by non-sentient alternatives.
- Procedures are *refined* in order to minimise suffering.
- Animal numbers are *reduced* to an absolute minimum necessary to achieve the research objectives.

Russell and Burch, (1959) suggested that a reduction in animal use could be achieved by better experimental design, and stated that "..of all modes of progress it [reduction in animal use] is the one most obviously, immediately, and universally advantageous in terms of efficiency."

Recent surveys and case studies (Festing, 1992, 1994) suggest that animal experiments are sometimes poorly designed. There is a tendency to use too few treatments, and too many animals. Little attempt seems to be made to control variability using methods such as randomised block designs and covariance analysis, and the concept of designing experiments so as to have a wide range of applicability using factorial designs seems to be poorly understood. Some experiments appear to be conducted in such a way that there may be biases in favour of some treatments, though this is difficult to quantify as few published papers give sufficient details of the actual methods used. Very often the experiments use an incorrect statistical analysis, with the misuse of Student's t-test in experiments involving more than two treatment groups being particularly common (Benignus and Muller, 1982; Mitchell, 1983).

The design of efficient experiments requires a good understanding of the discipline in which it is being applied as well as of laboratory animal science and statistics.

The aim of this chapter is to outline the principles of experimental design and associated methods of statistical analysis. Obviously, a short chapter of this sort can not cover the whole field of experimental design. The book by Cox, (1958) is still in print, and is strongly recommended as a good introduction to experimental design which is not too technical. Maxwell and Delaney, (1989) strongly emphasise good experimental design, while also giving details of many statistical methods. The book by van Zutphen et al., (1993) covers many aspects of humane animal experimentation, with a chapter on experimental design (Beynen et al., 1993) covering much of the material discussed here.

Designing an experiment - A "good" experiment?

Cox, (1958) listed five criteria for a "good" design:
1) Lack of bias,
2) High precision
3) A wide range of applicability
4) Simplicity
5) The ability to calculate uncertainty

Avoiding bias

In any experiment there are always variables which can not be adequately controlled. There may be a "bottleneck" of some sort. Blood samples may need to be taken and processed, behaviour may need to be observed or measured, or slides may need to be scored. Such tasks may take time, during which uncontrollable variables such as minor variations in procedures, increased skill, various biological rhythms or changes in the physical environment may have an important influence on the character being measured. If, as often appears to be the case, the controls are measured at one time and the treated groups at a different time, this could introduce substantial bias which could be mistaken for a true treatment effect. This may lead to a wrong conclusion. Physical influences such as the position of cages in a room, changes in microflora or the composition of the diet over time may also influence the results. If bias is to be avoided it is important that animals in all treatment groups should be equally exposed to such influences. This can be achieved either by full randomisation, or by the use of a randomised block design:

Randomisation

The order in which samples are taken and processed and animals are housed should always be randomised. This can either be done over the whole experiment, or in "blocks" (see below). Ideally, all samples should also be processed "blind" using a code number so that if there is any subjective element in obtaining the measurements, the research worker is not aware of of the treatment group to which an individual belongs. In this way, if any uncontrollable variables do change, they will have a good chance of affecting all treatment groups equally.

Randomisation should extend all the way through to the final observations. It would be incorrect to assign animals at random, say, to treatment groups "A" and "B" if the animals in group A are housed on the top shelf, and those of group B on the second shelf in the animal house.

Randomised blocks

In some cases there may be major uncontrollable variables that can be predicted to influence the results. Cells cultured at different times may well grow at very different rates due to uncontrollable variation in culture conditions. Successive batches of animals from the same source may well differ due to genetic sampling (in the case of outbred animals) or changes in husbandry, microflora or diet.

If the experiment involves different cell cultures, batches of animals, or even animals housed in different rooms, it may be best to split the experiment up into separate blocks. Within each block, animals would be assigned to treatment groups at random, as above, but the difference between blocks can then be eliminated mathematically. Randomised blocks are discussed again below.

Obtaining high precision

If there is a true difference between treatments, there should be a high chance of detecting it. In other words, an experiment should have high precision, or high statistical power.

The precision of the experiment depends mainly on the variability among the experimental units, their sensitivity to the experimental treatment, the size of the experiment, and the availability of any mathematical means of reducing variability.

Selecting uniform material

The more uniform the experimental material, the higher the precision will be. Generally, healthy animals are more uniform than diseased ones (see for example

Gartner, 1990), and isogenic animals (inbred or F1 hybrid) are usually more uniform than outbred ones (Festing, 1991). Thus, as far as possible, "SPF" inbred animals should be used if the aim is to maximise precision. Animals should also, as far as possible, be of uniform weight and age, and all animals should be housed under identical conditions. Even a small reduction in variation can lead to a substantial increase in the power of an experiment (Festing, 1992).

Sensitivity of the material

Another way of increasing precision is to increase the sensitivity of the experimental material. In some cases, it may be possible to select a strain of animals which is particularly sensitive to the experimental treatment, if such a strain is known. One advantage of using more than one strain in a project is that a relatively sensitive strain may be identified for future work. Another strategy used in many toxicological experiments is to use a very large dose, so as to be sure to see a treatment effect, though this assumes that the biological effects are not entirely different at high dose levels.

Blocking to take account of additional variables

Mouse cages housed on the top shelf have more light and often also a higher temperature and more disturbance than those housed on lower shelves. With "small" experiments, it may be possible to house all cages on, say, the middle shelf giving increased uniformity among the cages, and therefore increasing precision. However, with "large" experiments, this will no longer be possible. Thus, there is a tendency for the experimental units to be more variable with large experiments than with small ones. Fortunately, much of this variation can be eliminated by the technique of "blocking". Experimental units are grouped so as to minimise variation within the group at the expense of maximising the variation between groups. Thus, all the cages on the top shelf might be considered one block, the second shelf another, and so on.
If there is difficulty in getting enough animals to start the whole experiment at once with a large experiment, it may be necessary to stagger the start of the experiment as the animals become available. In this case, the first group might be block 1, the second block 2 etc. These two blocking criteria could be combined so that block 1 is the first group of animals, and these are housed on the top shelf, block 2 is the second batch of animals, and these are housed in the second shelf etc.
Within each block, the experimental units must then be assigned to the experimental treatments at random. Usually, the block size is chosen to be the same as the number of treatments, though it could be larger without creating too much difficulty. Thus,

an experiment involving six treatments would have a block size of six units (often an animal is the experimental unit), one assigned to each treatment. These six animals would be processed at the same time so that any time effects of the type discussed above under the heading "bias" would be avoided in comparing the six treatments. The experiment may involve any number of blocks. It is essential that differences between blocks are removed mathematically in the final statistical analysis using a randomised block analysis of variance.

Size of experiment

Precision can also be increased by increasing the size of the experiment. However, large experiments are expensive and time consuming. It makes most sense to use uniform material, blocking, and possibly more sensitive material (if this can be identified), and then to design experiments of the minimum possible size consistent with having a "reasonable" degree of precision.

The following methods are available for planning the size of an experiment:

Previous experience

The size of many experiments seems to be determined largely by previous experience. Although this may be satisfactory if the first experiment in the series happens to have been of about the correct size, there is no assurance that this will have been the case. Generally, it is much more satisfactory if the size of the experiment can be judged against some objective criteria.

Available facilities

In some cases, facilities are the limiting factor. If the experiment is to be done using, say, a particular species of marmoset, and only ten animals are available, then the experiment will have to be done using those ten animals, or not at all. However, it is generally bad practice to allow experiments to fill the available facilities, as it will often lead to the use of too many or too few animals.

Bottom-up planning

This method is probably very common, but can not be recommended. The number of treatment groups is decided, and a "group size" is chosen in order to give a "reasonable" estimate of the within-group standard deviation. Typically, this would be 6-10 animals. The two are then multiplied together to give the total number of animals needed. For example, with six treatments and eight animals per group, the experiment would consist of 48 animals in total. Unfortunately, this approach will often lead to unnecessarily large experiments when there are more than two or three treatment groups.

The power analysis method
A power analysis is theoretically the best method of determining the size of an experiment (Muller and Benignus, 1992). Unfortunately, it is difficult to use this method with many real experiments involving several different treatment groups and dependent variables.

In order to use this method the research worker must state the size of treatment response that would be of biological interest (e.g. a 10% change in the mean), the significance level that will be used (usually the 5% probability level) and the "power" that is needed. This is the chance of detecting a treatment effect of the specified size and labelling it "significant" at the chosen level of probability. This may be set, for example, at 80%. If there is also some estimate of the standard deviation of the experimental material, it is possible to work out how large the experiment should be. Full details are given in Cohen, (1969), and a computer program is available to assist with the calculations (Piantadosi, 1989). In practice, while such methods are worthwhile for expensive experiments such as clinical trials, a simpler method is really needed for most animal experiments.

Mead's resource equation method.
Animal experiments with quantitative end points should usually be analysed using the analysis of variance. The appropriate size for an experiment can be expressed in terms of the *degrees of freedom for experimental error*. Mead, (1988) expresses this in terms of what he calls the "resource equation":

$$n = e + t + b$$

where n is the total number of degrees of freedom (i.e. N-1, where there are N total observations), t is the number of degrees of freedom for treatments (i.e. T-1 where there are T treatment combinations) and b is the number of degrees of freedom for blocks (i.e. B-1 where there are B blocks). The degrees of freedom for error, e, is then obtained by subtraction.

For example, an experiment to compare six treatments designed as a randomised block with five blocks of six observations would involve 30 animals in total, so n=29. With six treatments, t=5 and with five blocks b=4. So, in this case, e=29-5-4=20. Mead suggests two important rules:

t should be between 10 and 50

The number of treatment combinations should lie approximately between these two values. This is, of course, substantially more treatments than are usual in most animal experiments. However, if more experiments were designed with a factorial arrangement of treatments (see below), this would automatically lead to more treatment combinations and a more efficient use of resources.

e should preferably lie between about 10 and 20.

The precision of an experiment largely depends on how accurately the "error" term (i.e. the within-group standard deviation) is estimated, and this in turn depends very strongly on the number of degrees of freedom with which it is estimated (e in this case). If there are less than 10 degrees of freedom for error, then increasing the size of the experiment by a few animals will represent good value. However, increasing the size of the experiment beyond the size where e=20 will lead to rapidly diminishing returns, and will represent bad value.

This effect can be visualised by studying the 5% critical values for Student's t-test, plotted against the number of degrees of freedom. This is shown in Fig. 1. What this shows is that in an experiment with two treatment groups with a quantitative end point which is to be analysed using Student's t=test, as the number of degrees of freedom for error increases from one to about ten, the size of treatment effect which can be detected (i.e. called "significant") decreases rapidly. Increasing the size of the experiment in this region therefore represents good value. However, beyond about 20 degrees of freedom (and the cut-off point is somewhat arbitrary), the size of treatment effect which can be detected only declines marginally. Therefore, it does not make sense to increase the size of the experiment much beyond what is needed to give 20 degrees of freedom for error. A very similar curve is seen with the variance ratio (F-test), which is used when more complex experiments involving more than two treatment are used.

Mead's "resource equation" method therefore provides an extremely simple way of deciding *a priori* whether a proposed experiment is likely to be an appropriate size.

Having a wide range of applicability: the factorial arrangement of treatments

Every real experiment is conducted under a specific set of conditions, yet the results are usually generalised to a much wider set of conditions. For example, having studied the effect of a particular compound administered to Sprague-Dawley rats under specified conditions, the research worker will often claim that the compound causes the observed effect in "the rat". A large proportion of research workers make such claims (Festing, 1990). In some cases, this claim will be correct. However, there is no

5% Critical value of t

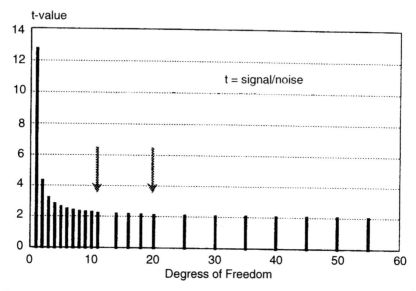

Fig. 1. Histogram showing the five percent critical values for Student's t-test. The value of t can be regarded as a standardised signal/noise ratio, with the "signal" being the difference between the means of the two groups which are to be compared, and the "noise" being the background variation against which this is to be judged (in this case the standard error of the difference between the two means). Note that as the number of degrees of freedom (N-2, where there are N total observations) increases from 1 to about 10 the value of t falls quite dramatically. This indicates that in this region a small increase in the number of observations leads to a large increase in precision. However, any further increase beyond about 20 degrees of freedom (vertical arrow) results in a trivial further decrease, indicating that there is little point in increasing the size of the experiment beyond that which will have about 20 degrees of freedom for error. Similar shaped curves are observed for the F-distribution, which is used with the analysis of variance.

real assurance that the same results would have been obtained with a different strain of rats, or with rats fed a different diet or having a different microflora. The literature is full of examples of strain differences, which may be extremely large (Festing, 1979).

If it is important to be able to generalise the conclusions, then the experiment may need to be designed specifically to include more than just the main factor of interest. For example, if the aim of the experiment is to study the effect of a compound on some biochemical parameters in rats, it may be desirable to include both sexes. If the experiment is only done on one sex, a generalisation to "rats" may not be justified. Similarly, it may be a good idea to use more than one strain of rats, or if it is anticipated that the effect may depend on diet, then the rats might be divided up into groups receiving different diets, some of which receive each of the treatments of interest. Designs of this type, which include several independent variables or "factors" which can be applied separately or in combination are known as "Factorial designs". It is not widely understood that these additional factors can usually be incorporated into the over-all experimental design without much increase in the total numbers of animals which are used. These designs therefore represent very good value for the amount of effort involved in doing the experiment. A simple example of a single factor and a factorial design compared with a single factor design is shown in Fig 2.

Fig. 2. Diagram of a single-factor and a factorial experimental design. It is assumed that an experiment is to be set up to study the effect of a compound on blood pressure in rats. The single factor design would be planned with, say, eight animals of the same sex in each of the treated and control groups. The results could then be analysed using an analysis of variance with 14 degrees of freedom for error. An F-value of greater than 4.6 would indicate statistical significance at the 5% level of probability. However, this design would only give information on one sex. An alternative would be to use half male and half female rats in a 2x2 factorial design. This would be analysed using a 2-way analysis of variance. There would now be a degrees of freedom for error, two less than with the single factor design. However, this would mean only a trivial loss in precision (F would now have to exceed 4.75 for the effect of the compound to be declared significant at the 5% level of probability) which could be recovered by the use of just two more animals. Note that if both sexes behave in the same way towards the treatment, the control and treated means will still be based on eight observations, and there would be no loss of information apart from the slight reduction in the error degrees of freedom. However, if the sexes behave differently, this would be indicated by a statistically significant interaction effect, and the fact that this is so would be immediately apparent. This may well be biologically important information which would imply that any results obtained with just one sex could not be generalised to both sexes. Note that both experiments use the same total number of animals, but that the factorial design provides additional information at virtually no extra cost.

Single Factor Design

Effect of a compound on blood pressure
(use animals of a single sex)

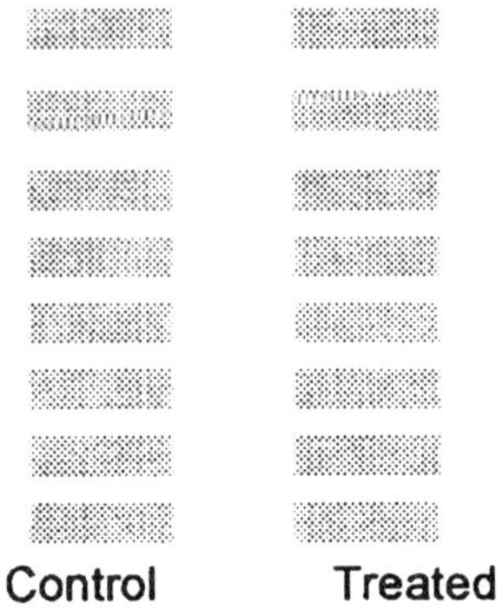

Analysis of Variance

Source	df	MS
Compound	1	xxx
Error	14	xxx
Total	15	xxx

$$F_{1,14} = 4.6$$

Control   Treated

Factorial Design

Effect of a compound on blood pressure

Analysis of Variance

Source	df	MS
Compound	1	xxx
Sex	1	xxx
Comp.x Sex	1	xxx
Error	12	xxx
Total	15	xxx

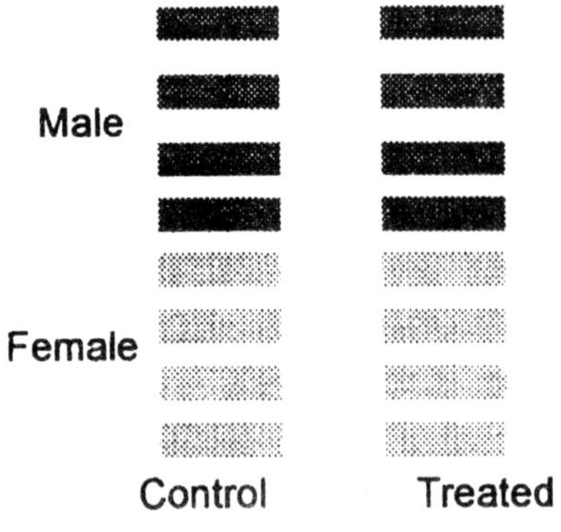

Male

Female

Control   Treated

$$F_{1,12} = 4.75$$

Factorial: Same size
More information
Similar precision

An important feature of factorial designs is that they very often reveal the presence of interactions between the independent variables. Such interactions can have an important influence on the interpretation of the results. This is illustrated using some data from an experiment by Porter and Festing, (1970) comparing the effects of irradiation and autoclaving as methods of sterilising laboratory animal breeding diets. In the late 1960s these two methods of diet sterilisation became available, and it was decided to set up an experiment to see which was most suitable for sterilising diet which was to be fed to breeding mice. The experiment was set up as two blocks of a 2x2x2x2 factorial design, where the factors were sterilisation method (autoclaving or irradiation), diet formulation (diet FFG versus Oxoid breeder's diet), mouse strain (outbred LACA versus inbred A2G), and breeding method (pairs versus trios). In each replicate, three breeding cages of mice (the experimental unit) were maintained for a full breeding life on each of the 16 treatment combinations.

Statistical analysis showed significant differences in output per cage from the two strains of mice and the two breeding methods, which was entirely expected. Over-all, there was no significant effect of the sterilising method or of the diet formulation. However, there was a significant "diet x sterilisation interaction". The mean productivity of the mice (young weaned per female), averaged across strain and breeding method for the two diet formulations and sterilising methods is shown in Table 1. With diet FFG, productivity was worse with the irradiated diet than with the autoclaved one, whereas with the Oxoid diet productivity was higher when the mice were fed the irradiated diet.

Had this experiment been done with diet FFG, then it would probably have been concluded that *irradiation* was a bad method of sterilisation. Possibly other people, using other diets, would then have been unable to repeat these results. Had the experiment been carried out with the Oxoid diet alone, then it would probably have been concluded that *autoclaving* was a bad method of sterilising diets. However, because both formulations were included in the same experiment, it can be concluded that some diets respond well to irradiation and others to autoclaving, and diet manufacturers should be aware of this when they develop new diets.

Tab. 1: Mean number of young weaned per cage (Porter and Festing 1970)

Sterilisation method

Diet	Irradiated (2.5 Mrad).	Autoclaved (134°C, 3 mins.)
FFG	45.1	55.6
Oxoid	51.4	47.6

Ensuring simplicity

The fourth requirement for a good experiment, according to Cox (1958) is simplicity. It might seem that the above experiment in two blocks with 16 different treatment combinations is not an exactly "simple" experiment. While this is true, the experiment does at least have a considerable degree of regularity. It was quite small, with 15 degrees of freedom for error, and was broken down into two blocks separated in time, so that any given time only half the animals were under experiment.

Problems can arise if animals die, or (in the above example) fail to breed. If death occurs early and is probably not due to the treatment, it may be appropriate to replace the animal. If deaths occur later, this may not be appropriate, and the experiment may have be analysed with missing observations. This does not present any special problems now that computer programs for statistical analysis are widely available, though in 1970 this was a problem which was solved by having the mean of three cages as the experimental unit observation. Had an individual cage failed to produce young, and provided that this was not associated with a treatment, then a mean of two cages might have been used.

Having the ability to calculate uncertainty

The final requirement of a good design according to Cox (1958) is the ability to calculate uncertainty. In other words, it must be possible to analyse the data so as to quantify the degree of confidence that can be placed in the results. This requires that the experiment is unbiased, and that there is independent replication so that a statistical analysis can be performed.

Occasionally, experiments are designed so that they can not be statistically analysed without making a number of unjustified assumptions. For example, an experiment done with just two isolators, one "infected" and one control, with, say, some measurement of an immune parameter such as levels of a particular immunoglobulin in individual animals presents real problems. Such a design strictly has only two independent observations, the means for each of the two isolators. The variation within an isolator can not be used to estimate the likely variation between different isolators, so this is an experiment which can not be correctly analysed without making the assumption that both isolators would give identical results in the absence of an infection. This may not be justified. A better design would be to do a series of short-term experiments using the two isolators alternately for the infected and non-infected groups, if this is at-all feasible. This would then provide some estimate of the variation between isolators.

Statistical analysis

The design of the experiment determines the final statistical analysis. No experiment should ever be started without a clear idea of the method of statistical analysis that will be used, though some minor modifications may be necessary to deal with unexpected findings. In many cases it is possible to generate a set of hypothetical data which could have arisen from the experiment, and then use this to carry out a trial analysis. Probably the most common error is to try to analyse experiments involving more than two treatment groups using Student's t-test, which is appropriate only to a comparison of just two groups.

Usually, designed experiments with a quantitative endpoint are analysed using the analysis of variance. This is a highly versatile method of analysis that can cope with experiments ranging from the most simple experiment with just two treatment groups, up to complex designs involving blocks and factorial treatment arrangements. Computer programs for carrying out such analyses are widely available, and these can now cope with unequal group sizes and missing values. As with any "parametric" method of analysis, care needs to be taken to ensure that the assumptions underlying the analysis are valid. In particular, the variances within each treatment group should be approximately the same, with deviations from the means for each group having an approximately normal distribution. In some cases it may be necessary to transform the data (e.g. by taking the logarithm of the value) prior to the statistical analysis (Snedecor and Cochran, 1980), though the analysis of variance is quite "robust" and is reasonably accurate in the face of moderate departures form the assumptions.

Conclusions

The aim of this chapter has been to discuss in a non-mathematical way some of the steps involved in designing "good" experiments which provide the maximum amount of useful and accurate information for the minimum amount of effort. The design of good animal experiments involves a knowledge of the biology of the animals themselves, a knowledge of the subject matter and discipline to which the experiments are to be applied, be it nutrition, immunology, toxicology or infectious disease, and a knowledge of statistical methods. Unfortunately, relatively few scientists have a good working knowledge of all three disciplines, so experimental design should really involve a project team consisting of the research scientist, a laboratory animal specialist, and a statistician. The research scientist should have a clear idea of what he/she wants to do, but will often have little knowledge of the biology of laboratory animals. The laboratory animal scientist will have a good understanding of the available facilities, the biology of the main laboratory species, manipulative techniques such as surgical preparation of the animals and collection of body fluids, and will know the importance of controlling microflora, diet, environment, genetics and other possible sources of variability of the animals. He/she will also be the "guardian" of the animal, ensuring that all procedures are carried out to high ethical standards so as to reduce suffering to the absolute minimum. The statistician should have a good understanding of experimental design, should be interested in the practical application of statistical methods, and be able to communicate clearly with biologists. Unfortunately, such statisticians are rare. In many ways the best statisticians for applied work of this sort are biologists with postgraduate training in applied statistics.

References

[1] *Altman DG (1991) Practical statistics for medical research, p. 477. London, Glasgow, New York: Chapman and Hall*

[2] *Benignus VA, Muller KE (1982) Bad statistics are worse than none (letter). Neurotoxicology 3: 153-154*

[3] *Beynen AC, Festing MFW, van Montfort MAJ (1993) Design of animal experiments. In Principles of laboratory animal science (eds. L. F. M. van Zutphen, V. Baumans and A. C. Beynen), pp. 209-240. Amsterdam, London: Elsevier*

[4] *Cohen J (1969) Statistical power analysis for the behavioral sciences. London, New York: Academic Press*

[5] *Cox DR (1958) Planning experiments. New York: John Wiley and Sons*

[6] *Festing (1979) Inbred strains in biomedical research. Basingstoke, London: Macmillan Press*

[7] *Festing MFW (1990) Contemporary issues in Toxicology: Use of genetically heterogeneous rats and mice in toxicological research.: A personal perspective. Toxicol Appl Pharmacol 102: 197-204*

[8] *Festing MFW (1991) The reduction of animal use through genetic control of laboratory animals. In Replacement, reduction and refinement: present possibilities and future prospects (eds. C. F. M. Hendriksen and H. B. W. M. Koeter), pp. 193-212. Amsterdam, New York, Oxford: Elsevier*

[9] *Festing MFW (1992) The scope for improving the design of laboratory animal experiments. Lab Animals 26: 256-267*

[10] *Festing MFW (1994) Reduction of animal use: experimental design and quality of experiments. Lab Animals 28: 212-221*

[11] *Gartner K (1990) A third component causing random variability beside environment and genotype. A reason for limited success of a 30 year long effort to standardize laboratory animals. Lab Animals 24: 71-77*

[12] *Maxwell SE, Delaney HD (1989) Designing experiments and analyzing data. Belmont, California: Wadsworth Publishing Company*

[13] *Mead R (1988) The design of experiments, p. 587. Cambridge, New York: Cambridge University Press*

[14] Mitchell CL (1983) "Bad statistics" revisited (letter). Neurotoxicology 4: 157-159
[15] Muller, K. E. and Benignus, V. A. (1992) Increasing scientific power with statistical power. Neurotox Teratol 14: 211-219
[16] Piantadosi S (1989) Clinical trials design program. Cambridge, UK, Ferguson, USA.: Biosoft
[17] Porter G, Festing MFW (1970) A comparison between irradiated and autoclaved diets for breeding mice, with observations on palatability. Lab Animals 4: 203-213
[18] Russell WMS, Burch RL (1959) The principles of humane experimental technique. Potters Bar, England: Special Edition, Universities Federation for Animal Welfare
[19] Snedecor WG, Cochran WG (1980) Statistical methods, p. 289. Ames, Iowa: Iowa Statue University Press
[20] van Zutphen LFM, Baumans V, Beynen AC (Eds.) (1993) Principles of laboratory animal science. Amsterdam, London, New York: Elsevier.

In vitro Alternativen zum Tierversuch - Möglichkeiten und Probleme

W. W. Minuth, J. Aigner, B. Kubat, S. Kloth, W. Röckl, M. Kubitza

Seit Jahren liegt der Verbrauch von Versuchstieren bei ca. 2 Millionen pro Jahr in Deutschland (Tierschutzbericht, 1993). Dabei stellt sich die Frage, warum prinzipiell nicht mehr in vitro Alternativen wie z.b. Zellkulturen zur weiteren Reduktion von Tierversuchen eingesetzt werden. Uns selber überrascht allerdings der stagnierende Verbrauch an Versuchstieren nicht, weil die Zellkulturen bisher in den meisten Fällen nicht das gehalten haben, was man sich erhofft hatte. Die Zellkulturmodelle waren bisher nicht genügend entwickelt und standardisiert, es fehlte außerdem an der Übertragbarkeit von der in vitro Situation auf die Bedingungen in einem menschlichen Organismus. Damit sind die meisten in vitro Alternativen bis heute nicht geeignet, die qualitativ anspruchsvollen Anforderungen zur Ablösung eines Versuchs am Tier zu erfüllen.

Der Anspruch an eine moderne organtypische Zellkultur: Ziel unserer wissenschaftlichen Bemühungen ist die Gewinnung möglichst optimaler, also organtypischer Zellkulturen. Bisher ist es nämlich nicht möglich, unter in vitro Bedingungen Zellen und Gewebe in der gleichen Qualität zu züchten, wie diese innerhalb eines Organismus vorgefunden werden (Paul, 1980; Lindl und Bauer, 1989). Erst mit solchen klar definierten und qualitativ hochwertigen Kulturen wird es in Zukunft möglich sein, in vitro Experimente unmittelbar auch auf einzelne Organfunktionen eines Menschen oder eines Tieres zu übertragen. Trotz einer 50jährigen Erfahrung mit Zellkulturen ist die Wissenschaft von diesem Idealbild einer organ- oder gewebetypischen in vitro Simulierung noch sehr weit entfernt. Belegt ist dieses Argument durch eine auffallende Diskrepanz einerseits zwischen der riesigen Anzahl von bisher durchgeführten Zellkulturversuchen und andererseits den bis zum heutigen Tag nicht zur Verfügung stehenden organspezifischen und damit auch auf den Menschen übertragbaren Zellkulturmodellen.

Wenn Experimente am Tier durch Versuche mit kultivierten Zellen ergänzt oder in Zukunft vielleicht sogar einmal in bestimmten Bereichen ersetzt werden sollen, dann muß in einem allerersten Schritt die Qualität der Ersatzmethode, also in diesem Fall die angewandte Zellkultur, überprüft werden. Es muß prinzipiell die Frage gestellt werden, ob die gegenwärtigen Zellkulturen überhaupt als Ersatzmethode dienen können, ob der Austausch einen Sinn macht und das Zellkulturmodell nicht schon in den allerersten Ansätzen wegen einer mangelhaften Qualität zum Scheitern verurteilt ist. In einem Resümee unserer 10-jährigen Forschungsarbeiten sollen deshalb die experimentellen Erfahrungen beim Arbeiten mit kultivierten Nierenzellen geschildert werden. Dabei soll vor allem sehr kritisch beleuchtet werden, wie schwierig es ist, eine organ- und gewebespezifische Qualität an Zellkulturen zu gewinnen, und welche unvermutete Labilität diese Zellkulturen besitzen.

Der einfache und klassische Weg - Zellen zur Vermehrung von Biomaterie: Zellkulturen werden schon seit etwa 50 Jahren fast unverändert und deshalb routinemäßig in der biomedizinischen Forschung eingesetzt (Jakoby und Pastan, 1979; Spier und Griffiths, 1990). Insbesondere in der Virologie und zur Produktion von Impfstoffen waren Zellen gefragt, die sich auf möglichst einfache Art vermehren ließen (Dulbecco und Freeman, 1959). Da ja die Vermehrung von Biomaterie bei diesen Versuchen im Vordergrund stand, waren permanent sich teilende Zellen, die sogenannten Zellinien, das ideale Arbeitsmodell (Hay et al., 1992). Wichtig für diese Arbeiten war, daß die Zellen jederzeit verfügbar waren und sich ohne viel Aufwand vermehren ließen. Dabei war es nebensächlich, welche sonstigen anderen Eigenschaften die Zellen noch aufwiesen und ob sie eine Ähnlichkeit zu einer speziellen Organzelle hatten. Heute stehen ca. 3500 solcher kontinuierlichen Zellinien zur Verfügung, die per Katalog bestellt werden können. Diese Zellen sind zum unentbehrlichen Hilfsmittel bei der biotechnologischen Herstellung von Impfstoffen und Medikamenten geworden (Primrose, 1990), zudem sind sie bei der Gefahrstoffabschätzung als toxikologische in vitro Modelle nicht mehr wegzudenken (Balls et al., 1991).

Da die kontinuierlichen Linien aus transformierten Zellen bestehen, die sich permanent teilen, haben sie die Eigenschaften von Tumorzellen angenommen und unterscheiden sich damit sehr wesentlich von Organzellen. Es gingen spezielle Funktionseigenschaften der ursprünglichen Organzellen verloren, und z.T. ganz andere Eigenschaften wurden angenommen (Doyle et al., 1993).

Aus der Vielzahl der kontinuierlichen Zellinien gibt es zum Beispiel keinen einzigen Stamm, der eindeutig einem definierten Nephronsegment einer tierischen oder menschlichen Niere mit all seinen typischen Eigenschaften entspricht. Erschwerend kommt bei der Auswahl einer kontinuierlichen Zellinie die Speziesproblematik hinzu. Es gibt z.B. keine vergleichbaren kontinuierlichen Zellinien von unterschiedlichen Spezies, auch nicht aus der Kaninchenniere, obwohl an diesem Tier die Mehrzahl aller bisher bekannten funktionellen Daten erarbeitet wurde. Ausdrücklich soll an dieser Stelle betont werden, daß sich keine einzige Zellinie für unsere Versuche am Sammelrohr der Kaninchenniere als geeignet erwies. So mußten wir aufgrund des

Fehlens stabiler tierischer und humaner Zellinien an schwierig zu erstellenden Primärkulturen, also an aus dem Organ isolierten und in Kultur gebrachten Zellen arbeiten. Die daraus gewonnenen Erkenntnisse sind jedoch für uns zum unschätzbaren wissenschaftlichen Erfahrungswert geworden.

Die Planung für eine in vitro Alternative: Bei dem Entwurf einer Alternative zum Tierexperiment stellt man sich vor, an klar definierten Zellen unter Kulturbedingungen Experimente durchzuführen, die an einem ganzen Organismus oder einem Organ aufgrund der komplexen Bedingungen nicht sinnvoll oder möglich sind. Ohne interferierende Einflüsse soll z.B. die Steuerung bestimmter Ionenkanäle, die Resorption von Nährstoffen oder die Verstoffwechselung einer Substanz untersucht werden. Die an den Kulturen gewonnenen Ergebnisse sollen dann auf körpereigene, also unsere menschlichen Funktionen übertragen werden. Die Frage ist, ob organspezifische Zellkulturmodelle verfügbar sind, die diesen Zielvorgaben gerecht werden.

Bei der Literaturrecherche in Datenbanken fällt auf, daß es unzählige wissenschaftliche Arbeiten in der biomedizinischen Forschung gibt, die als Hilfsmittel kultivierte Zellen verwenden. In den meisten Arbeiten sind die positiven Seiten der Kulturen beschrieben, dagegen sind meist nur sehr wenig oder gar keine Informationen über die fehlenden Eigenschaften erläutert. Dies ist ein besonders wichtiger Punkt, weil eben die verbliebenen Teilfunktionen in den Zellkulturmodellen nicht ausreichen, um das Funktionsspektrum einer intakten tierischen und menschlichen Zelle zu ersetzen. Es ist eine seit langer Zeit bekannte Tatsache, daß sehr wesentliche Funktionen einer Zelle unter in vitro Bedingungen häufig schon binnen Stunden nach der Isolierung aus dem Organ verloren gehen, d.h. die Zellen befinden sich im Zustand der Dedifferenzierung (Minuth und Gilbert, 1988). Es ist außerdem bekannt, daß unter den konventionellen Kulturbedingungen solche wichtigen Funktionscharakteristika bisher nicht wieder zurückgewonnen werden können. Trotz vielfältiger Bemühungen ist es beispielsweise bis heute weltweit nicht gelungen, ein entgiftendes Leberorgan oder eine künstliche Niere auf der Basis von kultivierten Zellen zu bauen, da sowohl viele technische und zellbiologische Probleme in diesem Bereich noch nicht gelöst sind, als auch das Problem der Dedifferenzierung nicht im Griff ist. Deshalb ist es für den Sachkenner auch nicht verwunderlich, daß es Zellkulturmodelle für die Simulation von tierischen oder menschlichen Gewebefunktionen als eine in vitro Alternative in akzeptierter und normierter Form bis zum heutigen Tage nicht geben kann.

Der Prüfstand für kultivierte Zellen ist vielfach noch nicht in Sicht: Für niemanden besteht heute ein Zweifel, daß aus dem Organ isolierte und in Kultur genommene Zellen das ideale Mittel wären, um Funktionsprüfungen von Substanzen unter standarisierten Bedingungen und ohne die Interaktion eines Organismus zu untersuchen. Viele Male haben wir miterlebt, daß voller Enthusiasmus Zellkulturen für diesen Zweck mit großem Personal-, Geld- und Zeitaufwand angelegt wurden. Aufgrund mangelhafter Qualität haben sich diese Kulturen leider in den meisten Fällen nicht durchgesetzt. Man entdeckte immer wieder aufs Neue, daß die kultivierten Zellen auf gezielte Reize nur noch schwach oder gar nicht mehr reagierten. Dadurch konnten die gewünschten Untersuchungen nicht wie geplant durchgeführt werden. Es wurde z.B. nicht berücksichtigt, daß permanent sich teilende und damit schnell wachsende Zellen wichtige Funktionseigenschaften einbüßen und somit keine organtypischen Funktionen mehr ausüben können. Die Mehrzahl der Zellen eines Organismus befindet sich nämlich nicht in einer Teilungs- oder Proliferationsphase, sondern in der Funktionsphase. Außerdem besitzt das Milieu einer Petrischale keine Ähnlichkeit mit dem Organmilieu. An keiner Stelle unseres Körpers sitzen Zellen einer gas- oder flüssigkeitsundurchlässigen Oberfläche wie in einer Kulturschale auf, zudem fehlt ihnen ein ständiger Flüssigkeitsaustausch. Normalerweise werden dadurch funktionsregulierende, also stimulierende oder hemmende Faktoren angeflutet und permanent Stoffwechselschlacke entfernt. Da die Zellen permanent mit ihrer Umwelt kommunizieren, sind sie in ihrer Funktion von ihrem umgebenden Milieu abhängig. Beispiele anhand von kultivierten Nierenzellen sollen zeigen, wie bestimmte Eigenschaften unter Kulturbedingungen erhalten wurden und durch welche Faktoren ganz wesentliche Funktionen verloren gingen.

Gut gemachte Zellkulturen haben bei Untersuchungen an komplex aufgebauten Stoffwechselorganen viel mehr Chancen als Versuche an Tieren: Die Niere ist das zentrale Organ für die Aufrechterhaltung des Säure- Basengleichgewichts, des Elektrolyt- und des Wasserhaushaltes (Brenner und Rector, 1991). Diese vielfältigen Funktionen werden durch ein komplexes Organ ausgeführt, das aus mindestens 25 verschiedenen Zelltypen aufgebaut ist. Pro Tag entstehen in der Niere etwa 180 l Primärharn, der zu 85% im Nephron verstoffwechselt wird. Die restlichen 15% werden im Verbindungstubulus und im Sammelrohrsystem aufbereitet. Der Natriumanteil, der pH und die Osmolarität des auszuscheidenden Urins werden dabei von drei verschiedenen Zelltypen, den Principal Cells (helle Hauptzellen) und zwei verschiedenen Typen Intercalated Cells (dunkle Zwischenzellen), gesteuert (Kaissling und Kriz, 1979). Von besonderem experimentellen Interesse ist die Untersuchung biochemischer und physiologischer Wirkungen des Salztransportes durch das Steroidhormon Aldosteron (Garg und Narang, 1988) und des Wasseraustausches durch das Peptidhormons Vasopressin (Lankford et al., 1991). Während elektrophysiologische Untersuchungen an einzelnen Zellen des Sammelrohrs in der Niere sich relativ einfach durchführen lassen, scheiterten viele zellbiologischen Untersuchungen an dem komplexen Aufbau des Organs. Es ist nämlich relativ schwierig, aus dem heterogen zusammengesetzten Gewebe eine ausreichende Menge einer homogenen Zellpopulation für die Experimente in kurzer Zeit zu gewinnen. In diesem Fall bietet sich die Etablierung eines Zellkulturmodells an. Zu diesem Zweck wurde von uns das Sammelrohrepithel aus der reifenden und erwachsenen Kaninchenniere isoliert und auf unterschiedliche Arten kultiviert (Abb.1; Minuth, 1987; Kubat, 1993). Beim Vergleich der Kulturen mit der Organsituation fanden sich überraschende Qualitätsunterschiede.

Die polare Differenzierung als prinzipielle Qualitätsanforderung für kultivierte Epithelzellen: Die Voraussetzung für ein funktionsfähiges Epithelgewebe ist dessen polare Differenzierung. Darunter versteht man eine räumlich festgelegte Geometrie der einzelnen Zellen. Mit ihrer basalen Seite haften die Zellen innerhalb der Niere auf einer speziellen durchlässigen Proteinunterlage, der Basalmembran (Abb.1a). Darunter liegt ein Flüssigkeitsraum, über den die Zellen mit Nährstoffen versorgt werden. Mit ihrer oberen Seite bilden die Epithelien eine Grenzschicht zu dem Urinraum. Die Epithelzellen haben dabei die spezielle Aufgabe, eine Barriere zu bilden. In den Nieren dienen alle Epithelien dazu, die harnpflichtigen Substanzen in den Urinraum zu sezernieren und dafür zu sorgen, daß diese nicht wieder zurückgelangen können. Gleichzeitig müssen sie aber auch dafür sorgen, daß mit dem Urin nicht wertvolle Stoffe ausgeschieden, sondern für den Organismus zurückgewonnen werden. Aus diesem Grund sind in die Zelloberflächen selektive Transportpumpen und Kanäle eingebaut, so daß nur bestimmte Stoffe durch die Zellen hindurchgelassen werden, während andere Substanzen nicht passieren können. Damit Substanzen nicht unkontrolliert an den Epithelzellen vorbeigelangen können, muß eine abdichtende Barriere zwischen den einzelnen Zellen ausgebildet werden, die sogenannte Tight junction (Frömter und Diamond, 1972).

Zur Gewinnung von Epithelzellen für die Kultur sind eine Reihe von Präparationsschritten notwendig. Zuerst werden die Sammelrohrtubuli aus der Niere isoliert und von anderen Nephronabschnitten getrennt. Danach werden die Zellen vereinzelt. Dadurch werden die Zellen nicht nur von ihrer natürlichen Basalmembranunterlage abgelöst, sondern es werden auch die Zell- Zellverbindungen aufgebrochen. Die ursprünglich geometrisch gebauten Zellen runden sich bei diesem Vereinzelungsvorgang ab. Infolgedessen verteilen sich auch die auf der oberen und unteren Zellseite gelegenen Transportsysteme völlig untypisch auf der gesamten Zelloberfläche (Pisam und Ripoche, 1976). Werden diese Zellen nun in eine Kulturschale überführt, so haften sie nach kurzer Zeit auf dem Boden an und beginnen sich zu teilen. Ein Großteil der gewonnenen Zellen gewinnt seine ursprüngliche Geometrieform und damit seine funktionelle Polarisierung nicht ohne weiteres wieder zurück (Abb.1c). Während die Zellen im Organ natürlicherweise eine geometrische Form (Abb.1a) innehatten, so gleichen sie auf dem Boden einer Kulturschale jetzt mehr einem Spiegelei, dessen Dotter als höchster Punkt die Lage des Zellkerns im Lichtmikro-

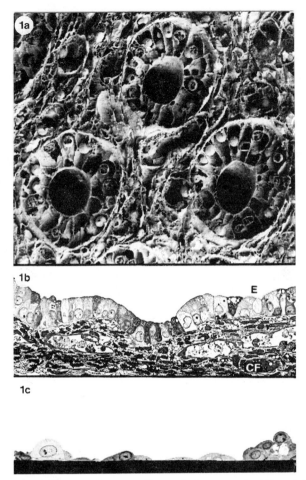

Abb. 1: Mikroskopische Darstellung von Sammelrohren aus der Niere (a), kultiviertem Sammelrohrepithel (E) auf der nierentypischen Capsula fibrosa-(CF) Unterlage (b) und kultivierten Sammelrohrzellen auf dem Boden einer Kulturschale (c). a) Bei den drei im Querschnitt dargestellten Sammelrohren ist mit dem Rasterelektronenmikroskop deutlich das urinführende Lumen zu erkennen. b) Das auf der Capsula fibrosa-Unterlage kultivierte Sammelrohrepithel zeigt deutlich die gleiche polare Differenzierung der Zellen wie im Sammelrohr der Niere. c) Dagegen ist die polare Differenzierung zu einem großen Teil verlorengegangen, wenn die Zellen wie ein Spiegelei auf dem Boden einer Plastikkulturschale gehalten werden. Vergrößerung: a) x 600; b) x 900; c) x 1200

skop widerspiegelt. Heute weiß man, daß der Boden einer Kulturschale zum Anhaften der Zellen und für die Ausbildung von speziellen Zelleigenschaften nicht ausreicht. Zur Verbesserung der Zelleigenschaften muß deshalb eine Unterlage verwendet werden, die der natürlichen Basalmembran nahekommt und auf dem die Zellen ihre ursprünglichen Eigenschaften entwickeln können. Als besonders wertvolle Zellunterlage hat sich bei unseren Versuchen die dünne kollagenhaltige Organkapsel der Niere, die Capsula fibrosa, erwiesen (Abb.1b; Minuth, 1987).

In der Kulturschale fanden sich bei unseren Sammelrohr-Zellkulturen ein geschlossener Zellrasen (Abb.1c). Obwohl die Zellen keine typische Pflastersteinform aufwiesen, sondern untypisch flach waren, fanden wir bei der Mehrzahl der Zellen eindeutig die abdichtende Barriere, die Tight junctions. Um Aussagen zur Abdichtungsfähigkeit dieser Tight junctions zu erhalten, wurden die Zellen elektronenoptisch untersucht. Im Organ besteht die Abdichtung aus speziellen Proteinbändern, die sich gürtelförmig um jede Zelle ziehen (Frömter und Gebler, 1977). Auch an kultivierten Zellen ist eine solche Abdichtung zu finden, die den Sammelrohrzellen einer erwachsenen Niere entspricht. Dabei muß aber besonders darauf hingewiesen werden, daß solche abdichtende Barrieren nur bei kultivierten Zellen gefunden werden, die auf einer organtypischen Unterlage wachsen, nämlich der Capsula fibrosa der Niere (Abb.1b). Werden dagegen die Zellen auf einem einfachen, unbehandelten Kulturschalenboden kultiviert, dann bilden sich nur sehr unvollständige Abdichtungen aus (Kubat, 1993). Die Versuche belegen somit eindeutig, daß die Ausbildung einer funktionellen Abdichtung allein schon durch die Unterlage der kultivierten Zellen beeinflußt werden kann. Für den Anwender bedeutet dies, daß die Qualität der kultivierten Zellen geachtet werden muß, da sie entscheidenden Einfluß auf das Ergebnis seiner Transportuntersuchungen am Epithelgewebe hat.

Die Ausbildung von speziellen Transporteigenschaften: Ein weiteres wichtiges Qualitätskriterium für die Epithelzellen ist, ob die organspezifischen Transporteigenschaften während der Kultur erhalten geblieben sind, oder ob wichtige Funktionen verlorengingen. Zu den charakteristischen Eigenschaften der Principal Cells des Sammelrohrepithels gehört u.a. die Fähigkeit, Natrium und Wasser aus dem Urin für den Organismus zurückzugewinnen (Zeidel, 1993). Natriumionen gelangen dabei durch spezielle Kanäle (Brown et al., 1989) auf der oberen, d.h. apikalen Seite in das Innere der Zelle und werden auf der unteren Seite durch eine spezielle Pumpe, der Na+/K+-ATPase, in das Bindegewebe herausgepumpt (Ridderstrale et al., 1988). Die Natriumaufnahme kann durch das Steroidhormon Aldosteron über diese Kanäle stimuliert und durch Amilorid gehemmt werden (Marunaka et al.,1992; Schuster, 1993).

Das positive Beispiel - Salztransport: Wir konnten zeigen, daß die Wirkung von Aldosteron sehr gut mit unseren kultivierten Sammelrohrepithelien untersucht werden konnte (Gross et al., 1986; Minuth et al., 1986). Solche Untersuchungen wären an der Niere unmöglich gewesen. Als ganz neuer Befund konnte z.b. gezeigt werden, daß Aldosteron die Abdichtung der Epithelien sehr wesentlich beeinflußt (Minuth et al., 1988). Die Wirkung des Hormons setzte viel früher als bisher angenommen ein (Minuth et al., 1987), da schon nach etwa 15 Minuten eine deutliche Steigerung des Natriumtransportes nach Aldosteronzugabe festgestellt wurde (Minuth et al., 1988; Minuth et al., 1989).

Das negative Beispiel - Wassertranport: Während funktionelle Untersuchungen zum Salztransport mit den kultivierten Sammelrohrepithelien zahlreiche neue Ergebnisse und Perspektiven lieferten, ergaben Versuche zum Wassertransport nicht die erwarteten Resultate (Tab. 1; Minuth et al., 1986; Kubat, 1993). Der Wassertransport in den Sammelrohrzellen kann durch das antidiuretische Hormon Vasopressin verstärkt werden (Lankford et al., 1991). Das resorbierte Wasser gelangt dabei durch spezielle Wasserkanäle bzw. Aggrephoren ins Innere der Zellen und wird auf der basolateralen Zellseite wieder herausgepumpt. Mit dem Elektronenmikroskop sind solche Wassereintrittsstellen an Zellen in der Niere zu erkennen (Kubat, 1993). Bei Sammelrohrzellen, die auf dem Boden von Kulturgefäßen gehalten wurden, sind diese Kanäle nicht mehr zu erkennen (Tab. 1). Dies bedeutet, daß die Zellen in der Kulturschale die Wasserkanäle als ihr typisches Charakteristikum verloren haben. Dafür sind bei Sammelrohrzellen, die auf der nierenspezifischen Unterlage kultiviert wurden, die Wassereintrittsstellen wieder deutlich zu finden. Trotz der vorhandenen Wasserkanäle sind diese Zellen nicht mehr fähig, vermehrt Wasser zu transportieren. Bei diesen

Tab. 1: Beispiele für die unterschiedliche Ausbildung des hormonabhängigen Adenylatcyclasesystems zum Wassertransport in der Niere und bei kultivierten Sammelrohrzellen, die auf einer organspezifischen Unterlage und auf dem Boden einer Kulturschale gehalten wurden. Da bei beiden Zellkulturen wichtige Teile des Transportsystems nicht ausgebildet sind, eignen sie sich deshalb auch nicht für Experimente zum Wassertransport.

Vasopressin bewirkt	Principal Cells in der Niere	SR-Primärkulturen auf Capsula fibrosa	SR-Primärkulturen auf Plastik
Aggrephorenbildung	+	+	-
aktive Adenylatcyclase	+	+	-
Rezeptorkopplung mit der Adenylatcyclase	+	-	-

SR: Sammenlrohr

Zellen wird nämlich die regulatorische Untereinheit eines den Wassertransport stimulierenden Enzyms, der Adenylatcyclase, nicht mehr funktionsfähig ausgebildet (Minuth et al., 1986).

Spezielle Antikörper als Erkennungsmarker differenzierter Sammelrohrzellen: Die Ausbildung von spezifischen Eigenschaften einer Zelle ist zwangsläufig mit der Bildung von zelltypischen Proteinen gekoppelt. Mit dem Wissen, daß kultivierte Zellen in Kultur ganz typische Eigenschaften verlieren können, begannen wir die Suche nach Markerproteinen, mit denen die Qualität von kultivierten Zellen bestimmt werden kann (Tab. 2). Wir entwickelten Antikörper als Erkennungssonden für Sammelrohrzellen in der Kaninchenniere und für kultivierte Zellen. Überraschenderweise fanden sich bei Zellen, die auf dem Boden einer Kulturschale gehalten wurden, im Vergleich zu Zellen aus der Niere viel mehr Ungleichheiten als Ähnlichkeiten. Bei Sammelrohrzellen, die auf einem Kulturschalenboden wuchsen, konnten nämlich nur in Einzelfällen typische Proteine festgestellt werden. Damit zeigen diese Zellen keine Ähnlichkeit mehr zu den Zellen aus der Niere. Eine viel bessere Qualität besteht

Tab. 2: Die Ausbildung von spezifischen Sammelrohrproteinen kann immunhistochemisch mit Antikörpern nachgewiesen werden. Dabei zeigte sich, daß kultivierte Zellen auf dem Boden einer Kulturschale spezifische Proteine nicht bilden. Werden die Zellen jedoch auf der organspezifischen Capsula fibrosa kultiviert, wird die Mehrzahl der SR-Proteine gebildet. Diese Befunde unterstreichen die Wichtigkeit einer geeigneten Zellunterlage für die Ausbildung spezifischer Funktionen.

Protein	kDa	AK	Sammelrohrzellen in der Niere	SR-Primärkultur auf Capsula fibrosa	SR-Primärkultur auf Plastik
GP CD 1	150	pk	+	+	+
GP CD 2	85	pk	+	+	-
P CD 1	190	mk	+	-	-
P CD 2	210	mk	+	+	-
P CD 3	45	mk	+	+	-
P CD 4	40	mk	+	+	-
P CD 7	57	mk	+	+	(o)
P CD 9	39	mk	+	+	(o)

(+) vorhanden; (-) nicht vorhanden; (o) nicht überprüft
SR: Sammelrohr; Molekulargewicht (kDa); Polyklonaler (pk), Monoklonaler (mk) Antikörper (AK)

dagegen bei Sammelrohrzellen, die auf der nierenspezifischen Unterlage kultiviert wurden. In der Mehrzahl aller Fälle konnte hier eine mit der Niere vergleichbare Proteinausbildung gezeigt werden.

Organotypische Umgebung verbessert die Qualität von Kulturen: Bei den bisherigen Versuchen befanden sich die kultivierten Zellen über Tage in dem gleichen Medium. Unter diesen statischen Bedingungen konnten wir nur Principal Cells, jedoch keine funktionsfähigen Intercalated Cells für die Regulation des Säure/Base Gleichgewichts kultivieren. Da wir wieder einmal an die Grenzen des Möglichen der Zellkulturtechnik gestoßen waren, suchten wir nach einem völlig neuen Konzept, mit dem Zellen unter möglichst organähnlichen Bedingungen gehalten werden konnten und mit dem auch eine verbesserte Differenzierung, also eine verbesserte Qalität zu erreichen war. Um den natürlichen Bedingungen möglichst nahe zu kommen, wurde ein Zellkultursystem entwickelt, das folgende Anforderung erfüllt (Abb. 2; Minuth et al., 1992; Minuth et al., 1993):

1. Die Zellen werden auf einer spezifischen Unterlage kultiviert.

2. Das Kulturmedium wird permanent ausgetauscht (Abb. 2a).

3. Die Applikation unterschiedlicher Medien von oben und unten ist möglich (Abb. 2b).

Anhand immunhistochemischer und elektronenmikroskopischer Befunde zeigte sich, daß mit dem neuen Kultursystem bei einer kontinuierlichen Nährstoffversorgung gleiche Differenzierungseigenschaften der Zellen gefunden wurden, wie sie von der Niere her bekannt sind (Aigner et al., 1994).

Bei unseren derzeitigen und zukünftigen Forschungsarbeiten mit kultivierten Zellen bemühen wir uns, das funktionelle Konzept der Niere zu übernehmen. Da Epithelzellen immer an einer Grenzfläche vorkommen, sind sie von der oberen Seite ganz anderen Milieubedingungen ausgesetzt als auf der unteren Seite. Epithelien der Niere z. B. bilden in diesem Gradienten eine Barriere zwischen dem Urinraum und dem Blutraum aus. Genau diese Bedingungen möchten wir nun in unseren weiteren Experimenten mit den kultivierten Sammelrohrepithelien simulieren. Dazu werden in einer speziellen Gradientenperfusionskammer (Abb. 2b) an den Epithelien während der gesamten Kulturzeit von oben und unten ganz unterschiedliche Medien vorbeigeströmt. Verschiedene Umgebungseinflüsse, z.B. das Ionenmilieu oder ein variierender pH, haben eine sehr große Wirkung auf die Ausbildung von spezifischen Zelleigenschaften (Pfaller et al., 1992). Gerade weil es so viele beeinflussende Faktoren für die Zelldifferenzierung gibt, ist es ein sehr wichtiges Ziel, möglichst organtypische Versuchsbedingungen zu erzeugen, die der natürlichen Lebenssituation einer Zelle besonders nahe kommen. Wichtig ist dabei zu lernen, den gegenwärtig noch labilen Zustand von Zellkulturen in funktionell stabilisierte Systeme zu über-

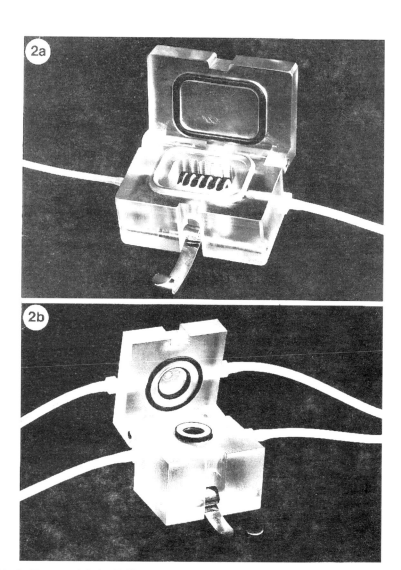

Abb. 2: Neu entwickelte Zellkulturkammern, mit denen die Zellkulturen permanent wie unter natürlichen Bedingungen mit frischem Medium versorgt werden können. a) In der Perfusionskammer werden die Zellträger ober- und unterhalb mit dem gleichen Kultivationsmedium versorgt. b) In der Gradientenperfusionskammer werden die Zellen wie in der Niere von oben und unten mit ganz unterschiedlichen Medien durchströmt.

führen. Erst mit solchen Kultursystemen, die dann aus menschlichen Zellen gewonnen werden, wird es möglich sein, pharmakologische sowie toxikologische Versuche durchzuführen, die sich unmittelbar auch auf uns Menschen übertragen lassen.

Anmerkungen

Die Forschungsarbeiten wurden von der Deutschen Forschungsgemeinschaft (Mi 331/2-5) unterstützt. Die Entwicklung des neuen Zellkultursystems erhielt 1992 den Philip Morris Forschungspreis Herausforderung Zukunft. Das System ist zu beziehen über MINUCELLS and MINUTISSUE Vertriebs GmbH, Starenstr. 2, D-93077 Bad Abbach. Die detaillierte Literaturliste zum Thema erhalten Sie nach Anfrage vom Erstautor.

Die Bedeutung versuchstierkundlicher und etologischer Konzepte zur Entwicklung besserer Haltungsformen für Labortiere

D. Büttner, K. Militzer

Einleitung

Bereits während der Etablierung der Versuchstierkunde als wissenschaftliche Arbeitsrichtung in Deutschland waren wesentliche Grundsätze der Versuchstierhaltung formuliert: Labortiere sollten "unter kontrollierten, d.h. meist unter gleichartigen Umweltbedingungen aufgezogen und gehalten werden" (SPIEGEL, 1963). Gesundheit und Uniformität der Versuchstiere sowie eine zunehmende Normierung wesentlicher Umweltbedingungen sollten "Störungsursachen" im Tierversuch eliminieren. Für die Tierhaltung ergab sich daraus die Forderung nach sachkundiger Pflege und Schaffung möglichst konstanter Umweltbedingungen. Die versuchstierkundliche Forschung konzentrierte sich daher hauptsächlich auf physikalische, hygienische und genetische Einflußfaktoren. Insgesamt verbesserte sich dadurch die bis dahin in der Regel äußerst primitive Haltungssituation für die Labortiere schnell und tiefgreifend. Das eigentliche Ziel dieser frühen versuchstierkundlichen Bemühungen war aber eine Präzisierung der Ergebnisse aus Tierversuchen. Dies ist ein berechtigtes Anliegen - auch im Interesse des Tierschutzes -, weil damit die für eine Untersuchung benötigte Anzahl von Versuchstieren minimiert werden kann. Damals galten diese Aktivitäten in der Öffentlichkeit als wertvoller gesellschaftlicher Beitrag zur Entwicklung der biomedizinischen Wissenschaften.

In der Zwischenzeit hat sich die öffentliche Meinung zu dem vertretbaren Maß der Einschränkung, die einem Tier zugemutet werden kann, geändert. Dies betrifft auch die Haltung von Versuchstieren, für die weitreichende Forderungen nach einer Erweiterung und Strukturierung erhoben werden. Daß solche Änderungen Folgen für die Tiere in der Haltung und ihre Pflege, aber auch für den Versuchserfolg haben können, wird weitgehend ignoriert. Es fehlen auch wissenschaftlich begründete Konzepte, mit dem Verbesserungen für den speziellen Bereich der Versuchstierhaltung systematisch erarbeitet und beurteilt werden können. So besteht die Gefahr, daß an den Bedürfnissen der Tiere vorbei verändert wird. Deshalb ist im folgenden nicht nur zu klären, wie weit sich Haltungsveränderungen und Standardisierung in Einklang miteinander bringen lassen, sondern auch, welchen Stellenwert eine Standardisierung heute noch hat. Eine Kenntnis der allgemeinen Beurteilungsmethoden und -konzepte für Tierhaltungen erleichtert es, auch für Labortiere geeignete Verfahren zur Verbesserung von Haltungsbedingungen zu finden und anzuwenden.

Bisherige Beurteilungskriterien für Versuchstierhaltungen

Zusammengefaßt läßt sich feststellen, daß in der Versuchstierkunde langfristig bewährte Kenntnisse und Erfahrungen zur praktischen Bewertung von Tierhaltungsbedingungen vorliegen. Sie sind keinesfalls gegen das Labortier gerichtet, berücksichtigen aber meßbare physiologische Bedürfnisse stärker als das Verhalten der Labortiere. Zusätzlich bestehen auch Konzepte zur Lösung hygienischer Fragen und zur Stressvermeidung, die besonders bei kleinen Labortieren praktisch erprobt sind. Die Qualitätsverbesserung tierexperimenteller Ergebnisse bei gleichzeitiger Entlastung der Tiere im Versuch steht damit im Vordergrund versuchstierkundlicher Bemühungen. Dagegen wurde ein einheitliches Konzept, welches biologisches und technologisches Detailwissen zusammenführt und dabei die Verhaltensansprüche der Labortiere bevorzugt berücksichtigt, bisher in der Versuchstierkunde nicht entwickelt.

Die Versuchstierhaltung unter besonderer Berücksichtigung physiologisch-biochemischer Merkmale

Ein wesentliches Ziel war bereits in den Anfangsjahren der Versuchstierkunde, den Tieren unnötige Belastungen zu ersparen, primär um ihr Leistungsvermögen in Zucht und Experiment zu erhalten, aber auch aus Gründen des angewandten Tierschutzes. Dabei galt die besondere Aufmerksamkeit der Versuchstierkundler der Gesundheit, der Fortpflanzungsfähigkeit und der Schmerzfreiheit der Labortiere. Als Gesundheitsmerkmale wurden das Fehlen von Krankheitszeichen, eine alters-, tierart- und rassegemäße Körpermasseentwicklung und die Unauffälligkeit diagnostischer Basisdaten aus Physiologie und Biochemie angesprochen. Als Leistungsmerkmale bewährten sich besonders die Fruchtbarkeit der Labortiere und deren erfolgreiche Jungtieraufzucht. Früh erwies es sich auch als notwendig, Belastungen durch Haltungsbedingungen und beim Umgang ("Handling") mit Versuchstieren zu vermeiden. Denn die Untersuchungen von Selye zur Stressproblematik seit den 60er Jahren hatten klar gezeigt, daß durch Schmerz hormonelle Regulationsmechanismen in Gang gesetzt werden. Die Beeinflussung so wichtiger Organe wie Herz und Gefäße, Geschlechts- und Hormondrüsen wirkt sich auch auf die Versuchsergebnisse aus.

Wie in den biomedizinischen Wissenschaften versuchte man auch in der Versuchstierkunde, angeregt von den wachsenden Erkenntnismöglichkeiten zu wichtigen körperlichen Regelmechanismen, durch Experimente mehr Wissen über die betreuten Versuchstiere z. B. auf den Gebieten der Morphologie, Physiologie und Biochemie zu gewinnen. Die Entwicklung neuer Analysemethoden führte zur bisher nicht gekannten quantitativen Erfassung vieler Einzelmerkmale, deren biochemisches Zusammenwirken mit anderen Größen auch erklärt werden konnte. Dem Verhalten wurde dagegen deutlich weniger Aufmerksamkeit gewidmet.

Versuchstierkundliche Methoden, die zunächst nur zur Prüfung der Leistungsfähigkeit und der Gesundheit der Labortiere eingesetzt worden waren, nutzte man später auch zur Kontrolle von Änderungen am Haltungssystem und im Management der Tiere. So konnte mit stressphysiologischen Methoden überprüft werden, welchen Belastungen die Versuchstiere durch ihre Haltung und das "Handling" ausgesetzt waren. Biochemische und körperliche Meßwerte sowie Fruchtbarkeits- und Leistungsmerkmale zeigten aber nur in extremen Haltungssituationen deutliche Abweichungen vom Normalzustand, z. B. in besonders eng gehaltenen Gruppen ("Crowding"). Solche extremen Haltungssituationen wurden in der versuchstierkundlichen Praxis aber vermieden.

Wahlversuche zu Tierhaltungsdetails

Die in der Tierhaltung benutzten Käfigmaße und die neu gewählten Materialien orientierten sich hauptsächlich an Gesichtspunkten wie der Tierhygiene, dem Arbeitsablauf und der wirtschaftlichen Raumnutzung. Nachdem wesentliche Details der Käfigkonstruktion für kleine Labornagetiere längst ihre Bewährung im praktischen Umgang bewiesen hatten, wurden sie auch in ihrer Bedeutung für die Tiere in Wahlversuchen getestet. Dabei wurden beispielsweise Präferenzen für bestimmte Käfiggrößen und Formen an Ratten oder die Beschaffenheit von Käfigbodenoberflächen an Meerschweinchen überprüft. Als Schwierigkeit erweist es sich aber häufig, daß selbst einfachste Entscheidungen der Labortiere wie die Wahl zwischen zwei verschiedenen Käfigeigenschaften von den Untersuchern nicht ursächlich erklärt werden können. Auch spielt die Vorerfahrung der Tiere mit bestimmten Haltungsformen eine wesentliche Rolle, da mitunter die gewohnte schlechte Situation der neuen besseren vorgezogen wird. Die Testtiere stehen vor unlösbaren Entscheidungen, wenn keine der angebotenen Wahlmöglichkeiten den tatsächlichen Bedürfnissen der Tiere entspricht. Noch immer ergeben sich auch methodische Probleme und unterschiedliche Auffassungen in der Art und Dauer der Tests sowie der Registrierung des Verhaltens zwischen den verschiedenen Untersuchern. Deshalb dürfen die Ergebnisse von Wahlversuchen nicht grundsätzlich für objektiver als andere Untersuchungsbefunde gehalten werden. Bisher sind auch keine konkreten Forderungen nach Änderung der Haltungsdimensionen aufgrund von Wahlversuchen bekannt geworden.

Wildtiere als Modelle für die Versuchstierhaltung?

Zuweilen dienten wildlebende Vertreter der Labortiere, beispielsweise bei Ratte (HORTER in MILITZER, 1986) und Schwein, als Beurteilungsmaßstab. Aus der Möglichkeit oder Unmöglichkeit, die Verhaltensweisen der Wildtiere auch im Käfig ausleben zu können, wurde auf das Maß an Einschränkung für das Labortier geschlossen. Unentschieden blieb dabei stets die Frage, ob die generationenlange Zucht im Labor die Tiere nicht so auswählte oder veränderte, daß die Käfighaltung nicht mehr als Belastung erfahren wird. Auch aus der Größe natürlicher Bewegungsräume von Wildtieren konnte nicht auf die räumliche Dimensionierung in der Versuchstierhaltung geschlossen werden. Schließlich leben die Labortiere unter Verhältnissen, die ein Dauerangebot an Futter aufweisen, im Wohlbefindensbereich klimatisiert sind und durch die Art der Gruppenzusammensetzung aggressive Auseinandersetzungen minimieren; das Fehlen solcher Voraussetzungen bestimmt aber im Freiland entscheidend die Größe von Territorien. Der Bewegungsraum unter geregelten Umgebungsbedingungen kann bereits deshalb deutlich kleiner als in der Wildnis sein. Bestehende Zweifel an der Generalisierbarkeit des Wildtiervergleiches erklären, warum er bis heute nicht in gesetzliche Haltungsempfehlungen Eingang gefunden hat.

Ethologie und Versuchstierhaltung

Etwa zeitgleich mit der Versuchstierkunde hatte sich die Ethologie, die Verhaltensforschung, bis zum Ende der 70er Jahre stürmisch entwickelt. In ihrem bekanntesten Zweig, der vergleichenden Ethologie, wurden bevorzugt Wildtiere als Untersuchungsobjekte gewählt. Hier vermied man weitgehend die Beschäftigung mit den als "degeneriert" angesehenen Haus- und Nutztieren (Konrad Lorenz sprach abwertend von der "Verhausschweinung"). Die eingesetzten Methoden orientierten sich stärker an der Einzelfallbeobachtung als an der reproduzierbaren, quantitativen Messung. Vertreter einer anderen ethologischen Richtung, die Behavioristen, setzten häufig leicht zu beschaffende und zu haltende Labortiere, vor allem die Ratte, in Versuchsanordnungen ein. Dabei stand das experimentelle Vorgehen, der Test, im Vordergrund. Das so gesammelte umfangreiche ethologische Wissen fand aber wegen der Ferne zu praktischen Fragen der Tierhaltung und zum Umgang mit Tieren kein besonderes versuchstierkundliches Interesse.

Die stärkere Berücksichtigung verhaltensbiologischer Ansprüche in der Labortierhaltung erfolgte erstmals für die Versuchstierkunde 1978 durch WEIHE in Zusammenarbeit mit Zoologen und Ethologen. Acht Jahre später wurden die neueren Entwicklungen in der ethologischen Beurteilung der Labortierhaltung zusammenfassend besprochen (MILITZER, 1986). Solche Darstellungen weckten zwar das versuchstierkundliche Interesse an ethologischen Fragen, hatten aber vorerst keine Bedeutung für die Haltungspraxis.

Als Reaktion auf die Vernachlässigung der Verhaltensforschung in der Versuchstierkunde kann verstanden werden, daß einzelne versuchten, durch die Zugabe von natürlichen und künstlichen Materialien die Verhaltens- und Beschäftigungssituation bei kleinen Labortieren zu verbessern (SCHARMANN, 1989). Solche Bemühungen werden als besonders tiergerecht herausgestellt, obwohl häufig offen bleibt, welchen kurz- und langzeitlichen Nutzen die Tiere tatsächlich davon haben. Denn solche "Haltungsanreicherungen" erfolgen weitgehend spontan und improvisiert, so daß eine nachvollziehbare Kontrolle der Effekte fehlt und weder die erfolgreichen Ansätze noch die möglichen Gefahren für die Labortiere von anderen Fachkollegen zuverlässig abgeschätzt werden können.

Zusätzlich fällt nicht nur bei SCHARMANN (1989) auf, daß gleichlautende ethologische Begriffe verwendet werden, die einer bestimmten Untersuchungsmethodik entsprechen (z. B. "Bedarf" nach dem TSCHANZ'schen Konzept; Einzelheiten folgen!), von der sich das propagierte Vorgehen aber massiv unterscheidet. Damit werden begriffliche Unschärfen erzeugt, die eine sachliche Kritik besonders erschweren. Ohnehin wird zunehmend in höchst unterschiedlichen Terminologien argumentiert, weil bei der Bewertung von Tierhaltungsbedingungen die verschiedensten Fachgebiete zusammenarbeiten müssen. Deshalb ist stets die frühzeitige Klarstellung notwendig, mit welcher Fachsprache ein bestimmtes Problem am objektivsten beschrieben werden kann. Gerade wegen der sehr praxisbezogenen Arbeitsweise in der Versuchstierkunde stoßen terminologische Grundsatzdebatten, vor allem um ethologische Begriffe, meistens auf Unverständnis. Ohne solche sprachlichen Übereinkünfte ist es aber heute kaum mehr möglich, förderliche Diskussionen um tiergerechtere Formen der Labortierhaltung zu führen.

Tierhaltungsbeurteilung in der Nutztierethologie

Im Gegensatz zu den bereits beschriebenen Richtungen der Grundlagenethologie bemüht sich die Nutztierethologie oder angewandte Verhaltensforschung um die

Lösung konkreter Probleme in der Tierhaltung (ZEEB, 1990). Spätestens seit 1968 unternahmen Zoologen, Tierärzte und Landwirte im Rahmen der angewandten Ethologie erhebliche Anstrengungen, eine möglichst tiergemäße Nutztierhaltung zu entwickeln. Die Haltungsbedingungen sollten die Tiere in ihrem Verhalten möglichst wenig einschränken, menschliche Interessen, z. B. vertretbarer Arbeitsaufwand, gefahrlose Tierpflege, wirtschaftlicher Erfolg, sollten dabei aber nicht aufgegeben werden. Das Hauptaugenmerk richtete sich auf landwirtschaftliche Tiere wie Schweine, Rinder und Pferde und auf die in besonders großer Zahl gehaltenen Hühner; erst später wurden auch Haltungsprobleme bei Heimtieren wie Hunden und Katzen sowie bei Zootieren exemplarisch untersucht. Die relative Größe dieser Tiere führte dazu, daß sich Untersuchungsmethoden in der Nutztierethologie entwickelten, die nicht automatisch auf kleinere Tierarten wie Maus und Ratte übertragen werden können. Das betrifft sowohl Fragen der Registrierung von Verhaltensweisen, der Probenentnahme von Blut und Sekreten als auch der Gewinnung physiologischer Daten direkt am Tier.

Theoretische Beurteilungskonzepte in der Nutztierethologie

In der Nutztierethologie bestimmen bis heute zwei grundsätzlich unterschiedliche Betrachtungsweisen die Diskussion um geeignete Tierhaltungsformen: Einmal wird von Empfindungen und Gefühlen der Tiere ausgegangen (Analogieschluß). Im anderen Fall soll die Beurteilung möglichst objektiv am Tier selbst und seinem Verhalten erfolgen (TSCHANZ'sches Konzept).

Nach dem Analogieschluß (siehe MILITZER, 1986) werden die bei Mensch und Tier ähnlichen Symptome für bestimmte Emotionen, beispielsweise für Angst, als gleichartig beurteilt. Gerade größere, dem Menschen generationenlang vertraute Heim- und Nutztiere sind für diesen Ansatz besonders geeignet; denn wir haben gelernt, die gut sichtbaren mimischen und sozialen Signale der großen Tiere zu deuten. Ist das Zusammenleben zwischen Mensch und Tier traditionell besonders eng, z. B. mit Hund und Katze, dann kann die menschliche Einschätzung tierlicher Stimmungslagen recht zutreffend erfolgen ("Du-Evidenz", siehe GÄRTNER et al., 1983). Trotzdem bleiben die erkenntnistheoretischen Schwierigkeiten, über Speziesgrenzen hinweg Gefühle nicht zuverlässig einschätzen zu können, bestehen. Aussagen zum Befinden von Tieren, die auf analogen Vergleichskonzepten beruhen, werden deshalb immer wieder angezweifelt.

Nach dem Bedarfsdeckungs- und Schadensvermeidungskonzept nach TSCHANZ (KÄMMER u. TSCHANZ, 1982) soll eine gerechtere Bewertung tierlicher Haltungsumwelten dadurch erreicht werden, daß feststellbares Verhalten und seine Ursachen untersucht werden. Nicht die vermuteten Gefühle der Tiere, sondern die aus dem

Verhalten erkennbaren Anforderungen an ihre Haltungsumgebung ("Bedarf") sind also mit wissenschaftlichen Methoden zu erfassen. Die für die Bewertung entscheidenden Merkmale haben intersubjektiv, d.h. für verschiedene Beobachter gleich gut erkennbar zu sein. Bestimmte Verhaltensweisen und Häufigkeiten sowie Verletzungen am Tier sind beispielsweise Zeichen dafür, ob in einem bestimmten Haltungssystem die Bedarfsdeckung und Schadensvermeidung für die gehaltenen Tiere möglich sind.

Im Laufe der Konzeptentwicklung gewann als Vergleichsbasis der "Typus" der zu untersuchenden Tiere an Bedeutung; darunter werden Angehörige der gleichen Art und eines ähnlichen Rassestandards verstanden, die in naturnaher Umgebung leben und Geeignetes nutzen und Schädigendes vermeiden können (TSCHANZ, 1985a; ZEEB, 1990).

Nach dem Vorliegen wissenschaftlicher Untersuchungsergebnisse, die möglichst auch die Bedeutung eines bestimmten Verhaltens für das Tier erklären sollen, erfolgt in einem deutlich getrennten Schritt die Bewertung der Tierhaltung. Sie hat dann als tiergerecht zu gelten, wenn den Haltungstieren die Bedarfsdeckung und Schadensvermeidung ähnlich erfolgreich gelingt wie den "Typustieren". Die letzte Entscheidung, welche Tierhaltungsbedingungen angemessen sind und in der Praxis realisiert werden müssen, ist dann nicht mehr die Aufgabe ethologischer Fachkunde, sondern der Bewertung durch Politik und Gesellschaft.

Das TSCHANZ'sche Konzept hat erhebliche Bedeutung für die Beurteilung von Tierhaltungen gewonnen, weil es Wege gezeigt hat, wie der Zusammenhang zwischen Verhalten und Umwelt für Haus- und Nutztiere zu untersuchen, ursächlich zu interpretieren und gesellschaftlich zu bewerten ist. Der Gesetzgeber geht in seiner Begründung zum Deutschen Tierschutzgesetz von 1986 direkt auf diese Bewertungsweise ein. Auch die Deutsche Veterinärmedizinische Gesellschaft bezieht sich bei der Tierhaltungsbeurteilung auf die TSCHANZ'schen Ideen.

Umsetzung nutztierethologischer Konzepte in die Tierhaltungspraxis

Bei der kritischen Betrachtung der unterschiedlichen Labortierhaltungen hätte das TSCHANZ'sche Konzept bevorzugt eingesetzt werden können. Unter anderem wegen der Frage der "Typus"-Vergleichstiere, die in dieser Form auf die große Vielzahl unterschiedlicher Zuchtstämme von Labortieren nicht direkt zu übertragen waren, unterblieb aber in der Versuchstierkunde eine ernsthaftere Auseinandersetzung. Auch außerhalb nutztierethologischer Fachkreise blieb die Resonanz auf das Bedarfsdeckungs- und Schadensvermeidungskonzept relativ gering; das beruht vermutlich auf der Tatsache, daß ein erhebliches Fachverständnis notwendig ist und sich deshalb ausschließlich gefühlsmäßig argumentierende Laien kaum an den Diskussionen um geeignete Tierhaltungsformen beteiligen konnten. Es wurden daher verschiedene Versuche unternommen, dem Bedarfsdeckungs- und Schadensvermeidungsmodell weitreichendere Akzeptanz zu verschaffen.

So untersuchte STAUFFACHER (1992 a, b) das Verhalten von Laborkaninchen in einer reich strukturierten, naturnahen Haltung. Aufgrund seiner Erfahrungen mit diesem Referenzsystem empfahl er, ohne daß bisher die Originaldaten vollständig publiziert wurden, einen in den Dimensionen und seiner Innenausstattung erheblich veränderten Kaninchenkäfig. Inzwischen wurden in verschiedenen Labors die Kaninchenhaltungen entsprechend umgestaltet. Auch über diese Erfahrungen liegen bisher keine kontrollierten Vergleichsstudien aus unterschiedlichen Einrichtungen vor. Nach dem originären TSCHANZ-Konzept sind aber wissenschaftliche Befunde eine der wesentlichsten Voraussetzungen für Tierhaltungsveränderungen. Auch vor der allgemeinen Einführung jeder medizinischen Therapieverbesserung werden schließlich kontrollierbare Prüfberichte ganz selbstverständlich gefordert.

Es besteht kein Zweifel, daß mit dem Kaninchen ein Modelltier gewählt wurde, bei dem die Übertragung aus einer der Freilandsituation nahekommenden Referenzhaltung auf die Laborhaltungsbedingungen vergleichsweise gut gelingt. Denn Kaninchen stellen relativ starre Anforderungen an ihr Biotop und zeichnen sich nicht durch große Verhaltensplastizität bei der Anpassung an verschiedenste Extrembedingungen aus. Die Wahl der geeigneten Referenzhaltung für die flexibleren Ansprüche von Maus und Ratte wirft dagegen weitaus größere Probleme auf. So ist die naturnahe Ausstattung des Referenzgeheges erheblich von der Erfahrung des Untersuchers mit der Tierart und von seiner Intuition abhängig. Ob der Vergleich mit Freilandverhältnissen für die seit mehr als 100 Generationen unter Laborverhältnissen gezüchteten kleinen Labortiere wie Maus und Ratte überhaupt geeignet ist, bedarf zusätzlich einer kritischen Abwägung.

Verhaltensstörungen und Tierhaltungskritik

Obwohl mindestens die zwei genannten Konzepte theoretisch einleuchtend zu begründen sind, ziehen Vertreter sowohl des Analogieschluß- wie des TSCHANZ-Konzeptes zusätzlich noch Stereotypien und andere Verhaltensstörungen als praktische Bewertungskriterien heran. Auch Kritiker der heutigen Tierhaltungsbedingungen, die nicht eindeutig den beschriebenen Konzepten anhängen, betrachten Stereotypien als auffälligen Ausdruck tierlichen Leidens. Nach diesen Überzeugungen ist das Auftreten von Verhaltensstörungen charakteristisch für die Naturferne eines Haltungssystems und daher ein Indikator für belastende Tierhaltungssituationen.

Für VAN PUTTEN (in MILITZER, 1986) entstehen solche Störungen bei Nutztieren durch das Fehlen adäquater Reize in der Tierhaltung, so daß ein spezifisches Suchverhalten nicht durch eine erfolgreiche Handlung abgeschlossen werden kann. Andere Untersucher begründen das Auftreten von Stereotypien mit einem gestörten Gleichgewicht zwischen Nutztier und Umwelt. Das Ausmaß der Belastung soll anhand der Häufigkeiten definierter Verhaltensstörungen und der damit verbundenen physiologischen und biochemischen Normwertverschiebungen ermittelt werden.

BUCHHOLTZ (1993) beschreibt ein Handlungsbereitschaftsmodell, welches entscheidende Beziehungen zwischen den Reizeingängen (Sensorik), der Empfindungsassoziation im Limbischen System des Gehirns und den motorischen Aktionen der Tiere abbilden soll. Den verschiedenen Stufen der Handlungsbereitschaft werden über einen Vergleichsschluß tierliche Befindlichkeiten zugeordnet; erkennbare Abweichungen vom Normalverhalten gelten als Ausdruck von Nicht-Wohlbefinden. Es werden zwar Ethopatien bei verschiedensten Tierspezies aus der Literatur beschrieben, für den konkreten Einzelfall fehlen aber die nachvollziehbare Darstellung der wissenschaftlichen Methodik, die grundlegenden Daten über Verhaltensstörungen und eine abschließende Bewertung.

Die Arbeitsgruppe um STAUFFACHER geht von der ursprünglich von ÖDBERG (in LAWRENCE u. RUSHEN, 1993) genannten Stereotypie-Definition aus: Stereotypien sind relativ unveränderliche Verhaltensmuster, die regelmäßig wiederholt werden und offensichtlich nutzlos sind. Die Autoren setzen ohne statistische Absicherung voraus, daß viele der von ihnen bei Maus und Ratte beobachteten Verhaltensweisen dieser Definition entsprechen und deshalb als "starker Hinweis auf ungenügende Haltungsbedingungen" gelten müssen. Das bezieht sich beispielsweise auf Gitternagen, Schwanz wegtragen, Hüpfstereotypie und exzessives Putzen, zusätzlich werden auch noch Haarfressen und Hyperaggressivität genannt. Dagegen betonen DUNCAN und Mitarbeiter (in LAWRENCE u. RUSHEN, 1993) gerade die besonderen methodischen Schwierigkeiten bei der Bewertung von Wohlbefinden anhand von Stereotypien. Die Grenzziehung zwischen diesen Verhaltensstörungen und dem Normalverhalten ist denkbar unpräzise; nur wenn auch die Nutzlosigkeit eines bestimmten Verhaltens, also das dritte Stereotypiekriterium, nachweisbar ist, kann wirklich von repetitiver Ethopathie gesprochen werden. Denn normales Verhalten weist schließlich große Anteile an häufig wiederholten, weitgehend konstanten Aktivitätsmustern auf und entspricht so bereits den ersten beiden Stereotypie-Kriterien!

Inzwischen gilt es als weitgehend unbestritten, daß für die Entwicklung von Stereotypien (und anderen Verhaltensstörungen, Anmerkung der Verf.) oft multifaktorielle Ursachen, beispielsweise Hunger, Mängel am Haltungssystem und eine individuelle oder rassemäßige Prädisposition entscheidend sind. Eigene Beobachtungen am Beispiel des Haarbenagens bei verschiedenen Mäusestämmen ("hair nibbling") haben eine Vielzahl genetischer, geschlechtsspezifischer, sozialer und haltungsbedingter Einflüsse erkennen lassen, die an dieser Verhaltensstörung mitbeteiligt sind. Bei allen solchen Studien müssen im Grunde die gleichen Anforderungen gelten, wie sie

TSCHANZ (1985b) und STAUFFACHER (1992b) für das stufenweise wissenschaftliche Vorgehen bei ethologischen Untersuchungen beschrieben haben. Selbstverständlich gehört dazu auch die geeignete statistische Prüfung der Ergebnisse, was selbst in jüngsten Arbeiten zur Haltung von Labormäusen und Ratten weitgehend vernachlässigt wird.

Gerade bei der Untersuchung von repetitivem Verhalten bei kleineren Labortieren sind die schnellen Verhaltenswechsel, ein besonders ausgeprägter Tagesgang der Verhaltensaktivitäten und unerwartet lange Adaptationszeiten der Tiere nach jeder Änderung der Haltungs- und Umgebungsbedingungen sorgfältig zu berücksichtigen (BÜTTNER, 1991). Die simple Übertragung von Erfassungsmethoden von großen Nutztieren auf Maus und Ratte vernachlässigt in der Regel die oben genannten kleintierspezifischen Aspekte.

Standardisierung und Versuchstierhaltung

Das Standardisierungskonzept entstand in den 60er Jahren aus dem Bedürfnis, die Präzision von Ergebnissen aus Tierexperimenten zu verbessern. Sehr schnell zeigte sich, daß ein gesundes Versuchstier die wichtigste Voraussetzung dazu ist. Mit der Betonung experimentellen Vorgehens ergab sich auch die Forderung, die Versuchstiere und ihre Haltung möglichst umfassend zu definieren und alle möglichen Einflußgrößen bis auf die zu untersuchenden Größen weitgehend konstant zu halten oder zumindest zu kontrollieren. In dieser Zeit wurde der Begriff des Versuchstiers "pro analysi" (SPIEGEL, 1963) oder der des "Versuchstieres als Meßinstrument" geprägt. Dieser technikbetonte deterministische Ansatz deckt natürlich nicht die vielfältigen Aspekte der Standardisierung ab. Er hat Anlaß zu verschiedenen Mißverständnissen gegeben und dient zuweilen sowohl Wissenschaftlern als auch einer kritischen Öffentlichkeit zu Unrecht als Argument gegen eine umfassende Standardisierung. Dies gilt auch für die Arbeiten von GÄRTNER (1991) und Mitarbeitern, die zeigen, daß sich ein bestimmter Anteil der Variabilität, die "intangible variance", selbst durch aufwendige Standardisierungsmaßnahmen nicht beeinflussen läßt. Deshalb erscheint es erforderlich, zunächst das Standardisierungskonzept in seinen Grundzügen zu erörtern, bevor über mögliche Konsequenzen diskutiert wird, die sich aus der Anreicherung oder Erweiterung von Haltungsbedingungen ergeben.

Das schätzbare und das nichtkalkulierbare Risiko

Die Entwicklung des Standardisierungskonzeptes fällt zeitlich eng mit der allgemeinen Anwendung statistischer Prüfverfahren in der Biomedizin zusammen. Wurde von der Standardisierung vor allem eine Präzisierung der Versuchsergebnisse erwartet, so sollte die breite Anwendung statistischer Verfahren Entscheidungen über die Annahme oder Ablehnung von Arbeitshypothesen objektiveren, die in einem Experiment oder einer Beobachtung überprüft werden. Dies trifft vor allem auf Untersuchungen zu, in denen quantitative Vergleiche durchzuführen sind. Häufig handelt es sich um Mittelwertsdifferenzen zwischen unterschiedlich behandelten Gruppen, z. B. dem Hormonspiegel nach Behandlung mit der Substanz A und der Substanz B. Mitunter werden auch quantitative Beziehungen zwischen verschiedenen Größen geprüft, z. B. das Verhältnis der Körpermasse zu Organgewichten.

Die angewandten statistischen Verfahren ermöglichen eine Wahrscheinlichkeit zu schätzen, mit der unter definierten Bedingungen ein Sachverhalt entweder als zufälliges oder als allgemein gültiges Ergebnis zu betrachten ist. Allgemein gültig bedeutet hier, daß das Ergebnis unter identischen Versuchsbedingungen grundsätzlich wiederholbar ist. Vorhersagen über die Gültigkeit unter anderen Bedingungen, also zur generellen Übertragbarkeit, haben damit nichts zu tun.

Mit der Anwendung eines statistischen Prüfverfahrens wird das Risiko in seiner Größenordnung schätzbar, die Arbeitshypothese fälschlicherweise abzulehnen oder anzunehmen. Entscheidend ist dabei, daß zwischen der Wahrscheinlichkeit einer richtigen bzw. falschen Aussage, der Variabilität der Einzelergebnisse und der Anzahl der Wiederholungen ein direkter Zusammenhang besteht. Je größer die Variabilität zwischen den Einzelergebnissen ist, umso mehr Wiederholungen werden für die gleiche Sicherheit einer Aussage benötigt. In vielen Versuchsanordnungen entspricht die Anzahl der Wiederholungen der Anzahl der benötigten Versuchstiere. So ergibt sich sowohl aus den Forderungen des Tierschutzes als auch aus ökonomischen Erwägungen, alle Möglichkeiten auszuschöpfen, um die Variabilität der Meßwerte innerhalb der Versuchsgruppen zu reduzieren. Dies ist mit Hilfe der Standardisierung von Versuchstieren und ihrer Haltung nachweislich möglich.

Von dem zufälligen, in seiner Größe kalkulierbaren Risiko einer falschen Entscheidung ist das mit statistischen Methoden nicht beherrschbare Risiko zu unterscheiden. Es ergibt sich u.a. aus falschen Annahmen über die Ausgangssituation oder aus gerichteten, jedoch unbemerkten Veränderungen der Versuchsverhältnisse im Verlauf einer Untersuchung. Das Risiko besteht z. B. darin, Differenzen zwischen einzelnen Tierkollektiven fälschlicherweise Behandlungen zuzuschreiben, obwohl sie durch unterschiedliche Haltungseinflüsse (Licht, Futter, Tag-Nacht-Rhythmus u.ä.) ausgelöst werden. Auch könnten die eigentlich vorhandenen Behandlungseffekte nicht erkannt werden. Diese Probleme sind ausdrücklich nicht Gegenstand statistischer Verfahren (WEBER, 1986), weil bereits die Voraussetzungen für deren Anwendung fehlen. Man könnte auch von einem systematischen Fehler bei der Zusammenstellung oder "Ziehung" der Stichprobe sprechen, die als Modell einer bestimmten Gesamtheit dient. Der Fehler läßt sich nur in Sonderfällen durch eine größere Zahl von Wiederholungen eliminieren.

Eine ähnliche Standardisierung der verschiedenen Tierhaltungen führt natürlich auch zu einer besseren quantitativen Vergleichbarkeit von Versuchsergebnissen aus verschiedenen Labors. Daraus ergibt sich eine - künstliche - Nullinie, auf die als Kontrollwert immer wieder Bezug genommen werden kann.

Andere Aspekte der Standardisierung

Neben diesen vorrangig auf das Experiment bezogenen Aspekten gibt es noch biologische und ökonomische, die ebenfalls zur bestehenden Normierung der Tierhaltung geführt haben. Die Haltung der Tiere in einem hygienisch einwandfreiem Zustand, jederzeitige Kontrolle der Tiere, Vermeidung von Verletzungen am Haltungssystem, die Handhabbarkeit der Haltungssysteme und ihre kommerzielle Verfügbarkeit waren Forderungen, die auch heute noch gelten. Gleichzeitig sollten die biologischen Grundbedürfnisse der Tiere erfüllt und ihre Anpassungsfähigkeit nicht überfordert werden. Dazu kommt die Fürsorgepflicht der Betreiber von Tierhaltungen gegenüber den Mitarbeitern: Vermeidung von Verletzungen durch Material und Tiere, Schädigung durch Reinigungsmittel, Zoonosen und Allergien. Zum Beispiel unterscheidet sich Versuchstiereinstreu ganz erheblich von Säge- oder Hobelspänen, die als Reste bei der Holzbearbeitung anfallen. Einstreu für Labornager ist ein speziell hergestelltes Granulat oder eine Faser aus unbehandeltem Weichholz mit einem nur geringen Staubanteil. Mit der Verwendung spezieller Versuchstiereinstreu werden somit Verfälschungen von Versuchsergebnissen durch Rückstände von Holzschutzmitteln oder anderen Stoffen, Verletzungen der Tiere durch spitze Holzteile und Erkrankungen von Tieren und Personal durch Staub gleichermaßen vermieden.

Wieviel Standardisierung ist erforderlich ?

Der Aufwand für eine Standardisierung in der Tierhaltung und im Experiment gibt immer wieder Anlaß zu Diskussionen darüber, wie notwendig bestimmte Maßnahmen tatsächlich sind. Sicherlich wird es von der wissenschaftlichen Fragestellung abhängen, über welchen der oben aufgezeigten Wege eine mangelnde Standardisierung das Versuchsergebnis beeinträchtigen **kann**. Es dürfte aber eine falsche Strategie sein, die Standardisierungsmaßnahmen immer so minimal zu halten, daß sie das aus der augenblicklichen Sicht gerade Notwendigste abdecken. Besonders in Hinblick auf das nichtkalkulierbare Risiko und die Arbeitssicherheit bedeutet

Standardisierung Sicherheit vor möglichen, aber nicht regelmäßig auftretenden Schadensfällen.

Die Tabelle 1 listet die wichtigsten Größen auf, die bei der Standardisierung der Versuchstierhaltung zu berücksichtigen sind. In der dritten Spalte wird ohne Angabe konkreter Werte erläutert, nach welchen Gesichtspunkten die Standardisierung erfolgt. In vielen Fällen sind es Grenzwerte, die nicht unter- oder überschritten werden sollen bzw. dürfen. Bei der Betrachtung der einzelnen Begriffe wird schnell deutlich, daß die Festlegung auf bestimmte Bereiche oder Grenzwerte nicht nur wissenschaftlichen Forderungen, sondern maßgeblich auch den Grundbededürfnissen der Tiere entspricht. So führt eine zu niedrige relative Luftfeuchtigkeit bei Nagern zu einer hohen Jungensterblichkeit. Ein ausreichender Luftaustausch soll vor den Folgen

Tab. 1: Zu standardisierende Umweltfaktoren in der Versuchstierhaltung. In der ersten Spalte sind die wesentlichen Oberbegriffe genannt, die in der zweiten Spalte aufgeschlüsselt werden. In der dritten Spalte findet sich die jeweilige Form, in der standardisiert wird.

Oberbegriff	Unterbegriff/Größe	Form der Standardisierung
Klima	Temperatur	eng geregelt
	Rel. Luftfeuchtigkeit	eng geregelt
	Luftzug	minimal
Schadstoffe	Luftaustausch	geregelt
	Käfigreinigung	Intervalle
Licht	Lichtintensität	oberer Grenzwert
	Lichtzyklus	geregelt
Geräusche		oberer Grenzwert
Haltungseinheit	Käfigdimensionen	unterer Grenzwert
	Käfigstruktur	einfach
	Belegungsdichte	oberer Grenzwert
Soziale Umwelt	Einzel- o. Gruppenhaltung	möglichst soziale Haltung
	Gruppengröße	keine absoluten Angaben
Ernährung	Futter	definiert, konstante Zusammensetzung
	Fütterung	ständig/terminiert
Tierpflege		regelmäßig
Hygienischer Zustand	Keimbestand	spezifiert frei von pathogenen Keimen

einer zu hohen Ammoniakbelastung schützen ebenso wie regelmäßige Reinigung und die Verwendung geeigneter Einstreu. Das Überschreiten oberer Grenzwerte bei Licht und Geräuschen, falsche Ernährung und hygienische Mängel zeigen unmittelbare Wirkungen am Tier (CLOUGH, 1991). Für die Käfigdimensionen und Belegungsdichten existieren Minimal- bzw. Maximalwerte (Gesetz zum Europäischen Übereinkommen, 1990).

Methodische Vorraussetzungen für die Entwicklung tiergerechter Haltungsformen für Labortiere

Die Verantwortlichen für Labortierhaltungen geraten zunehmend unter politisch-gesellschaftlichen Druck, Aussagen zu Haltungsdimensionierungen für verschiedene Spezies machen zu sollen. Von solchen Maßen wird erwartet, daß sie deutlich über die bisher als untere Grenzwerte geltenden Angaben hinausgehen. Gleichzeitig besteht aber auch die Forderung, daß komplexe, sogenannte "angereicherte" Tierhaltungsformen versuchstierkundlicherseits empfohlen werden. Sicher kann eine Entscheidung nicht nur nach einem Konzept getroffen werden. Vielmehr muß sich die Versuchstierkunde zukünftig gleichermaßen mit Standardisierungsfragen, dem Haltungsdetail wie der Gesamteinrichtung von Tierhaltungen befassen. Dafür ist kein wissenschaftliches Gesamtkonzept zu erwarten, das übergreifende Lösungsmöglichkeiten anbietet. Dagegen läßt sich aber durch den Einsatz möglichst vieler der besprochenen Methoden erreichen, daß die angestrebten tiergerechten Haltungen fachlich begründbar sind.

Versuchstiere werden nicht zweckfrei gehalten. Geänderte Haltungsbedingungen mit dem Anspruch einer größeren Tiergerechtheit müssen deshalb weiterhin im Einklang mit dem Nutzungszweck stehen. Es wurde bereits mehrfach betont, daß zwischen beiden Anforderungen kein grundsätzlicher Widerspruch bestehen muß. Offen bleibt, wieweit die Diskussion über die Tiergerechtheit von Haltungen auch ökonomische Fragen mit einbeziehen darf oder sogar muß. Die Praktikabilität in Hinblick auf die Arbeitsbedingungen des Pflegepersonals und die Arbeitssicherheit müssen aber sicherlich mit berücksichtigt werden.

In der fachlichen Diskussion über Haltungsverbesserungen von Versuchstieren wird man versuchen müssen, zwischen mehreren Ebenen zu unterscheiden, die ihre eigene Wertigkeit besitzen und getrennt voneinander zu betrachten sind. Konkrete, in sich abgeschlossene Untersuchungen mit ethologischen oder anderen wissenschaftlichen Methoden sind eine Ebene, die Zusammenfassung und Abwägung der Ergebnisse aus unterschiedlichen Untersuchungen, der Vergleich der Befunde mit ethologischen Modellen ist eine andere Stufe. Im ersten Fall kann es durchaus sinnvoll sein, unter erheblich erweiterten Bedingungen zu untersuchen. Dabei handelt es sich aber ausschließlich um Modellsituationen, die Grundsätzliches erkennbar machen sollen. Getrennt davon sind Untersuchungen zur Umsetzbarkeit der Erkenntnisse in die Praxis zu betrachten, bei denen auch die daraus resultierenden Konsequenzen und Risiken erfaßt werden müssen. Die Entscheidungsfindung auf wissenschaftlicher Ebene ist hier beendet. Wie bereits von Tschanz betont, verlagert sich die Diskussion über allgemeine Regelungen zur Haltung dann auf eine gesellschaftliche Ebene. Hierher gehört auch die Diskussion über die ökonomischen Folgen von Haltungsänderungen. Wird argumentativ ständig zwischen diesen Ebenen gewechselt, ohne dies deutlich zu machen, ergeben sich zwangsläufig Mißverständnisse.

Für die kleinen Labortiere fehlen insgesamt Daten zum Normalverhalten unter den heutigen Laborbedingungen. Zumeist wurden nur Teilaspekte aus bestimmten Funktionskreisen wie Sexualverhalten, Brutpflege oder Nahrungsaufnahme bearbeitet. Einiges Wissen läßt sich aus anderen Disziplinen wie der Chronobiologie ableiten, wo dann allerdings mit automatisch registrierbaren Größen wie der Gesamtaktivität, Körpertemperatur oder vereinzelt auch Herzfrequenz über relativ lange Zeiten gearbeitet wird. Gerade solche Untersuchungen zeigen modellhaft, wie aufwendig Verhaltensbeobachtungen an kleinen Versuchstieren sein müssen, damit sie die tatsächlichen Verhältnisse in ihren tageszeitlichen Wechseln wiedergeben. So lassen die Befunde an Meerschweinchen erkennen (BÜTTNER, 1993), welchen Einfluß bei dieser Spezies bereits relativ kleine Haltungsänderungen auf das Verhalten ausüben können. Die Nachtaktivität der Labornager mit zum Teil erheblichen genetisch bedingten Unterschieden oder ihre Plastizität in Abhängigkeit von sozialen oder anderen Umwelteinflüssen (BÜTTNER, 1992) erfordern bei quantitativen Untersuchungen stets Dauerbeobachtungen über ein Mehrfaches von 24h. Andernfalls ist die Reproduzierbarkeit der Ergebnisse sehr fraglich. Automatisch und langfristig registrierbare Größen werden in der Regel nichtinvasiv gemessen. Sie können in Pilotstudien zeigen, wann und wie die Zeit für Verhaltensbeobachtungen besonders effektiv eingesetzt werden kann. Mitunter lassen sich damit auch definierte Aktivitäten wie Aufrichten gezielt erfassen. Mit der Telemetrie als ergänzender Methode ergibt sich ein Übergang zur Physiologie.

Wie bereits für die kleinen Tiere ausführlich dargestellt, darf grundsätzlich auch bei größeren Labortieren nicht auf eine Standardisierung der Haltungsbedingungen verzichtet werden. Denn für Kaninchen, Katzen, Hunde und landwirtschaftliche Nutztiere gelten in Haltung und Experiment die gleichen wissenschaftlichen Prinzipien. Allerdings wird der Standardisierungsgrundsatz in der versuchstierkundlichen Praxis bei größeren Tieren weniger streng gehandhabt. So werden seit der Frühzeit der Versuchstierkunde bei den größeren Labortieren eher als bei Maus und Ratte Haltungsbedingungen nach den persönlichen Vorstellungen der Tierhalter realisiert. Die Unterschiede in den Haltungsanforderungen zwischen dem individuell geprägten

Heimtier und der anonymen Versuchstiergruppe (GÄRTNER et al., 1983) werden für diese Tierarten häufig verwischt. So existieren inzwischen verschiedenartige Haltungssysteme für große Labortiere, was den Vergleich für die Zucht- und Haltungsbedingungen zwischen Laboratorien kaum mehr ermöglicht.

Zukünftige Haltungsverbesserungen betreffen bei den größeren Labortieren im Gegensatz zu den kleinen nicht bloß die Dimensionierung der Bereiche und ihre Ausstattung, sondern auch weiterreichende Möglichkeiten zum sozialen Verhalten. Als ein besonderes Problem erweist es sich, daß Versuchstiere durch ihre Nutzung häufig kurzfristig aus der gewohnten Gruppe entfernt werden müssen. Das ist sicherlich nur eine der Ursachen für zeitweise auftretende und deshalb nicht berechenbare innerartliche Aggressivität. Welche Haltungsformen das vermeiden helfen könnten, ist derzeit weder für Kaninchen noch für Hunde oder Schweine bekannt. Allerdings lassen sich bei den typischen Haustieren mimische Zeichen für gelungene Anpassung, Verhaltensänderungen und Gesundheitsstörungen eindeutiger als bei kleinen Tieren erkennen und auch ihr Verhalten in vielseitig strukturierten Haltungen leichter beobachten. Daher sind die aus einzelnen, kontrolliert eingebrachten Veränderungen resultierenden Risiken hier weniger groß als in Gruppen kleiner Nager.

Zusätzlich sollten vermehrt auch bei Großtieren Bewegungen erfaßt sowie nichtinvasive und kontinuierlich registrierende Messungen physiologischer Merkmale durchgeführt werden, wie sie sich in der Nutztierethologie bewährt haben. Damit wäre zu kontrollieren, welche Auswirkungen die bewußt im Haltungssystem eingebrachten Änderungen auf das Tier besitzen. Obwohl solche Untersuchungen bei größeren Tieren eher stressfrei als beim Kleintier durchzuführen sind, gelten für die Datenaufnahme natürlich die gleichen methodischen Grundsätze wie bei Kleintieren.

Wie können beispielsweise Methoden aus der Nutztierethologie und der Zootierhaltung den versuchstierkundlichen Belangen bei der Suche nach geeigneten Haltungsformen für die größeren Labortiere angepaßt werden? Umfangreiche Erfahrungen liegen für beide Gebiete in der Erfassung von Ethogrammen vor, dem Bestandskatalog aller Verhaltensaktivitäten einer Spezies; auch konnten die Einflüsse auf bestimmte Verhaltensweisen der Tiere, die durch Änderungen am Haltungssystem induziert wurden, erklärt werden (DITTRICH in MILITZER, 1986). Das methodische Vorgehen läßt sich also vor allem für die versuchstierkundliche Untersuchung umschriebener Verhaltensabläufe, die in Zusammenhang mit Einrichtungsdetails z. B. am Futterplatz stehen, weitgehend übernehmen. Bei versuchstierkundlichen Beurteilungsfragen müssen aber die entscheidenden Basisdaten jeweils im üblichen Haltungssystem der Versuchstiere neu gewonnen werden. Denn erst auf einer solchen Grundlage können Veränderungen tatsächlich erkannt, Entwicklungen kontrolliert und vorangebracht werden.

Auch der in der Zootiergärtnerei bewährte Grundsatz (DITTRICH, s. o.), daß ein für das Tier geeignetes Haltungssystem nicht daran zu messen ist, wie naturnah es dem betrachtenden Menschen erscheint, sondern wie gut es dem Tier Bedarfsdeckung und Schadensvermeidung ermöglicht, hat für die Labortierhaltung größte Relevanz. Das erfordert eine Abstimmung zwischen der Funktion einzelner Verhaltensabläufe und den angebotenen Strukturen in der Haltung. Als ein geeignetes experimentelles Vorgehen, das sowohl in der Materialauswahl als auch der speziellen Gestaltung des Haltungssystems die Vorgaben durch die Standardisierung mit berücksichtigt, kann die kontrollierte Erweiterung der derzeit üblichen Haltung angesehen werden. Die Nutzungsmöglichkeiten vieler Haltungsdetails können so bis zum Erreichen eines "Sättigungsbereiches" unter Maximalbedingungen überprüft werden, ohne daß die in der versuchstierkundlichen Praxis nicht zu erreichende Naturnähe das Referenzkriterium abgibt.

Als wesentliche Forderung bei allen Haltungsänderungen muß gelten, daß die Art der Veränderung, die Charakteristiken des entsprechend gehaltenen Tierbestands und alle Besonderheiten regelmäßig erfaßt und die erhobenen Daten auch publiziert werden. Diese Entwicklungen könnten die Haltungsstandardisierung auch bei größeren Tieren fördern, weil neben den geeigneten Raummaßen vor allem auch bewährte Ausstattungsmerkmale festgelegt würden.

Literatur

[1] *Buchholtz C (1993) Das Handlungsbereitschaftsmodell - ein Konzept zur Beurteilung und Bewertung von Verhaltensstörungen. S. 93-109. In: Leiden und Verhaltenstörungen bei Tieren. Tierhaltung, Band 23, Birkhäuser Verlag, Basel*

[2] *Büttner D (1991) Chronobiologie in der Versuchstierkunde - Methodische Probleme. S. 175-198. In: Qualitätskriterien der Versuchstierforschung. K. Gärtner (Hrsg.). VCH Verlag, Weinheim*

[3] *Büttner D (1992) Social influences on the circadian rhythm of locomotor activity and food intake of guinea pigs. J interdiscipl Cycle Res 23: 100-112*

[4] *Büttner D (1993) Social influences on daily rhythms of guinea pigs and possible explanations by refuge behaviour. S. 250-253. In: Proceedings of the International Congress on Applied Ethology Berlin 1993. Humboldt Universität, Berlin*

[5] *Clough G (1991) Suggested guidelines for the housing and husbandry of rodents for aging studies. Neurobiol Aging 12: 653-658*

[6] *Gärtner K (1991) Zur Variabilität von Meßdaten aus Tierversuchen, deren Ursachen und die Methoden, mit ihr umzugehen. S. 61-84. In: Qualitätskriterien in der Versuchstierforschung. K. Gärtner (Hrsg.). VCH Verlag, Weinheim*

[7] *Gärtner K, Gehrke W, Malzahn P, Rohde JJ, Wiezorrek R (1983) Zum subjektiven Empfinden des Menschen gegenüber Tieren - eine orientierende sozialempirische*

Befragung von Personen in der Versuchstierforschung. Dtsch Tierärztebl 9: 608-615

[8] *Kämmer P, Tschanz B (1982) Grenzen der Ethologie bei der Beurteilung von Haltungssystemen. S. 39-52. In: 3. Arbeitstagung der Internationalen Arbeitsgemeinschaft "Gesunde Haltungstechnik und Stallbau", Bundesanstalt f. Alpenländische Landwirtschaft, Gumpenstein (Östereich)*

[9] *Lawrence AB, Rushen JH (Hrsg.) (1993) Stereotypic Animal Behaviour: Fundamentals and Applictions to Welfare. CAB International, Wellingford*

[10] *Militzer K (Hrsg.) (1986) Wege zur Beurteilung tiergerechter Haltung bei Labor-, Zoo- und Haustieren. Schriftenreihe Versuchstierkunde, Band 12, Paul Parey, Berlin*

[11] *Scharmann W (1989) Verbesserung der Versuchstierhaltung - ein Beitrag zum Tierschutz. Bundesgesundheitsbl 8: 367-374*

[12] *Spiegel A (1963) Über das Versuchstier "pro analysi". Dtsch Med Wschr 88: 1203-1206*

[13] *Stauffacher M (1992a) Group housing and enrichment cages for breeding, fattening in laboratory rabbits. Animal Wellfare 1: 105-125*

[14] *Stauffacher M (1992b) Tierschutzorientierte Labortierethologie - ein Konzept. ALTEX 17: 6-25*

[15] *Tschanz B (1985a) Kriterien für die Beurteilung von Haltungssystemen für landwirtschaftliche Nutztiere aus ethologischer Sicht. Tierärztl. Umschau 40: 730-741*

[16] *Tschanz B (1985b) Normalverhalten bei Wild- und Haustieren. S. 82-95. In: Aktuelle Arbeiten zur artgemäßen Tierhaltung 1984. KTBL-Schrift 307, Landwirtschaftsverlag Münster-Hiltrup*

[17] *Weber E (1986) Grundriß der biologischen Statistik. 9. Auflage. VEB Gustav Fischer Verlag Jena*

[18] *Weihe WH (Hrsg.) (1978) Das Tier im Experiment. Huber Verlag, Bern*

[19] *Zeeb K (1990) Ethologische Grundlagen im Zusammenhang mit der Haltungstechnik. Dtsch Tierärztl Wschr 97: 220-225*

Definition, Etablierung und Bewertung transgener Tiermodelle

E. Wolf, G. Brem

.

Tiermodelle sind essentieller Bestandteil der experimentellen Analyse komplexer biologischer und medizinischer Reaktionsabläufe. Tiermodelle sind dabei Abbild einer bestimmten physiologischen oder pathologischen Situation und müssen in den entscheidenden Merkmalen mit dem Original übereinstimmen. Der Wert eines Tiermodelles ergibt sich aus der Übertragbarkeit (Validität) und der Wiederholbarkeit (Präzision) der mit seiner Hilfe erzielten Untersuchungsergebnisse. Der Gentransfer als Synthese molekularbiologischer Arbeitsmethoden und moderner Reproduktionstechniken schafft völlig neue Perspektiven hinsichtlich einer Optimierung von Tiermodellen im Sinne der genannten Anforderungen. Dadurch haben transgene Tiermodelle im Laufe der letzten Jahre eine Schlüsselrolle in der biologischen und medizinischen Grundlagenforschung erlangt. Ihre Bedeutung ist durch eine exponentiell zunehmende Anzahl relevanter Publikationen dokumentiert (Abb. 1).

Die Prinzipien der Nutzung transgener Tiere umfassen u. a. die Überexpression von Genen, das Ausschalten bestimmter Gene bzw. deren Produkte über homologe Rekombination oder über *antisense* RNA, die Induktion dominant negativer Mutationen sowie die strukturelle und funktionelle Charakterisierung bislang unbekannter Gene anhand von Insertionsmutanten (Abb. 2). Einsatzgebiete transgener Tiermodelle sind in erster Linie die Molekularbiologie (Struktur-Funktions-Analysen) sowie die Medizin (transgene Krankheitsmodelle; Übersicht in [1]). Im Bereich der Tierzucht ergeben sich durch den Gentransfer neue Möglichkeiten hinsichtlich einer gezielten Verbesserung der Konstitution landwirtschaftlicher Nutztiere sowie einer Optimierung der Qualität tierischer Produkte (Übersicht in [2-4]). Ein weiterer Aspekt ist die Produktion komplexer medizinisch oder verfahrenstechnisch interessanter Proteine in der Milchdrüse transgener Nutztiere, das sogenannte *Gene Farming* (Übersicht in [5]).

Trotz oder gerade wegen dieser Vielfalt der potentiellen Applikationen transgener Tiere werden Nutzen, Risiken und ethische Vertretbarkeit des Gentransfers in der Öffentlichkeit sehr kontrovers diskutiert. Dieser Beitrag beinhaltet grundlegende Informationen zur Technik der Erstellung transgener Tiere sowie eine exemplarische

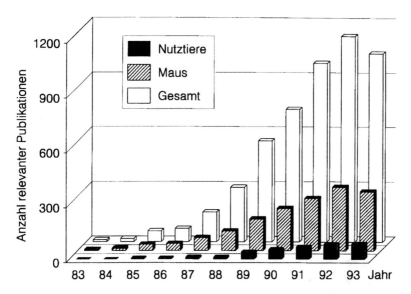

Abb. 1: Ergebnis einer Literaturrecherche nach dem Begriff "Transgen" in der Datenbank MEDLINE.

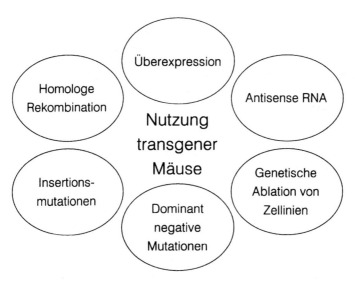

Abb. 2: Prinzipien der Nutzung transgener Mäuse.

Darstellung verschiedener etablierter Tiermodelle und soll als Basis für eine objektive Diskussion dieser Thematik dienen.

Definition transgener Tiere

Der Begriff *transgene* Tiere wurde zu Beginn der achtziger Jahre geprägt und beschreibt Individuen, die als Folge einer experimentellen Übertragung in ihren somatischen und meist auch in ihren Keimbahnzellen *in vitro* rekombinierte DNA-Sequenzen tragen. Entscheidend ist eine stabile Integration im Genom. Die integrierten Sequenzen *(Transgene)* können Abschnitte genomischer DNA mit homologen regulatorischen Einheiten sein, oder Genkonstrukte, die aus regulatorischen und kodierenden Bereichen von verschiedenen Genen bestehen.

Erstellung transgener Tiere

Die gebräuchlichsten Methoden zur Erstellung transgener Mäuse sind die DNA-Mikroinjektion in die Vorkerne von Zygoten sowie die Erstellung von Keimbahnchimären durch Injektion transfizierter pluripotenter embryonaler Stammzellen (ES Zellen) in Morulae oder Blastozysten. Möglichkeiten und Grenzen dieser Verfahren werden nachfolgend diskutiert.

Die Verwendung retroviraler Vektoren für den Gentransfer ist relativ effizient. Retroviren besitzen 2 Kopien eines einzelsträngigen RNA-Genoms, das nach dem Eindringen in eine sensitive Zelle in DNA umgeschrieben wird. Diese DNA wird als sogenanntes *Provirus* hocheffizient in das Genom der Wirtszelle integriert. Ersetzt man Teile des retroviralen Genoms durch die zu transferierenden Sequenzen, können die retroviralen Integrationsmechanismen für den Gentransfer genutzt werden. Beschränkungen dieses Verfahrens ergeben sich jedoch aus der limitierten Länge der transferierbaren DNA-Abschnitte (ca. 7kb) sowie der nicht völlig auszuschließenden Gefahr der Rekombination von Vektorsequenzen und endogenen retroviralen Sequenzen zu infektiösem Virus (Übersicht in [4]).

Die *in vitro* Befruchtung von Eizellen mit Spermien, die in einer Pufferlösung mit Genkonstrukten inkubiert waren, wurde initial als sehr einfaches und effizientes Gentransfer-Verfahren propagiert, lieferte jedoch bislang keine reproduzierbaren Ergebnisse. Neuere Untersuchungen zeigten aber die Möglichkeit einer spezifischen Assoziation von exogener DNA mit Spermien bzw. sogar einer Aufnahme der Fremd-DNA durch die Spermien (Übersicht in [4]).

Abb. 3 zeigt schematisch verschiedene Gentransferverfahren sowie die jeweiligen Entwicklungsstadien, in denen sie eingesetzt werden können.

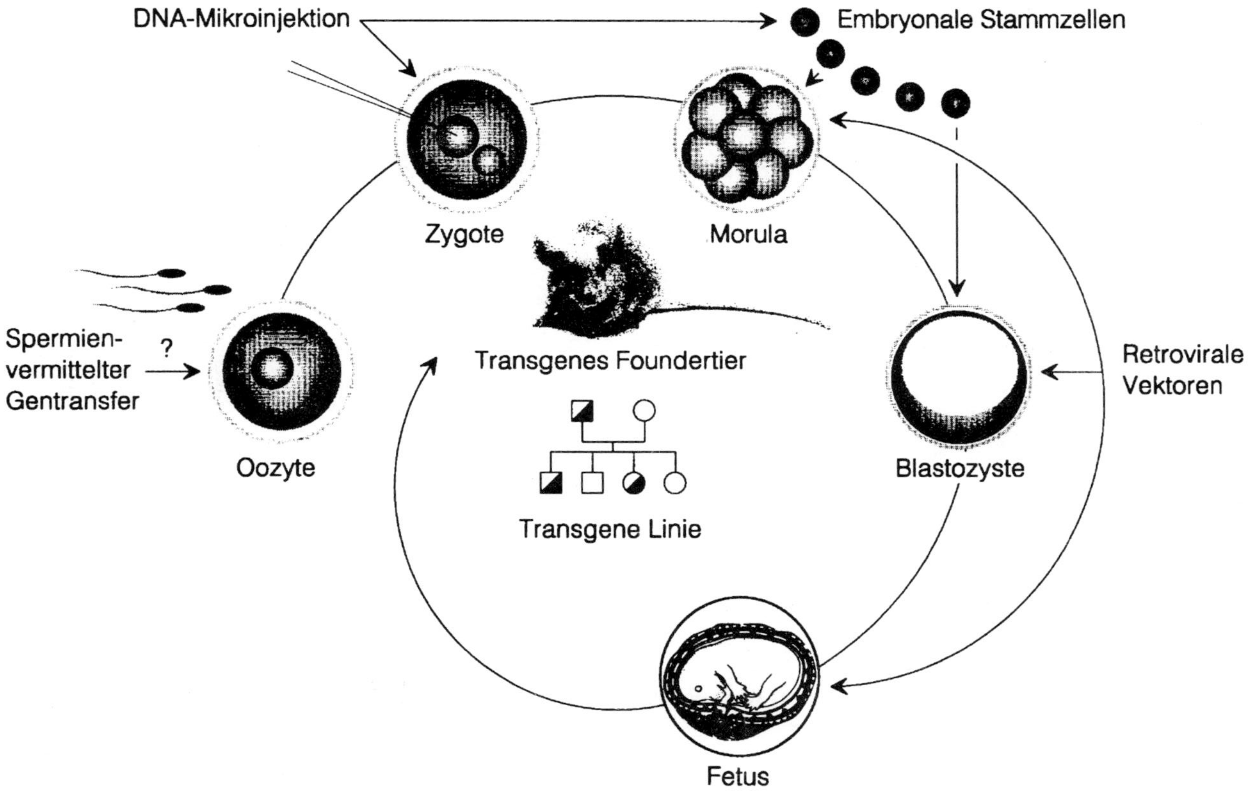
DNA-Mikroinjektion
Embryonale Stammzellen
Zygote
Morula
Spermien-
vermittelter
Gentransfer
?
Oozyte
Transgenes Foundertier
Retrovirale
Vektoren
Blastozyste
Transgene Linie
Fetus

Abb. 3: Methodik des Gentransfers bei der Maus.

Additiver Gentransfer durch DNA-Mikroinjektion in die Vorkerne von Zygoten

Die DNA-Mikroinjektion in die Vorkerne von Zygoten ist die am weitesten verbreitete und bei Nutztieren bislang einzig verfügbare Gentransfer-Technik. Dieses Verfahren stellt bereits einen entscheidenden Schritt in Richtung optimierte Tiermodelle dar, da es erstmals möglich ist, definierte DNA-Abschnitte zu transferieren und somit spezifische Merkmale auf genetischer Ebene zu beeinflussen. Durch Rekombination mit geeigneten regulatorischen Sequenzen wird zudem eine Steuerung der Expression des Transgens hinsichtlich Höhe, Zeitpunkt und -dauer sowie Gewebespezifität möglich. Der Gentransfer durch DNA-Mikroinjektion umfaßt eine Reihe von Arbeitsschritten (Tab. 1). Eine detaillierte Beschreibung der Methode findet sich in [6].

An erster Stelle steht das Design und die Klonierung eines geeigneten Genkonstrukts sowie die Herstellung einer Injektionslösung. Diesbezüglich haben die Erfahrungen verschiedener Arbeitsgruppen über die Forderung nach höchster Reinheit und Freiheit von embryotoxischen Substanzen hinaus zu einer Reihe nützlicher Regeln geführt [7]. So sollten prokaryontische Vektorsequenzen soweit wie möglich von den Injektionsfragmenten entfernt werden, da sie die Expression der Genkonstrukte beeinträchtigen können. Genkonstrukte mit einer intakten Exon-Intron-Struktur werden im allgemeinen besser exprimiert als cDNA-Konstrukte. Ist man auf cDNAs angewiesen, so bietet sich die Verwendung heterologer Introns zur Verbesserung der Expression an [8]. Die Länge der transferierbaren DNA-Fragmente ist in erster Linie durch die verwendeten Klonierungvektoren limitiert. Mittlerweile ist es möglich, DNA-Fragmente einer Größe von mehreren 100 kb, die in künstlichen Hefechromosomen *(Yeast Artificial Chromosomes* = YACs) kloniert wurden, zu transferieren [9].

Tab. 1: Arbeitsschritte des Gentransfers durch DNA-Mikroinjektion

1. Design und Klonierung eines Genkonstrukts
2. Herstellung einer DNA-Injektionslösung
3. Gewinnung von Zygoten (superovulierte Spender)
4. DNA-Mikroinjektion in die Vorkerne von Zygoten
5. Transfer der injizierten Embryonen (pseudogravide Empfänger)
6. Nachweis der Transgenität bei den geborenen Jungtieren
7. Etablierung transgener Linien durch konventionelle Zuchtmethoden

Der nächste Schritt ist die Gewinnung injizierbarer Zygoten von superovulierten Spendertieren. Diese werden einer Hormonbehandlung unterzogen, um gleichzeitig möglichst viele Eizellen am Ovar reifen zu lassen und damit die Zahl der benötigten Spendertiere zu minimieren. Zusätzlich hat die Superovulationsbehandlung den Vorteil, daß die Synchronität der Embryonen im Vergleich zur natürlichen Ovulation verbessert ist. Die Zygoten werden 8 bis 10 Stunden nach der Befruchtung aus dem Eileiter gespült und befinden sich im richtigen Stadium für die Mikroinjektion. Entscheidend ist dabei, daß die Vorkerne sichtbar sind.

Im Zuge der eigentlichen DNA-Mikroinjektion werden mit einer an der Spitze ca. 1 μm dicken Glaskapillare etwa 1-2 pl der DNA-Lösung (dies entspricht mehreren hundert Kopien des Genkonstrukts) in einen der beiden Vorkerne injiziert. Dabei vergrößert sich dessen Volumen sichtbar (Abb. 4).

Nach der Injektion werden die überlebenden Zygoten in die Eileiter synchronisierter Empfängertiere übertragen, und man erwartet 19 Tage später die Geburt von Nachkommen. Diese werden 3 Wochen von der Mutter gesäugt und anschließend abgesetzt und individuell markiert. Dabei gewinnt man eine kleine Gewebeprobe von der Schwanzspitze der Tiere, um den Nachweis der Transgenität führen zu können. Dazu stehen verschiedene Methoden zur Verfügung: Die aus der Gewebeprobe extrahierte

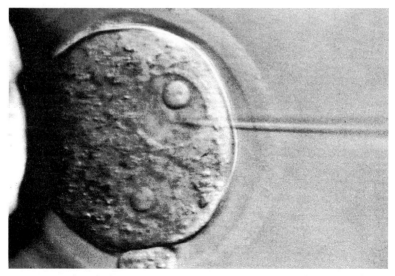

Abb. 4: DNA-Mikroinjektion in den männlichen Vorkern einer Mäusezygote.

111

DNA wird entweder direkt (Dot Blot, Slot Blot Analyse) oder nach Hydrolyse mit geeigneten Restriktionsenzymen und elektrophoretischer Auftrennung der Fragmente (Southern Blot Analyse) auf eine Membran transferiert und mit einer spezifischen markierten Gensonde hybridisiert (Abb. 5). Alternativ bietet sich als Nachweisverfahren die Amplifikation eines Transgen-spezifischen DNA-Abschnittes mit Hilfe der Polymerase-Kettenreaktion (PCR) an. Die DNA-Mikroinjektion in die Vorkerne von Zygoten resultiert mit einer reproduzierbaren Effizienz in der Größenordnung von wenigen Prozent der injizierten Embryonen in transgenen Tieren (Tabelle 2). Die Integration der injizierten DNA erfolgt i. d. R. zufällig im Hinblick auf die Anzahl integrierter Kopien des Genkonstrukts wie auch auf den Integrationsort. Dadurch

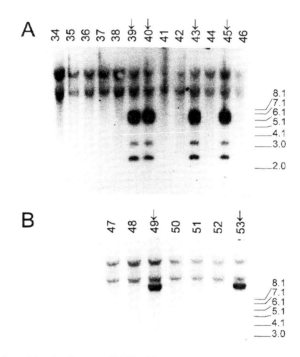

Abb. 5: Southern Blot Analyse von F1 Nachkommen zweier transgener Foundermäuse (A, B), die Genkonstrukte integriert haben, in denen die Expression einer humanen Insulin-like growth factor-II (IGF-II) cDNA durch den Promotor des Phosphoenolpyruvat-Carboxykinase (PEPCK)-Gens der Ratte kontrolliert wird. Die transgenen Tiere sind mit Pfeilen markiert.

112

Tab. 2: Erfolgsraten des Gentransfers durch DNA-Mikroinjektion bei Versuchs- und Nutztieren

Spezies	Maus	Kaninchen	Schwein	Schaf	Rind
Injizierbare Embryonen pro Spender (S)	15-30	20	15	4	5
Anzahl Spender pro Empfänger (E)	1-2	2	2	1,5	1
Graviditätsrate	60%	50%	40%	40%	20%
Geborene Tiere/ injizierte Embryonen	10-20%	10%	5-8%	15%	10%
Integrationsrate (transgene Tiere/geborene Tiere)	15%	10%	10-15%	5-10%	5-10%
Transgene Tiere/injizierte und transgerierte Embryonen	2%	1%	0,5%	1%	0,5%
Anzahl benötigter Tiere (S+E) pro transgenem Tier	10	15	20	40	40

können einerseits essentielle endogene Gene in ihrer Funktion beeinträchtigt werden (Überblick in [10]), andererseits kann die Expression zufällig integrierter Transgene durch benachbarte endogene Sequenzen beeinflußt werden. Diese sogenannten Positionseffekte konnten in einigen Experimenten durch Verwendung sogenannter Matrix Attachment Regionen (MARs), die die integrierten Sequenzen von Einflüssen durch die sie umgebende endogene DNA abschirmen, ausgeschaltet werden [11].

Etwa 30% der transgenen Foundertiere tragen die Transgene als Folge einer verspäteten Integration nur in einem Teil ihrer Körper- und Keimbahnzellen. Diese Tiere werden als *Mosaike* bezeichnet, da sie Zellinien unterschiedlicher genetischer Information beinhalten, die jedoch auf eine einzige Zygote zurückgehen. *Chimären* bestehen ebenfalls aus Zellinien unterschiedlicher genetischer Information, basieren jedoch auf mindestens zwei Zygoten. Chimären entstehen beispielsweise bei der Aggregation von Morulae oder bei der Injektion von embryonalen Stammzellen in Blastozysten (Abb. 6).

Im folgenden werden die Möglichkeiten des additiven Gentransfers durch DNA-Mikroinjektion anhand eigener experimenteller Daten exemplarisch dargestellt. Wir beschäftigen uns seit einigen Jahren mit dem Phänomen Wachstum, das für die Tierzucht und die biologisch-medizinische Grundlagenforschung gleichermaßen interessant ist. Eine klassische Strategie zur funktionellen Charakterisierung eines Wachstumsfaktors ist die systemische oder lokale Erhöhung seiner Konzentration in

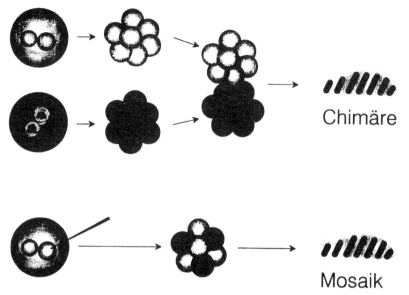

Chimäre

Mosaik

Abb. 6: Beispiele für die Entstehung von Chimären (Aggregation von Morulae) und Mosaiken (DNA-Mikroinjektion).

einem komplexen Organismus. Unter diesem Gesichtspunkt haben wir transgene Mäuse erstellt, die das Gen für humanes Wachstumshormon (hGH) unter der Kontrolle des Maus-Metallothionein I (MT)-Promotors exprimieren (Abb. 7). Metallothioneingene werden bei Mensch und Tier prä- wie auch postnatal in einer Vielzahl von Geweben exprimiert. In ähnlicher Weise beginnt bei Mäusen die Expression von Transgenen unter der Kontrolle des MT-Promotors am Embryonaltag 13 und ist durch Schwermetalle induzierbar (Übersicht in [12]). Zusätzlich haben wir transgene Mäuse mit dem bovinen GH (bGH)-Gen unter der Kontrolle des MT-Promotors bzw. des Phosphoenolpyruvat-Carboxykinase (PEPCK)-Promotors der Ratte untersucht. Die Expression des Gens für die PEPCK, das Schrittmacherenzym der Glukoneogenese, beginnt kurz vor der Geburt und ist diätetisch regulierbar. Hauptexpressionsorte PEPCK-Promotor-kontrollierter Transgene sind - in Abhängigkeit von der Länge des verwendeten Promotorabschnittes - Leber, Niere, Dünndarm, Fettgewebe und Milchdrüse (Übersicht in [13]). Als Folge einer ektopen Produktion zeigen diese GH-transgenen Mäuse dauerhaft hohe Konzentrationen von hGH bzw. bGH im Serum, die in einer dramatischen Stimulierung des Körper- und Skelettwachstums (Abb. 8A,C) sowie in einer ausgeprägten Visceromegalie resultieren (Abb. 8B). Eine im Vergleich zu Kontrolltieren drastisch reduzierte Lebenserwartung der GH-transgenen Mäuse

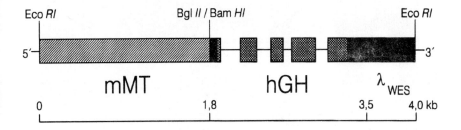

mMT = Promotor des Metallothioneingens der Maus
hGH = human growth hormone = humanes Wachstumshormon

Abb. 7: MT-hGH Genkonstrukt.

[13] beruht in erster Linie auf schweren pathomorphologischen Veränderungen der Nieren und den damit einhergehenden Funktionsstörungen (Abb. 9B,C). Einer initialen Vergrößerung folgt eine progressive Verödung von Nierenglomerula in Verbindung mit einer zystischen Erweiterung von Nierentubuli. Als funktionelle Konsequenzen dieser Veränderungen beobachtet man die Ausscheidung hochmolekularer Proteine im Urin, die Formation von Proteinzylindern in den erweiterten Nierentubuli sowie einen Anstieg harnpflichtiger Substanzen im Serum. Neben den beschriebenen Veränderungen der Nieren finden wir bei GH-transgenen Mäusen regelmäßig Alterationen der Leber, die von einer Vergrößerung einzelner Leberzellen über eine diffuse Hypertrophie und Polymorphie der Leberzellen und ihrer Kerne bis hin zur Nekrose ganzer Leberzellgruppen reichen (Abb. 9F) [14]. Bei bGH-transgenen Mäusen zeigt sich zusätzlich ein alterskorreliertes Auftreten von gut- und bösartigen Leberzelltumoren (Abb. 9G) [15].

Unsere Befunde und die von anderen mit der Untersuchung GH-transgener Mäuse befaßten Arbeitsgruppen publizierten Ergebnisse (Übersicht in [12]) charakterisieren diese Tiere als ideale Modelle zum Studium von physiologischen und pathologischen Wachstumsvorgängen, zur Aufklärung der Pathogenese der renalen Glomerulosklerose, als nicht-genotoxisches Kanzerogenesemodell sowie zur toxikologischen Bewertung eines therapeutischen oder leistungssteigernden Einsatzes von Wachstumshormon. Gerade der letzte Punkt ist von großer Bedeutung, da rekombinant hergestelltes Wachstumshormon in nahezu unbegrenzter Menge zur Verfügung steht und in der Tierproduktion sowie in vielen Bereichen der Humanmedizin eingesetzt wird (Übersicht in [13]) bzw. eingesetzt werden könnte.

115

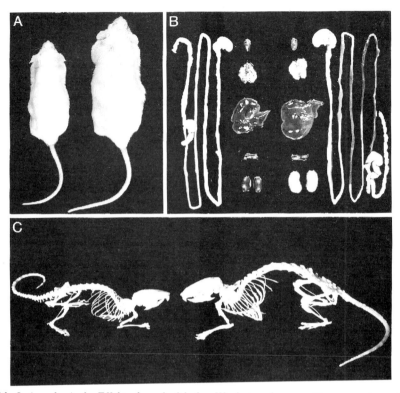

Abb. 8: Auxologische Effekte dauerhaft hoher Wachstumshormon-Konzentrationen in transgenen Mäusen: dramatisch gesteigertes Körperwachstum (A), Viszeromegalie (B) und dysproportionaler Riesenwuchs des Skelettes (C).

Abb. 9: (Abbildung auf Seite 117)

Pathologische Effekte dauerhaft hoher Wachstumshormon-Konzentrationen in transgenen Mäusen: (A) Niere eines Kontrolltieres; (B) multiple Zysten in der Nierenrinde einer gleichaltrigen GH-transgenen Maus; (C) glomeruläre Hypertrophie und Verödung bei einer GH-transgenen Maus; (D) Glomerulum eines gleichaltrigen Kontrolltieres; (E) Leber einer nichttransgenen Maus; (F) Hypertrophie und Polymorphie von Leberzellen und ihren Kernen, nukleäre Pseudoinklusionen, Einzelzellnekrosen in der Leber einer gleichaltrigen GH-transgenen Maus (identischer Abbildungsmaßstab für E und F); (G) trabekuläres hepatozelluläres Karzinom bei einer bGH-transgenen Maus (die Abbildungen wurden freundlicherweise von Dr. Rüdiger Wanke, Institut für Tierpathologie, München zur Verfügung gestellt).

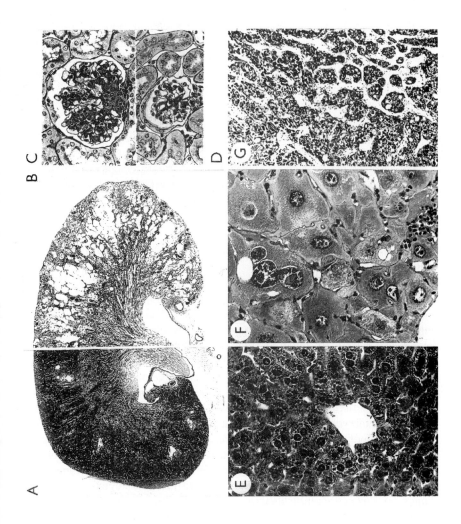

Im Vergleich zu konventionellen Tiermodellen bieten GH-transgene Mäuse folgende Vorteile:

- Wachstumshormone anderer Spezies können ohne immunologische Komplikationen untersucht werden
- eine wiederholte Manipulation der Tiere, die zu Streß und damit zu einer Beeinträchtigung der Versuchsergebnisse führen kann, ist nicht erforderlich
- die beobachteten Veränderungen treten reproduzierbar bei jedem Tier auf
- transgene Mäuse mit dauerhaft hohen Serum-GH-Konzentrationen lassen potentielle Spätfolgen einer Langzeittherapie mit GH relativ früh erkennen

Wie das Beispiel der GH-transgenen Maus zeigt, erlaubt der additive Gentransfer durch DNA-Mikroinjektion erstmals eine Beeinflussung spezifischer Merkmale auf genetischer Ebene. Die bereits angesprochenen, auf der zufälligen Integration beruhenden Nachteile dieser Methode können durch ein neueres Gentransferverfahren überwunden werden, das embryonale Stammzellen als Vektoren benutzt und Gegenstand des folgenden Abschnittes ist.

Gezielte *in vivo* Mutagenese durch homologe Rekombination in embryonalen Stammzellen

Während die Mikroinjektion von DNA in die Vorkerne von Zygoten einen additiven Gentransfer mit zufälliger Integration erlaubt, können mit Hilfe von transfizierten embryonalen Stammzellen (ES Zellen) gerichtete Mutationen im Genom von Mäusen induziert werden. ES Zellen sind pluripotente Zellinien, die aus frühen Embryonalstadien (Morulae oder Blastozysten) isoliert werden und unter geeigneten Bedingungen permanent undifferenziert *in vitro* kultiviert werden können [16]. Damit besteht die Möglichkeit, ES Zellen mit geeigneten Genkonstrukten zu transfizieren und auf ein spezifisches Integrationsereignis zu selektieren. Verbringt man ES Zellen in ein frühes Embryonalstadium zurück, können sie in alle Gewebe einschließlich der Keimbahn differenzieren und an der Bildung eines chimären Organismus teilhaben. Die Isolierung von ES Zellen gelingt routinemäßig bislang nur bei der Maus, wobei die meisten ES Zellinien, wie D3, AB1, J1, HM-1 oder R1, aus Embryonen des agoutifarbenen Inzuchtstammes 129 etabliert wurden. Daneben gibt es keimbahngängige ES Zellen vom Inzuchtstamm C57BL/6. ES Zellen vom Hamster wurden bislang nur in *in vitro* Differenzierungsstudien auf ihre Pluripotenz getestet [17]. Ein alternativer Weg zur Erzeugung pluripotenter Zellinien ist die Isolierung und Langzeitkultur primordialer Keimzellen, die erstmals 1992 gelang [18].
Entscheidend für die Hemmung der Differenzierung von ES Zellen ist das Zytokin Leukaemia Inhibitory Factor (LIF). Quellen für LIF können Feederzellen (z. B.

primäre embryonale Fibroblasten von Mäusen), von LIF-produzierenden Zellen (z. B. Buffalo rat liver-Zellen) konditionierte Medien oder rekombinant hergestelltes LIF sein (Übersicht in [19]). Auch die mit LIF strukturell und funktionell verwandten Zytokine Oncostatin M (OSM) und Ciliary Neurotrophic Factor (CNTF) hemmen die Differenzierung von ES Zellen [19,20]. Undifferenzierte ES Zellen wachsen in kompakten mehrschichtigen Kolonien, die scharf von der Umgebung abgesetzt sind und keine Einzelzellgrenzen erkennen lassen (Abb. 10).

Die Induzierung Genlocus-spezifischer Mutationen im Genom von ES Zellen erfolgt über homologe Rekombination. Darunter versteht man den Ersatz eines spezifischen

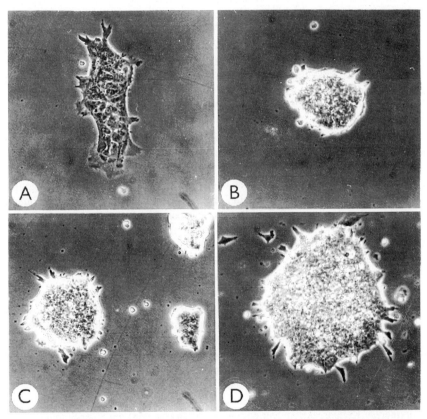

Abb. 10: Morphologie differenzierter (A) und undifferenzierter (B-D) ES Zellen von Mäusen. Zur Hemmung der Differenzierung wurden CNTF (B) oder LIF (C) in einer Konzentration von 10 ng/ml bzw. BRL Zell-konditioniertes Medium (D) eingesetzt.

endogenen DNA-Abschnittes durch ein Genkonstrukt *(Targeting Vektor),* das mit dem endogenen DNA-Abschnitt weitgehend identisch ist, jedoch definierte Mutationen sowie Selektionsmarker beinhaltet.

Eine klassische Methode zur Induktion spezifischer Mutationen ist die sogenannte Positiv-Negativ-Selektion (PNS) nach stabiler Transfektion der ES Zellen mit einem geeigneten Genkonstrukt. Die Transfektion erfolgt i. d. R. durch Elektroporation. Das PNS-Verfahren wurde in der Arbeitsgruppe von Mario Capecchi etabliert und hat den Vorteil, daß auch Gene gezielt mutiert werden können, die in embryonalen Stammzellen noch nicht exprimiert werden [21]. Das Prinzip dieses Verfahrens ist in Abb. 11 zusammengefaßt.

Wie bereits angedeutet, benötigt man für einen Targeting Vektor einen DNA-Abschnitt, der homolog mit der zu mutierenden endogenen Sequenz ist. Da neben der Länge des homologen Bereiches im Targeting Vektor vor allem der Grad der Homologie entscheidend für die Frequenz homologer Rekombinationsereignisse ist, isoliert man die entsprechenden Sequenzen i. d. R. aus einer Genbank, die aus der verwendeten Stammzellinie etabliert wurde und damit isogenetisch ist [22]. Will man ein Gen funktionell inaktivieren, so benötigt man eine Störsequenz, die eine Transkription unterbindet oder unterbricht. Wählt man als Störsequenz ein positiv selektierbares Markergen, z. B. das Gen für die bakterielle Neomycin-Phosphotransferase *(neo),* so kann man alle transfizierten Zellen, die das Gen integriert haben und exprimieren, durch Zusatz von Neomycin oder seinem synthetischem Analogon G418 zum Kulturmedium selektieren.

Nur ein geringer Teil der die Selektion überlebenden ES Zellklone hat den Targeting Vektor jedoch an der richtigen Stelle, also homolog integriert. Um die Frequenz homolog rekombinierter ES Zellklone zu erhöhen, kloniert man an ein Ende des Vektors ein negativ selektierbares Markergen, z. B. das Gen für die *Herpes simplex* Virus-Thymidin Kinase (HSV-TK). Dieses Enzym setzt Gancyclovir in ein toxisches Nukleotid um, wodurch Zellen, die die HSV-TK integriert haben und exprimieren, bei Zusatz von Gancyclovir zum Kulturmedium absterben. Theoretische Grundlage des PNS-Verfahrens ist, daß bei einer zufälligen Integration der gesamte Targeting Vektor einschließlich der HSV-TK integriert wird. Die betreffenden Zellen würden somit eine Selektion mit G418, nicht jedoch mit Gancyclovir überleben, da sie beide Selektionsmarker integriert haben. Im Falle einer gerichteten Integration kommt es zu Crossing overs im Bereich der homologen Sequenzen, und damit würde die HSV-TK im Zuge der Integration abgespalten. Die betreffenden Zellen überleben beide Selektionsschritte, da sie nur mehr das *neo* Gen integriert haben.

Der Nachweis der korrekten Integration erfolgt i. d. R. zunächst mit Hilfe der Polymerase-Kettenreaktion. Der endgültige Nachweis wird mit einer Southern Blot Analyse geführt.

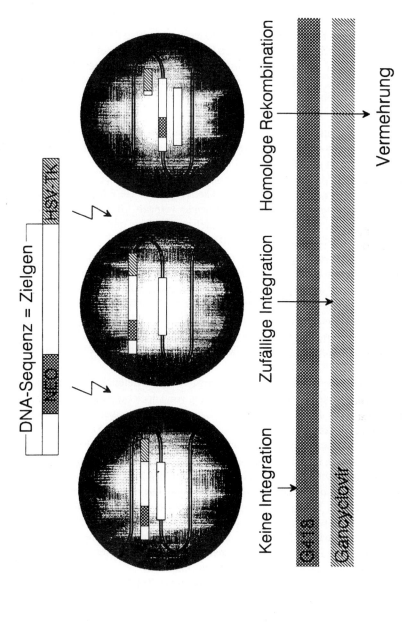

Abb. 11: Schematische Darstellung des Positiv-Negativ-Selektionsverfahrens zur gezielten Mutagenese in embryonalen Stammzellen.

Ist die gezielte Mutation *in vitro* gelungen, so muß diese wieder in ein *in vivo* System, also in die Maus, transferiert werden (Abb. 12).
Dazu werden gezielt mutierte ES Zellen in Morulae oder Blastozysten eines andersfarbigen Mäusestammes injiziert (Abb. 13) oder mit Morulae aggregiert und in ein pseudogravides Empfängertier transferiert. Nach 17 Tagen erwartet man die Geburt von Chimären. Diese werden mit Mäusen des Blastozysten-Spenderstammes verpaart, um zu testen, ob die embryonalen Stammzellen auch die Keimbahn der Chimäre besiedelt haben.

Nachkommen, die auf die ES Zellen zurückgehen, werden anhand ihrer agouti Fellfarbe identifiziert (Abb. 14). Da mit dem oben geschilderten Verfahren nur ein Allel des Zielgens in den diploiden ES Zellen mutiert wird und diese im Zuge der Gametogenese die Meiose durchlaufen, sind nur etwa 50% der agouti-farbenen Mäuse Träger der gezielten Mutation. Diese heterozygoten Tiere werden durch eine Southern Blot Analyse identifiziert und miteinander verpaart, um homozygote Träger der gewünschten Mutation zu erzeugen. Handelt es sich dabei um eine Defektmutante, werden die Tiere häufig als *knock out Mäuse* bezeichnet.
Die Effizienz der Erstellung von Keimbahnchimären hängt wesentlich von der ES Zellinie und vom genetischen Background der Morulae oder Blastozysten ab (Tabelle 3). Ein interessanter Ansatz zur Optimierung der Keimbahntransmission von ES Zellen ist deren Aggregation mit tetraploiden Vierzell-Embryonen. Da tetraploide Zellen in der Plazenta, jedoch kaum im Embryo überleben, können auf diesem Weg Feten erzeugt werden, die so gut wie vollständig auf den embryonalen Stammzellen basieren [23]. Die Überlebenschance dieser Feten hängt stark von der verwendeten ES Zellinie und deren Passagezahl ab.
Die derzeit wichtigste Applikation des Gentransfers *via* ES Zellen ist die funktionelle Elimination bestimmter Gene und die Erzeugung von knock out Mäusen. Ziel dieser Strategie, die unter dem Begriff *reverse Genetik* zusammengefaßt wird, ist die Aufklärung der Funktion von Genen bzw. Genprodukten (Abb. 15). Die klassische Genetik geht von einem phänotypischen Merkmal aus, untersucht in Familienanalysen die Erblichkeit des Merkmals und die Kopplung mit biochemischen oder genetischen Markern, um schließlich mit molekulargenetischen Methoden die Struktur der dem Merkmal zugrunde liegenden DNA aufzuklären. Die reverse Genetik beschreitet den umgekehrten Weg. Ausgangspunkt ist ein Gen oder Genprodukt bekannter Struktur, jedoch teilweise oder völlig unbekannter Funktion. Erzeugt man durch homologe Rekombination in ES Zellen eine Defektmutante für das betreffende Gen und analysiert deren Phänotyp, so kann man von den beobachteten Veränderungen indirekt auf die biologische Relevanz des Gens schließen.
Mit dieser Strategie gelang die Aufklärung der Funktion zahlreicher Gene in verschiedensten Bereichen der biologischen und medizinischen Grundlagenforschung, wie

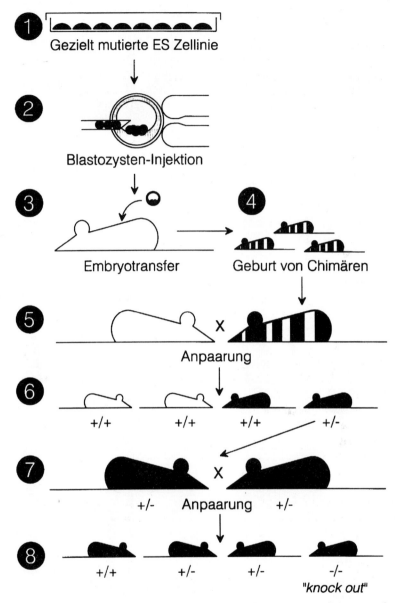

1. Gezielt mutierte ES Zellinie

2. Blastozysten-Injektion

3. Embryotransfer

4. Geburt von Chimären

5. X Anpaarung

6. +/+   +/+   +/+   +/-

7. X   +/-   Anpaarung   +/-

8. +/+   +/-   +/-   -/-
"knock out"

Abb. 12: Erstellung von knock out Mäusen durch Injektion von transfizierten embryonalen Stammzellen in Blastozysten.

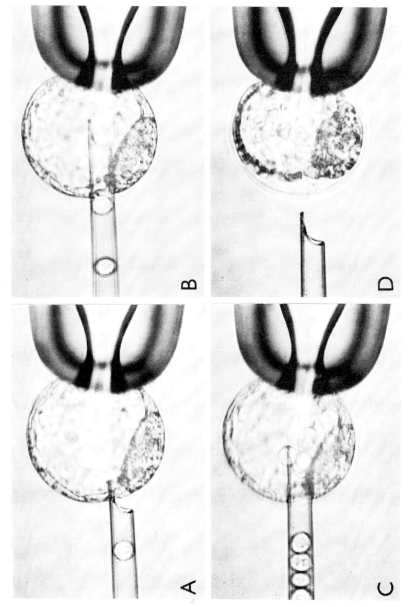

Abb. 13: Injektion von embryonalen Stammzellen in eine Blastozyste.

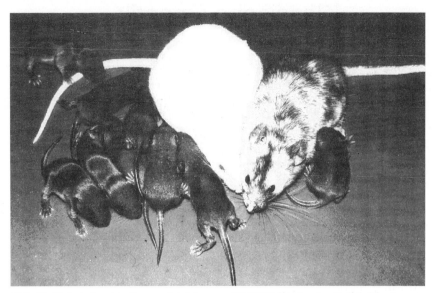

Abb. 14: Keimbahnchimäre aus Injektion von D3 ES Zellen in eine Balb/c Blastozyste.
Die Fellfarbe (agouti) der Nachkommen zeigt, daß sie von ihrem Vater die genetische
Information der ES Zellen geerbt haben.

Tab. 3: Einfluß des Blastozysten-Spenderstammes auf die Frequenz von somatischen und Keimbahnchimären nach Injektion von D3 ES Zellen

	C57BL/6	Balb/c	NMRI	B6D2F1
n Junge abgesetzt	81	80	36	8
n Chimären gesamt	34 (43%)	65 (81%)	9 (25%)	6
männliche Chimären	24 (69%)	38 (58%)	5	4
davon angepaart	19	25	5	-
mit mehr als 20 Nachkommen	14	17	5	-
männliche Keimbahnchimären	7 (29%)	2 (5%)	-	-
weibliche Chimären	11 (31%)	27 (42%)	4	2
davon angepaart	10	12	4	-
mit mehr als 20 Nachkommen	3	7	4	-
weibliche Keimbahnchimären	-	1 (4%)	-	-

Klassische Genetik

Merkmal/Phänotyp

Nachweis der Erblichkeit
(Familienanalysen)

Biochemische und DNA-Polymorphismen
(Kopplungsanalysen)

Aufklärung der Struktur mit
molekulargenetischen Verfahren

Reverse Genetik

Gen bzw. Genprodukt bekannter Struktur

Erzeugung einer Defektmutante durch
homologe Rekombination in ES Zellen

Analyse des Phänotyps

Indirekte Schlußfolgerungen auf die
biologische Funktion des betreffenden
Gens bzw. Genprodukts

Abb. 15: Gegenüberstellung von klassischer und reverser Genetik.

der Immunologie, Entwicklungsbiologie, Neurobiologie, Tumorforschung, Prionforschung bis hin zur Molekularbiologie des Lernens.
In Zusammenarbeit mit der Arbeitsgruppe Prof. Dr. Hans Thoenen (Abteilung Neurochemie, MPI für Psychiatrie, Martinsried), haben wir versucht, nach dem Prinzip der reversen Genetik die physiologische Funktion des neurotrophen Faktors CNTF (Ciliary Neurotrophic Factor) zu klären [24]. CNTF ist ein zytosolisches Protein, das in großen Mengen im *Nervus ischiadicus* vorkommt und einen Überlebensfaktor für embryonale Neuronen *in vitro* und für lädierte Neuronen *in vivo* darstellt. Ein positiver Effekt von CNTF auf Mäuse mit progressiver Motoneuronopathie *(pmn/pmn)* brachte diesen Faktor als therapeutisches Prinzip bei degenerativen Erkrankungen von Motoneuronen in Diskussion. Die physiologische Funktion von CNTF war jedoch bis vor kurzem unklar. Unsere Untersuchungen zeigten, daß dieses Protein postnatal für die Erhaltung von Motoneuronen bedeutsam ist.

Ein weiterer wichtiger Aspekt des Gentransfers *via* ES Zellen ist die Entwicklung von Tiermodellen für genetisch bedingte Erkrankungen von Mensch und Tier. So ist es in jüngster Vergangenheit gelungen, Modelle für *Morbus Gaucher,* eine der wichtigsten lysosomalen Speicherkrankheiten des Menschen [25], für die genetisch bedingte *Atherosklerose* [26-28] sowie für die *zystische Fibrose* [29] zu etablieren.

Die zystische Fibrose ist eine autosomal rezessiv vererbte Erkrankung, von der weltweit etwa 50000 Menschen betroffen sind. Verschiedene Mutationen im Gen für den Cystic Fibrosis Transmembrane Conductance Regulator (CFTR), einem cAMP-reguliertem Chloridkanal, bewirken Störungen im Chloridtransport von Epithelzellen, die mit einer exzessiven Schleimsekretion einhergehen. Die Lebenserwartung betroffener Patienten übersteigt selten 30 Jahre. Todesursache sind meist chronische Lungeninfektionen, die durch Produktion von viskösem Sekret begünstigt werden. Mittlerweile steht eine knock out Maus zur Verfügung, die identische Symptome zeigt und somit optimal als Modell zur Testung therapeutischer Konzepte geeignet ist [30]. Bereits ein Jahr nach der Entwicklung dieses Tiermodells gelang der Versuch der Substitution des defekten CFTR durch eine Liposomen-vermittelte somatische Gentherapie [31].

Mit dem klassischen Verfahren der homologen Rekombination in embryonalen Stammzellen ist eine Genlocus-spezifische *in vivo* Mutagenese mögich, die von Beginn der Ontogenese an zum Tragen kommt. Inzwischen wurden weitere sehr erfolgversprechende Methoden entwickelt, die eine entwicklungsstadienspezifische und/oder gewebespezifische Mutagenese und damit noch präzisere Eingriffe im Genom von Mäusen ermöglichen (Übersicht in [32]; Abb. 16). Dabei werden über homologe Rekombination spezifische Zielsequenzen für Rekombinaseenzyme im Genom von ES Zellen gezielt integriert. Die dafür verwendeten Rekombinasen und deren Zielsequenzen sind in Tabelle 4 dargestellt. Diese Zielsequenzen werden so plaziert, daß sie *per se* die Funktion des betreffenden Gens nicht beeinträchtigen.

128

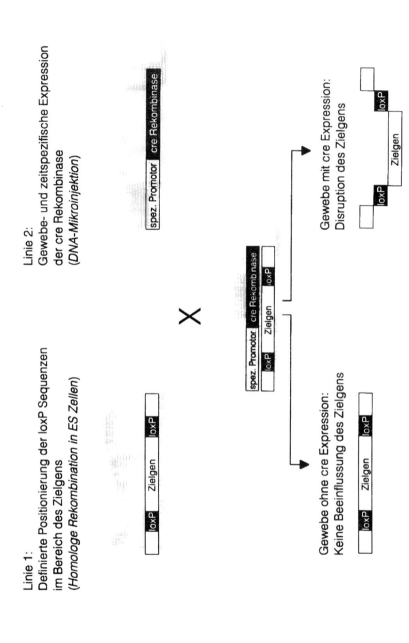

Abb. 16: Genlocus-, Gewebe- und Entwicklungsabschnitt-spezifische in vivo Mutagenese unter Verwendung des cre-lox Systems.

Tab. 4: Rekombinationssysteme für die gewebe- und zeitspezifische *in vivo* Mutagenese

Rekombinase	cre	FLP
Molekulargewicht	38 kDa	43 kDa
Herkunft	Bakteriophage P1	*Saccharomyces cerevisiae*
Zielsequenz	*loxP* (34 bp)	FRT (34 bp)

Über die Erzeugung von Keimbahnchimären wird eine Mausline etabliert, die homozygot bezüglich der Zielsequenzen für die Rekombinase ist. Zusätzlich wird konventionell über DNA-Mikroinjektion eine zweite Mauslinie erstellt, die das jeweilige Rekombinaseenzym spezifisch im interessierenden Entwicklungsabschnitt und/oder Gewebe exprimiert. Kreuzt man die beiden Linien, so wird in den Zellen, in denen die Rekombinase gebildet wird, der zwischen den Zielsequenzen liegende DNA-Abschnitt deletiert und das betreffende Gen funktionell inaktiviert. Damit wird eine Charakterisierung von Genen nicht nur in ihrer grundsätzlichen Funktion, sondern auch in bezug auf ihre Bedeutung für ein spezifisches Gewebe oder einen bestimmten Entwicklungsabschnitt möglich.

Stand des Gentransfers bei Nutztieren

Neben der experimentellen Genetik ist der Gentransfer auch für die Tierzucht von entscheidender Bedeutung, da erstmals eine direkte genetische Beeinflussung von Merkmalen möglich wird. Im Gegensatz dazu wird in der konventionellen Tierzucht mit erheblichem Aufwand die genetische Konstellation potentieller Zuchttiere analysiert. Anwendungen des Gentransfers bei Nutztieren umfassen neben der Beeinflussung von Leistungsparametern vor allem die Verbesserung der Konstitution sowie die Nutzung der Milchdrüse zur Produktion medizinisch oder verfahrenstechnisch interessanter Proteine (Übersicht in [4]).

Die beim Nutztier bislang einzige verfügbare Gentransfer-Technik ist die DNA-Mikroinjektion in die Vorkerne von Zygoten. Das technische Prozedere entspricht im Prinzip dem Gentransfer bei der Maus, bedarf jedoch einiger Modifikationen [4]. Die Effizienz des Gentransfers bei Nutztieren liegt deutlich niedriger als bei der Maus (Tabelle 2).

Die Verwendung pluripotenter embryonaler Stammzellen für den Gentransfer bei Nutztieren brächte theoretisch alle bereits für die Maus geschilderten Vorteile im Hinblick auf eine gezielte *in vivo* Mutagenese mit sich. Zusätzlich wären ES Zellen auch für den additiven Gentransfer interessant, da die Expression von Transgenen bereits *in vitro* untersucht werden könnte und nicht erst im Tier getestet werden müßte. Gegenüber der Maus läge bei Nutztieren ein großer Vorteil des Gentransfers über ES Zellen in der Möglichkeit, diese als Kernspender für die Embryoklonierung zu verwenden (Abb. 17). Damit könnte man den Umweg über die Erstellung von Chimären vermeiden.

Trotz zahlreicher Arbeiten über embryonale Stammzellen von Nutztieren ist der endgültige Beweis ihrer *in vivo* Totipotenz bis heute nicht überzeugend erbracht. Klonierungsexperimente bei Rind und Schaf, die über längere Zeiträume kultivierte Zellen der Inneren Zellmasse (ICM) als Kernspender verwendeten und zu Trächtigkeiten [33] bzw. sogar zur Geburt lebender Kälber [34] oder Lämmer [35] führten, geben jedoch berechtigte Hoffnung, daß die Etablierung pluripotenter Zellinien auch bei diesen Spezies möglich sein könnte. Zudem sind erste erfolgreiche Ansätze zur Langzeitkultur primordialer Keimzellen vom Rind beschrieben [36].

Neben der Anwendung für den Gentransfer wäre die Embryoklonierung mit embryonalen Stammzellen für die Tierzucht insgesamt von bahnbrechender Bedeutung. Die Erstellung entsprechend vieler Klongeschwister selektierter Klone für Produktionszwecke ließe eine Erhöhung der Produktionssicherheit und eine Verminderung der Produktionskosten erwarten. Damit wäre eine Verbesserung qualitativer Produktionsmerkmale sowie sekundärer Merkmale, wie Fruchtbarkeit und Nutzungsdauer, möglich. Abb. 18 zeigt schematisch, wie embryonale Stammzellen in bestehende Zuchtprogramme bzw. Reproduktionstechniken beim Rind integriert werden könnten. Diese Entwicklung wird nicht nur durch Verbesserungen der Klonierungstechniken, sondern auch durch Innovationen im Bereich assoziierter Reproduktionstechniken, wie z. B. laparaskopische Embryotransferverfahren [37], begünstigt. Diese minimal invasiven Techniken reduzieren die Belastung der Tiere und steigern gleichzeitig die Effizienz moderner Zuchtprogramme.

Bewertung transgener Tiermodelle

Reflektiert man im Sinne einer Bewertung von transgenen Tieren die in der Einleitung genannten Anforderungen an ein Tiermodell, so können insbesondere über den gezielten Gentransfer physiologische und pathologische Situationen im Versuchstier auf molekularer Ebene rekonstruiert werden. Transgene Tiermodelle lassen somit Ergebnisse hoher Validität und Präzision erwarten und können in vielen Bereichen zur Einsparung klassischer Versuchstiere beitragen. Neben der Entwicklung und Validierung von *in vitro* Modellsystemen ist dies der wichtigste Ansatz zur Verwirklichung der Ziele der modernen Versuchstierkunde: *Replace, Reduce, Refine*. Zusätzlich werden völlig neue Modelle bereitgestellt für Fragestellungen, die bislang

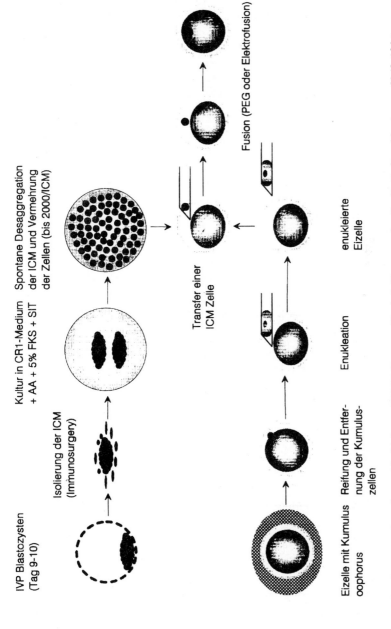

Abb. 17: Verwendung langzeitkultivierter ICM Zellen vom Rind als Kernspender für die Embryoklonierung [34]. Abkürzungen: IVP = in vitro produziert; ICM = Innere Zellmasse; AA = Aminosäuren; FKS = fetales Kälberserum; SIT = Selen, Insulin und Transferrin; PEG = Polyethylenglycol.

131

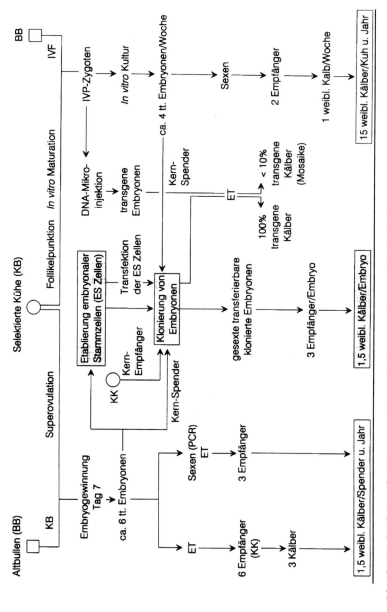

Abb. 18: Möglichkeiten der Nutzung embryonaler Stammzellen vom Rind in Verbindung mit bereits etablierten Reproduktions-technicken. Abkürzungen: KB = künstliche Besamung; IVF = in vitro Fertilisation; IVP = in vitro Produktion; tt. = transfertauglich; ET = Embryotransfer; PCR = Polymerase-Kettenreaktion.

132

überhaupt nicht an einem komplexen biologischen System, also im Tierexperiment, bearbeitet werden konnten. Gerade das vorher geschilderte Modell für die zystische Fibrose zeigt, wie schnell Erkenntnisse der Grundlagenforschung zu einem Tiermodell von größter praktischer Relevanz führen können. Die ethische Vertretbarkeit sinnvoller Versuche an geeigneten Tiermodellen, die zur Linderung oder sogar Heilung von Leiden des Menschen beitragen können, steht außer Frage. Aufgrund der vergleichsweise geringen Effizienz des Gentransfers bei Nutztieren und in Anbetracht des langen Generationsintervalls sowie der hohen Haltungskosten für diese Spezies sind transgene Mäuse auch für die Tierzucht unverzichtbare Modelle. Da der Einsatz des Gentransfers in der Tierzucht vor allem auf eine Verbesserung der Tiergesundheit [3] und der Qualität tierischer Produkte abzielt, sind auch diese Versuche in hohem Maße ethisch vertretbar. Von lebenswichtiger Bedeutung für den Menschen könnten transgene Nutztiere als Lieferanten hochwertiger, medizinisch relevanter Proteine sowie als Organspender für die Xenotransplantation sein.

Literatur

[1] Brem G (1990) Transgene Mäuse als Krankheitsmodelle. Arzneim-Forsch/Drug Res 40: 335-343

[2] Brem G (1991) Zum Stand des Gentransfers beim Nutztier. Züchtungskunde 63: 191-200

[3] Brem G (1992) Neue Wege zur Tiergesundheit - Stand der Biotechnik. Züchtungskunde 64: 411-422

[4] Brem G (1993) Transgenic animals. In: Rehm HJ, Reed G., eds. Biotechnology, Weinheim: VCH: 745-832

[5] Brem G (1992) Gene transfer in farm animals. In: Lauria A, Gandolfi F., eds. Embryonic Development and Manipulation in Animal Production, London, Chapel Hill: Portland Press: 147-164

[6] Hogan B, Costantini F, Lacy E (1986) Manipulating the Mouse Embryo, Cold Spring Harbor, New York: Cold Spring Harbor Laboratory

[7] Brinster RL, Chen HY, Trumbauer ME, Yagle MK, Palmiter RD (1985) Factors affecting the efficiency of introducing foreign DNA into mice by microinjecting eggs. Proc Natl Acad Sci USA 82: 4438-4442

[8] Palmiter RD, Sandgren EP, Avarbock MR, Allen DD, Brinster RL (1991) Heterologous introns can enhance expression of transgenes in mice. Proc Natl Acad Sci USA 88: 478-482

[9] Schedl A, Montoliu L, Kelsey G, Schütz G (1993) A yeast artificial chromosome covering the tyrosinase gene confers copy number-dependent expression in transgenic mice. Nature 362: 258-261

[10] Rijkers T, Peetz A, Rüther U (1994) Insertional mutagenesis in transgenic mice. Transgenic Res 3: 203-215

[11] Bonifer C, Vidal M, Grosveld F, Sippel AE (1990) Tissue specific and position independent expression of the complete gene domain for chicken lysozyme in transgenic mice. EMBO J 9: 2843-2848

[12] Wanke R, Wolf E, Hermanns W, Folger S, Buchmüller T, Brem G (1992) The GH-transgenic mouse as an experimental model for growth research: clinical and pathological studies. Horm Res 37 (Suppl. 3): 74-87

[13] Wolf E, Kahnt E, Ehrlein J, Hermanns W, Brem G, Wanke R (1993) Effects of long-term elevated serum levels of growth hormone on life expectancy of mice: lessons from transgenic animal models. Mech Ageing Dev 68: 71-87

[14] Brem G, Wanke R, Wolf E et al. (1989) Multiple consequences of human growth hormone expression in transgenic mice. Mol Biol Med 6: 531-547

[15] Wanke R, Folger S, Hermanns W, Wolf E, Schams D, Brem G (1991) Induktion neoplastischer und nicht-neoplastischer Leberveränderungen durch Wachstums-hormon-Überproduktion bei bGH-transgenen Mäusen. Verh Dtsch Ges Path 75: 312

[16] Evans MJ, Kaufman MH (1981) Establishment in culture of pluripotential cells from mouse embryos. Nature 292: 154-156

[17] Doetschman T, Williams P, Maeda N (1988) Establishment of hamster blastocyst derived embryonic stem (ES) cells. Dev Biol 127: 224-227

[18] Matsui Y, Zsebo K, Hogan BLM (1992) Derivation of pluripotential embryonic stem cells from murine primordial germ cells in culture. Cell 70: 841-847

[19] Wolf E, Kramer R, Polejaeva I, Thoenen H, Brem G (1994) Efficient generation of chimaeric mice using embryonic stem cells after long-term culture in the presence of ciliary neurotrophic factor. Transgenic Res 3: 152-158

[20] Wolf E, Kramer R, Thoenen H, Brem G (1994) Use of oncostatin M for mouse embryonic stem cell culture. Theriogenology 41: 336

[21] Mansour SL, Thomas KR, Capecchi MR (1988) Disruption of the proto-oncogene int-2 in mouse embryo-derived stem cells: a general strategy for targeting mutations to non-selectable genes. Nature 336: 348-352

[22] te Riele H, Robanus Maandag E, Berns A (1992) Highly efficient gene targeting in embryonic stem cells through homologous recombination with isogenic DNA constructs. Proc Natl Acad Sci USA 89: 5128-5132

[23] Nagy A, Gocza E, Diaz EM et al. (1990) Embryonic stem cells alone are able to support fetal development in the mouse. Development 110: 815-821

[24] Masu Y, Wolf E, Holtmann B, Sendtner M, Brem G, Thoenen H (1993) Disruption of the CNTF gene results in motor neuron degeneration. Nature 365: 27-32

[25] Tybulewicz VLJ, Tremblay ML, LaMarca ME et al. (1992) Animal model of Gaucher's disease from targeted disruption of the mouse glucocerebrosidase gene. Nature 357: 407-410

[26] Piedrahita JA, Zhang SH, Hagaman JR, Oliver PM, Maeda N (1992) Generation of mice carrying a mutant apolipoprotein E gene inactivated by gene targeting in embryonic stem cells. Proc Natl Acad Sci USA 89: 4471-4475

[27] Plump AS, Smith JD, Hayek T et al. (1992) Severe hypercholesterolemia and atherosclerosis in apolipoprotein E-deficient mice created by homologous recombination in ES cells. Cell 71: 343-353

[28] Williamson R, Lee D, Hagaman J, Maeda N (1992) Marked reduction of high lipoprotein cholesterol in mice genetically modified to lack apolipoprotein A-I. Proc Natl Acad Sci USA 89: 7134-7138

[29] Dorin JR, Dickinson P, Alton EWFW et al. (1992) Cystic fibrosis in the mouse by targeted insertional mutagenesis. Nature 359: 211-215

[30] Collins FS, Wilson JM (1992) A welcome animal model. Nature 358: 708-709

[31] Hyde SC, Gill DR, Higgins CF et al. (1993) Correction of the ion transport defect in cystic fibrosis transgenic mice by gene therapy. Nature 362: 250-255

[32] Barinaga M (1994) Knockout mice: round two. Science 265: 26-28

[33] Stice S, Strelchenko N, Betthauser J et al. (1994) Bovine pluripotent embryonic cells contribute to nuclear transfer and chimeric fetuses. Theriogenology 41: 301

[34] Sims MM, First NL (1993) Production of calves by transfer of nuclei from cultured inner cell mass cells. Proc Natl Acad Sci USA 90: 6143-6147

[35] Campbell K, McWhir J, Ritchie B, Wilmut I (1995) Production of live lambs following nuclear transfer of cultured embryonic disc cells. Theriogenology 43: 181

[36] Cherny RA, Merei J (1994) Evidence for pluripotency of bovine primordial germ cell-derived cell lines maintained in long-term culture. Theriogenology 41: 175

[37] Besenfelder U, Brem G (1993) Laparascopic embryo transfer in rabbits. J Reprod Fertil 99: 53-56

Tierversuche als Grundlage zur Herztransplantation

H. Reichenspurner, B. Reichart

Einleitung

Die erste Herztransplantation am Menschen wurde im Dezember 1967 am Groote-Schuur-Krankenhaus in Kapstadt, Südafrika, von C.N. Barnard vorgenommen (1). Diese Operation eröffnete die Ära einer neuen Behandlungsmethode von Herzerkrankungen im Endstadium, bei denen weder eine medikamentöse Therapie noch ein konventioneller herzchirurgischer Eingriff erfolgversprechend sind. Die erfolgreiche Durchführung dieser Operation beruhte auf jahrelangen tierexperimentellen Vorarbeiten, die in erster Linie an der Standford-Universität in USA unter der Leitung von N.E. Shumway durchgeführt wurden (2). Am Tiermodell war dort in jahrelanger Arbeit die optimale und zugleich einfachste Technik der Herzverpflanzung entwickelt worden, z.B. die Verbindung der Herzvorhöfe anstelle von einzelnen Körpervenen. Auch Barnard selbst bezieht sich in seiner Erstveröffentlichung auf diese tierexperimentellen Vorarbeiten (1).

Entwicklung der orthotopen Herztransplantation an der Universität München (Abb. 1)

Im Anschluß an die erste Herztransplantation kam es weltweit zu einer raschen Entwicklung auf diesem Gebiet und zu einer rapiden Zunahme der durchgeführten Transplantationen. Auch an der Universität München wurden 1968 zwei Herzverpflanzungen vorgenommen, wobei allerdings keiner der Herzempfänger länger als eine Woche nach der Operation überlebte (3). In den folgenden Jahren kam es aufgrund der schlechten Überlebensraten von weniger als 20% nach Herzverpflanzungen wieder zu einem deutlichen Rückgang der durchgeführten Transplantationen. Anfang der 70er Jahre fand die Weiterentwicklung auf diesem Gebiet nur in wenigen Zentren statt (Stanford Universität, USA; Universität von Kapstadt, Südafrika; La

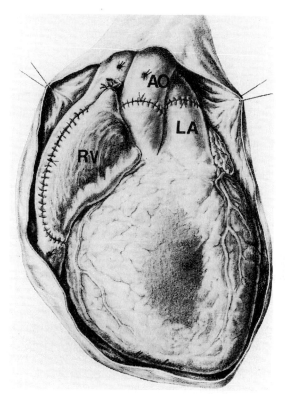

Abb. 1: Zeichnung einer orthotopen (= am anatomisch richtigen Ort) Herztransplantation. Dargestellt sind die Nähte am rechten Vorhof (RV), an Aorta (AO) und Lungenschlagader (LA; nicht zu sehen ist die Verbindung an den linken Vorhöfen).

Pitiè Hospital, Paris). Neben einer geringen Anzahl von klinisch durchgeführten Herztransplantationen (insgesamt weniger als 100 pro Jahr) wurden diese Operationsverfahren und vor allen Dingen die Nachsorge wieder in erster Linie am Tierversuchsmodell weiter entwickelt. Ein entscheidender Durchbruch gelang Anfang der 80er Jahre durch die Einführung eines neuen immunsuppressiven Medikamentes, Cyclosporin A; auch dieses wurde wiederum zunächst im Tierversuchsmodell experimentell eingesetzt (4).

Im Rahmen dieser Entwicklungen nahm auch das Team der Universität München im Jahre 1980 das Projekt Herztransplantation wieder auf, vorerst ebenfalls im Tierversuchsmodell. Dabei wurde der Hund unter Anleitung eines Facharztes für Anästhe-

137

siologie narkotisiert und eine sogenannte orthotope Herztransplantation (d.h. das Herz des Empfängertieres wird durch das des Spenders ersetzt) vorgenommen. Diese Operation fand unter Zuhilfenahme der Herz-Lungen-Maschine statt. Bereits nach wenigen Monaten gelang es, diese Operation zu standardisieren, wobei zuletzt keines der transplantierten Tiere an der Operation selbst verstarb.

Wenige Monate später, im August 1981, fand an der Herzchirurgischen Klinik des Klinikums Großhadern die erste Herztransplantation statt. Aufgrund der ausgiebigen experimentellen Vorarbeiten konnte die Operation selbst problemlos durchgeführt werden. Der Patient überstand die Herzverpflanzung gut, er lebt seit mittlerweile 14 Jahren (5). Basierend auf diesen Vorarbeiten fanden im Zeitraum von August 1981 bis Februar 1994 insgesamt 370 Herztransplantationen am Klinikum Großhadern statt. Die derzeitigen Überlebensraten betragen 81% nach einem Jahr und 69% nach fünf Jahren.

Entwicklung der Herz-Lungentransplantation am Klinikum Großhadern (Abb. 2)

Die Durchführung der kombinierten Herz-Lungentransplantation wurde erneut an der Stanford Universität anhand von tierexperimentellen Untersuchungen entwickelt (6). Dort fand dann auch im Jahr 1981 die erste erfolgreiche Verpflanzung von Herz und Lunge statt. Diese Patientin überlebte den Eingriff mehr als acht Jahre (7).

Nach mehrmaligen Besuchen von Mitarbeitern der Herzchirurgischen Klinik im Klinikum Großhadern an der Stanford Universität wurde 1982 auch in München zunächst im Tierversuch mit der Etablierung dieser Operationsmethode begonnen. Kurz darauf, im Februar 1983, wurde dann am Klinikum Großhadern die erste Herz-Lungentransplantation in der Bundesrepublik Deutschland durchgeführt (8). Mittlerweile fanden unter der Leitung von Herrn Professor Bruno Reichart über 30 Operationen statt. Die Überlebensraten betragen 61% nach einem Jahr und 48% nach fünf Jahren. Es gilt hier jedoch anzumerken, daß lediglich Patienten zur Herz-Lungentransplantation angemeldet werden, die sich im fortgeschrittenen Endstadium ihrer Erkrankung von Herz und Lungen befinden. Ohne Transplantation würden sie innerhalb von einem Jahr bis zu zwei Jahren versterben.

Weltweit wurden bis heute über 1400 kombinierte Herz-Lungenverpflanzungen vorgenommen (9).

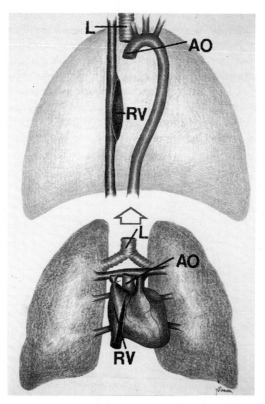

Abb.2: Schemazeichnung der orthotopen Herz-Lungentransplantation; dafür wird eine Verbindung der rechten Vorhöfe (RV), der Luftröhre (L) und Aorta (AO) notwendig.

Entwicklung von neuen Techniken und Methoden anhand von tierexperimentellen Untersuchungen

Akute Abstoßungsreaktionen sind eine der Hauptkomplikationen nach einer Organtransplantation. Nahezu jeder Patient entwickelt eine oder mehrere solcher Krisen, welche nach früher Diagnosestellung in der Regel gut therapierbar sind. Entscheidend ist hierbei jedoch eine exakte und frühzeitige Erkennung solcher Transplantatreaktionen. Als Standardverfahren hierzu wurde an der Stanford Universität die Herzmuskelbiopsie, die aus der rechten Herzkammer entnommen wird, entwickelt: In Lokalanästhesie führt der Arzt einen Katheter mit einer feinen Zange an der Spitze in die Halsvene des Patienten ein (Abb. 3). Der Katheter wird dann unter Röntgendurchleuchtung zum Herzen vorgeschoben, wo kleine Biopsiestückchen zur mikroskopischen Untersuchung herausgezwickt werden. Diese Untersuchung ist eine sogenannte invasive Methode, die nicht häufiger als einmal pro Woche durchgeführt werden kann und auch eine Belastung für den Patienten so früh nach einer Transplantation bedeutet. Aus diesem Grunde beschäftigte sich die Münchner Arbeitsgruppe sehr früh mit der Entwicklung von sogenannten nichtinvasiven Testverfahren zur

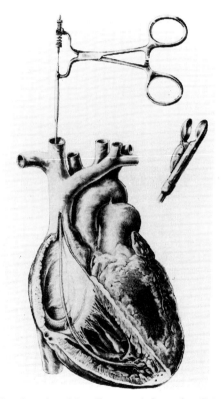

Abb.3: Herzmuskelbiopsie; eine feine Zange wird an der Spitze eines Katheters befestigt über die große Halsvene, den rechten Vorhof in die rechte Herzkammer geschoben. Dort werden vom Herzmuskel kleine ca. 1 mm im Durchmesser haltende Proben entnommen, die dann feingeweblich unter dem Mikroskop untersucht werden.

Diagnostik von Abstoßungsreaktionen, welche täglich durchgeführt werden können und gleichzeitig den Patienten nicht belasten. Die Untersuchungen erfolgen am Institut für Chirurgische Forschung. Es wurde den Tieren in sogenannter "Huckepack-Technik" ein zweites Herz in den Halsbereich eingepflanzt (Abb. 4), ohne daß man ihnen nach der Transplantation Medikamente zur Unterdrückung der Abstoßungsreaktion gab. Dieses zweite Herz wurde somit unweigerlich innerhalb von fünf bis sieben Tagen abgestoßen, das Tier selbst dadurch jedoch nicht belastet, weil das eigene Herz die volle Funktion während des gesamten Untersuchungszeitraumes beibehielt. Am Ende der Abstoßungsreaktion wurde das "Huckepack"-Herz für mikroskopische Untersuchungen wieder entnommen.

Während dieser Abstoßungszeit erfolgten tägliche Untersuchungen des peripheren Blutes der Tiere. Die Ärzte legten ihr Augenmerk insbesondere auf Veränderungen der weißen Blutzellen und dabei in erster Linie auf die für die Abstoßungsreaktionen verantwortlichen Lymphozyten. Diese Zellen (Zyten) wurden aus dem Blut heraus

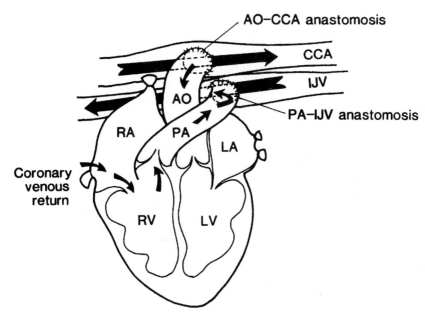

Abb. 4: Schemazeichnung des Halsherzen; hierbei schließt man das zu transplantierende Organ an Halsgefäße heterotop (= an einem anatomisch anderen Ort) an. Abkürzungen: Ao=Aorta, LA/RA=linker/rechter Vorhof, PA=Lungenschlagader, LV/RV=linke/rechte Herzkammer, CCA/IJV=Halsschlagader/Halsvene.

separiert, mit einem speziellen Verfahren angefärbt und dann unter dem Mikroskop (zytologisch) betrachtet. Als Reaktion mit dem (Spender-)Herztransplantat, das vom (Empfänger-)Körper als "fremd" erkannt wurde, kam es zu einer sogenannten "Aktivierung" dieser Lymphozyten. Typischerweise konnte dann im Blut die Existenz von sogenannten "aktivierten" Lymphozyten - z.b. sogenannte Lymphoblasten - beobachtet werden. Auf Grund dieser Untersuchungen war es den Ärzten möglich, eine enge Korrelation zwischen dem Auftreten dieser aktivierten Zellen und dem Vorhandensein von akuten Abstoßungsreaktionen aufzustellen.

Nachdem jedoch insbesondere während Virusinfekten ähnliche Veränderungen im Blutbild auftreten können, wurden die Lymphozyten zusätzlich mit speziellen (immunologischen) Antikörpern markiert, um sie noch genauer differenzieren zu können.

Aus dieser Kombination von zytologischen und immunologischen Untersuchungen, die wesentlich zur Differenzierung zwischen Abstoßungsreaktionen und Infektionen beitrugen, entwickelte sich der Name des Testes: zyto-immunologisches Monitoring (ZIM).

Das zyto-immunologische Monitoring wurde sehr bald auch in der Klinik zur Diagnostik von akuten Abstoßungsreaktionen am Menschen eingesetzt. Es zeigte sich auch hierbei eine enge Korrelation, da über 90% der (Herzmuskel-)bioptisch gesicherten Abstoßungsreaktionen im ZIM erkannt wurden (11). Das Testverfahren konnte täglich eingesetzt werden, da hierfür nur eine Blutentnahme notwendig ist. Herzmuskelbiopsien werden nur noch dann durchgeführt, wenn eine Aktivierung der weißen Blutzellen erkannt, eine akute Abstoßungsreaktion somit vermutet wird. Dies führte zu einer deutlichen Einsparung der für den Patienten belastenden Herzmuskelbiopsien.

Nach Weiterentwicklung dieses Testverfahrens fanden am Institut für Chirurgische Forschung in München auch spezielle Schulungen für andere Zentren statt. Inzwischen ist das zyto-immunologische Monitoring ein weltweit akzeptiertes nichtinvasives Testverfahren, es wird an vielen internationalen Zentren durchgeführt und mittlerweile auch nach Lungen- und Lebertransplantationen zur Erkennung von akuten Abstoßungsreaktionen eingesetzt.

Testung von neuen Medikamenten zur Immunsuppression nach Herztransplantation

Obwohl mit dem Medikament Cyclosporin A ein erheblicher Fortschritt nach Herz- und Lungentransplantationen erzielt wurde, besteht immer noch der Bedarf zur Verbesserung der Medikation nach Organverpflanzungen. Hauptkomplikationen nach Transplantation sind, wie zuvor schon erwähnt, immer noch die Organabstoßung und die durch die Immunsuppression hervorgerufene erhöhte Infektanfälligkeit. Die Austestung von neuen immunsuppressiven Medikamenten nach Organtransplantation erfolgt wiederum in Tierversuchsmodellen, bevor diese Medikamente am Menschen zum Einsatz kommen. In der eigenen Arbeitsgruppe wurden verschiedene Immunsuppressiva eingesetzt, so z.B. 15-Deoxyspergualin in Kombination mit Cyclosporin A. Damit konnten sowohl nach Herz-, aber auch insbesondere nach Nierentransplantationen deutlich verlängerte Überlebensraten erzielt werden (12). Ein weiteres Medikament, das inzwischen in Einzelfällen auch klinisch eingesetzt wird, ist FK 506. Dieses Medikament wurde ebenfalls primär im Tierversuchsmodell verwendet, wobei die Überlebensraten nach Herztransplantation gegenüber Cyclosporin A deutlich verlängert werden konnten (13). In einer weiteren Arbeit wurden akute und chronische Nebenwirkungen von FK 506 eingehend untersucht mit besonderem Augenmerk auf die Entstehung der chronischen Transplantatabstoßung (14). Dieses Medikament FK 506 wird inzwischen in Einzelfällen bei Patienten nach Organtransplantation eingesetzt, wobei sich insbesondere bei jenen mit therapieresistenten Abstoßungsreaktionen ein deutlicher Erfolg erzielen ließ.

Schlußbemerkung

Erfolgreiche klinische Herz- und Herz-Lungentransplantationen wären ohne initiale Versuche mit Tieren nicht denkbar. Eine ständige Fortentwicklung der Techniken ist jedoch notwendig, um z.B. die z.Z. verwendete immunsuppressive Therapie zu verfeinern - sie eines Tages ganz überflüssig zu machen.

Literatur

[1] *Barnard CH (1967) The operation. S Afr Med J 41: 1271-1274*
[2] *Lower RR, Shumway NE (1960) Studies on the orthotopic homotransplantation of the canine heart. Surg Forum 11: 18*
[3] *Sebening F, Klinner W, Meisner H, Schmidt-Habelmann P, Struck E, Spelsberg F, Lucas M, Dragojevic B, Nitsche I, Beer R, Soga D, Manz R, Boldt U, Dietrich HP, Solkdja H, Charlet D, Rudolph W, Dietze G, Baubkus H, Müller-Seydlitz P, Zeitlmann F, Pickardt R, Mesmer K, Land W, Kugler J, Beck OJ, Schauer A, Konopka P (1969) Bericht über die Transplantation eines menschlichen Herzens. Dtsch Med Wochenschr 94: 823-889*
[4] *Calne RY, White DJG, Rolles K, Smith DP, Herbertson BM (1978) Prolonged survival of pig orthotopic heart grafts treated with CyA. Lancet 1: 1183*

[5] *Überfuhr P, Welz A, Reichart B, Kreuzer E, Klinner W, Kemkes BM, Hammer C, Ertel W, Reichenspurner H, Gokel M, Land W, Franke N, Mathes P (1982) Bericht über die erste erfolgreiche orthotope Herztransplantation. Klin Wschr 60: 1435*

[6] *Reitz BA, Burton NA, Jamieson SW, Bieber CP, Pennock, JL, Stinson, EB, Shumway NE (1980) Heart and lung transplantation, autotransplantation and allotransplantation in primates with extended survival. J Thorac Cardiovasc Surg 80: 360*

[7] *Reitz BA, Wallwork JL, Hunt SA, Pennock JL, Billingham ME, Oyer PE, Stinson EB, Shumway NE (1982) Heart lung transplantation: Successful therapy for patients with pulmonary vascular disease. N Engl J Med 306: 557-564*

[8] *Reichart B, Reble B, Kemkes B, Kreuzer E, Klinner W, Funccius W, Osterholzer G, Raderschad RM, Nollau D, Reichenspurner H, Ertel W, Peters D, Überfuhr P, Welz A, Hammer C, Gokel JM (1984) Bericht über die beiden Herz-Lungen-Transplantationen in Deutschland. MMW 126: 1355*

[9] *Kaye MP (1993) The Registry of the International Society for Heart and Lung Transplantation; 10th Official Report. J Heart Lung Transplant 12: 541-548*

[10] *Ertel W, Reichenspurner H, Hammer C, Welz A, Überfuhr P, Hemmer W, Reichart B, Gokel JM (1984) Immunological monitoring in dogs after allogenic heterotopic heart transplantation. J Heart Transpl 3: 268-273*

[11] *Reichenspurner H, Ertel W, Hammer C, Lersch C, Reichart B, Überfuhr P, Welz A, Reble B, Kemkes BM, Gokel JM (1984) Immunologic monitoring of heart transplant patients under cyclosporine immunosuppression. Transplant Proc 16: 1251-1254*

[12] *Reichenspurner H, Hildebrandt A, Human PA, Boehm DH, Rose AG, Odell JA, Reichart B, Schorlemmer HU (1990) 15-Deoxyspergualin for induction of graft nonreactivity after cardiac and renal allotransplantation in primates. Transplantation 50: 181-185*

[13] *Hildebrandt A, Meiser B, Human P (1991) FK506: Short- and Long-Term Treatment after Cardiac Transplantation in Nonhuman Primates. Transplant Proc 23, 1: 509-10*

[14] *Meiser BM, Billingham ME, Morris RE (1991) Effects of Cyclosporin, FK506, and Rapamycin on Graft-Vessel Disease. Lancet 338, 8778: 1297-98*

Tierorgane als Transplantate für Menschen

C. Hammer

Der ständige Fortschritt auf dem Gebiet der Organtransplantation, der Immunsuppression und der Organkonservierung hat zu einem immer größeren Bedarf und damit gravierenderen Mangel an menschlichen Spenderorganen geführt.

Die Folge ist, daß immer mehr Patienten, die eine lebensrettende Transplantation benötigen, auf Wartelisten gesetzt werden müssen. Dort warten sie Monate und Jahre auf ein Organ und sterben häufig während dieser Wartezeit.

Zwischen Dezember 1988 und 1991 wuchs die Zahl der Patienten auf den Wartelisten in den USA von 16 026 auf 24 719, das sind 54%. Ähnliche Zahlen liegen für die Länder Europas vor. In der gleichen Zeit erhöhte sich die Zahl der Organspender nur um 15,5%. Für diese scheinbare Zunahme ist jedoch die bessere "Nutzung der Spender" durch Multiorganentnahme verantwortlich zu machen und nicht etwa eine größere Spendebereitschaft. Im Gegenteil, seit 2 Jahren nimmt das Spenderangebot laufend ab. 1994 wurden in Deutschland um 25% weniger Organe entnommen als im vorhergehenden Jahr.

Der Anstieg der Patientenzahlen auf der Warteliste ist für alle Organe prozentual etwa gleich, wobei der Bedarf pro Organ stark variiert. Mit Abstand die meisten Kranken warten auf eine Niere. 1993 waren es allein in Deutschland 8 077 Nierenkranke, von denen nur 2 164 ein Transplantat erhalten konnten. Es folgten 931 Patienten, die ein neues Herz und 143 Patienten, die eine neue Leber benötigten.

Nierenkranke können mit Hilfe der Dialyse am Leben gehalten werden, einem Leben, das allerdings voller Einschränkungen ist und das an Qualität sehr zu wünschen übrig läßt. Alleine in Deutschland sind mehr als 21.000 Nierenkranke auf diese Art der Behandlung angewiesen. Ein Transplantat würde diesen Patienten in den meisten Fällen ein "fast normales Leben" ermöglichen.

Die Situation für Patienten, die ein Herz benötigen, ist kritischer. Die vorhandenen mechanischen Hilfen, sog. künstliche Herzen, sind derzeit lediglich dazu geeignet, einige wenige, ausgewählte Patienten solange am Leben zu erhalten, bis für sie ein Transplantat zur Verfügung steht. Diese Wartezeit fordert große Opfer und ist für die Patienten qualvoll. Zusätzlich ist die Transplantation nach künstlichem Herzen mit erheblichen Risiken verbunden. Die Erfolge, die mit dieser aufwendigen und teuren

Therapie erzielt werden, sind deshalb noch relativ schlecht. Weniger als 50% dieser Herzempfänger überleben beide Operationen.

Für Patienten, die auf ein Lebertransplantat warten, steht nicht einmal eine vorübergehende extrakorporale Hilfe zur Verfügung. Daher gibt es praktisch keine Warteliste. Patienten im Leberkoma, die nicht innerhalb kurzer Zeit eine neue Leber erhalten, müssen sterben.

Mit großem Aufwand wird daran gearbeitet, auch andere lebenswichtige Organe wie Lunge und Darm oder Gewebe wie Inseln zu transplantieren. Sobald die noch bestehenden Probleme gelöst sind, wird voraussichtlich auch der Bedarf für diese Transplantate sofort rapide ansteigen.

Diesen zunehmenden Mangel, so scheint es derzeit, kann nur der Einsatz von tierischen Organen beheben. Deshalb konzentrieren sich momentan weltweit Wissenschaftler darauf, Xenotransplantate möglichst rasch zu einer klinisch anwendbaren Alternative für Allotransplantate zu entwickeln.

Geschichte der Xenotransplantation

Der Gedanke, Tierorgane oder Körperteile von Tieren auf den Menschen zu übertragen, ist so alt wie Mythen und Religionen. Die Bilder von Fabeltieren zeigen, daß der Mensch schon immer von der Idee der Chimären fasziniert war.

Die meisten frühen Religionen verehrten Chimären. Viele Hindugötter sind eine Art Tiermensch.

Ikarus und Dädalus transplantierten sich Federn an die Arme, um aus der Gefangenschaft zu fliehen. Während Dädalus aus dem Gefängnis in Kreta entkam, stürzte Ikarus ab, weil seine Federn abgestoßen wurden.

Xenotransplantation beginnt dort, wo diese Mythen enden (Tab. 1). Am Anfang des 20 Jahrhunderts erscheinen die ersten wissenschaftlichen Berichte über die Transplantation von Tierorganen, damals als" Heterotransplantation" bezeichnet. 1905 implantierte Princeteau in Paris Stücke von Kaninchennieren in die kranken Nieren eines Mädchens mit Urämie. Er schreibt:"Die Urinmenge nahm zu, das Erbrechen besserte sich". Nach 16 Tagen starb das Kind an Lungenversagen. 1904 hatte Carrel in Lyon die Gefäßnaht entwickelt und sie bei Allotransplantaten an Hunden erprobt. Er erhielt später dafür den Nobelpreis. Sein Landsmann Jaboulay anastomosierte 1906 auf diese Weise zum erstenmal eine Schweine- bzw. eine Ziegenniere an die Unterarmarterien und -venen zweier Patienten. Beide Nierenarterien wurden sofort durch Thromben verschlossen. Unger in Berlin transplantierte 1910 erstmals die Niere eines Rhesusaffen auf einen Menschen. Er beobachtete, daß das Blut nicht sofort zu gerinnen begann. Noch 1923 verwendete Neuhof in New York Schafnieren

Tab. 1: Historische Folge der klinischen Xenotransplantationen und die erzielten Überlebenszeiten. (n= Anzahl der Transplantationen, N= Niere, H= Herz, L= Leber;)

Xenogene Nieren-, Leber- und Herztransplantation beim Menschen

Blut	Transplantat (n)	Organ	Überlebenszeit	Autor
Schwein	1	N	3 Tage	Jaboulay (1906)
Ziege	1	N	3 Tage	Jaboulay (1906)
Makake	1	N	2 Tage	Unger (1910)
Schaf	1	N	9 Tage	Neuhof (1923)
Pavian	1	N	4 Tage	Hitchcock (1963)
Makake	1	N	12 Tage	Reemtsma (1963)
Schimpanse	3	N	9 Monate	Reemtsma (1963)
Pavian	6	N	60 Tage	Starzl (1963)
Schimpanse	1	N	1 Tag	Hume (1964)
Schimpanse	3	N	49 Tage	Traeger (1964)
Schimpanse	1	H	8 Stunden	Hardy (1964)
Schimpanse	2	N	4 Monate	Goldsmith (1965)
Schimpanse	1	N	31 Tage	Cortesini (1966)
Schaf	1	H	0 Stunden	Calne (1968)
Pavian	2	H	3,5 Tage	Barnard (1968)
Pavian	1	H	21 Tage	Bailey (1983)
Pavian	2	L	1 Monat	Starzl (1993)

als Transplantat, obwohl die Unverträglichkeitsreaktion von artfremdem Blut bereits bekannt war.

Erst 40 Jahre später, 1963, noch vor der Ära der künstlichen Niere, wagte Professor Keith Reemtsma und Mitarbeiter, damals in New Orleans, die Transplantation von 6 Schimpansennieren auf 6 Patienten. Bis heute sind dies die erfolgreichsten klinischen Xenotransplantationsversuche überhaupt. Überlebenszeiten und damit Funktionszeiten bis zu 9 Monaten wurden erzielt. Die Immunsuppression mit Steroiden und Azathioprin war für heutige Verhältnisse sehr einfach. Wenige Monate später versuchte J. Hardy die erste xenogene Herztransplantation und damit die erste klinische Herztransplantation überhaupt. Das zu kleine Schimpansenherz war nicht in der Lage, die Funktion zu übernehmen. Der Patient starb nach wenigen Stunden. Professor Thomas Starzl übertrug im gleichen Jahr in Denver 6 Paviannieren auf Patienten. Die Überlebenszeiten betrugen bis zu 2 Monate.

Als 1965 die Dialyse erfolgreich eingeführt wurde, mußten derartige Notsituationen nicht mehr überbrückt werden. Deshalb erweckte 1984, nach 20 Jahren, die Transplantation eines Pavianherzens auf Baby Fea durch Professor Leonard Bailey in Loma Linda wieder großes Aufsehen. Trotz maximaler Immunsuppression verstarb das Kind nach Multiorganversagen mit nur mäßigen Zeichen der Abstoßung.

Die letzte klinische Xenotransplantation fand 1993 statt. Wieder versuchte Professor T. Starzl die Übertragung von Pavianorganen auf Menschen. Die Ethikkommission in den USA hatte die Erlaubnis zu diesem gewagten Unternehmen gegeben. Diesmal erhielten zwei Patienten im Endstadium einer Hepatitis B Lebern von Pavianen. Diese Affen scheinen für das menschenpathogene Hepatitisvirus B resistent zu sein. Trotz modernster Behandlungsmethoden starben beide Empfänger innerhalb von 4 Wochen. Versuche, in Kalifornien Schweinelebern und in Polen Schweineherzen zu verpflanzen, scheiterten. Innerhalb von Stunden wurden die Xenotransplantate hyperakut abgestoßen. Die Patienten starben.

Mechanismen der xenogenen Abstoßung

Unter xenogener Transplantation versteht man die Übertragung von tierischen Organen, Geweben oder Zellen auf eine andere Tierart oder den Menschen. Dabei muß zwischen der Transplantation von Organen zoologisch nahverwandter Spezies und weitentfernt verwandten Tieren unterschieden werden. Für den Menschen sind zoologisch nahverwandt nur die Menschenaffen. Bereits Makaken, z.B. Rhesusaffen oder Paviane, sind zoologisch gesehen mit "Homo sapiens" nur noch wenig verwandt. Man bezeichnet deshalb Transplantationen innerhalb einer zoologischen Familie, z.B. Wolf-Hund, Schaf-Ziege, Ratte-Maus oder Menschenaffe-Mensch, als konkordant (Abb. 1). In allen diesen Kombinationen kommt es zu einer zellulären Abstoßung ähnlich der bei Organen von Individuen einer Art. Hier ist die konventionelle immunologische Abstoßungstherapie äußerst wirksam. Überlebenszeiten von Jahren wurden bei diesen Tierversuchen erzielt. In einigen Nagermodellen konnte eine xenogene Toleranz induziert und damit die Abstoßung vollständig unterdrückt werden.

Tiere, die zwei zoologischen Familien einer Ordnung angehören wie z.B. Fuchs-Hund oder Meerschwein-Ratte und Meerkatze-Mensch sind nur mäßig nahe verwandt. Zwar sind hier zelluläre Reaktionen an der Abstoßung noch beteiligt, doch treten nun humorale Mechanismen in den Vordergrund. Antikörper, die entweder präformiert vorliegen oder von B-Zellen gebildet werden, führen zu einer beschleunigten, sogenannten akzelerierten Abstoßung innerhalb von Stunden bis wenigen Tagen. Eine Immunsuppression im herkömmlichen Sinne ist hier kaum wirksam.

TERMINOLOGIE

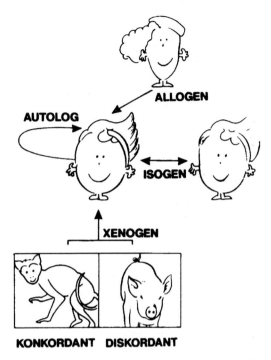

Abb. 1: Terminologie der verschiedenen Transplantationsmöglichkeiten

Zoologisch weit entfernt verwandt, diskordant, sind solche Tiere, die zwei zoologischen Ordnungen angehören wie Schwein-Mensch, Rind-Mensch oder Känguruh-Mensch. Solche Organe werden durch Mechanismen zerstört, die nur noch begrenzt als immunologisch bezeichnet werden können. Inkompatibilität von Eiweißen, Enzymen und Hormonen lassen eine Funktion in den meisten Fällen nicht zu. Innerhalb von Minuten bis Stunden sind die Organe irreversibel zerstört. Eine Therapie im eigentlichen Sinne existiert nicht. Der Entzug oder die Inaktivierung der auslösenden Faktoren wie Antikörper, Komplement und Gerinnungsfaktoren sind die einzigen Maßnahmen, die bisher die Überlebenszeit von Minuten auf Stunden oder maximal wenige Tage verlängern konnten. (Abb. 2)

Aktivierung Xenogener Endothel-Zellen

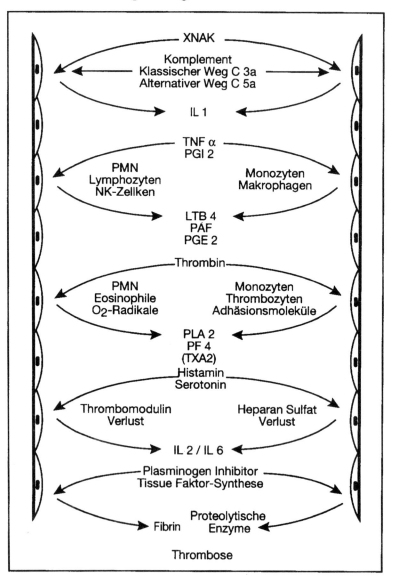

Abb. 2: Kaskade von an der hyperakuten xenogenen Abstoßungsreaktion beteiligten Faktoren und Mechanismen.

Verzögerung der hyperakuten Abstoßungsreaktion

Methoden zur Verzögerung dieser hyperakuten Abstoßung sind Eingriffe, die möglichst alle beteiligten Kompartimente der Abstoßungskaskade reduzieren oder einen zentralen Faktor so stark inhibieren, daß der gesamte Abstoßungsmechanismus unterbrochen wird. Mit keiner derartigen Modifikation der hyperakuten oder selbst der akzelerierten Abstoßung ist es gelungen, eine Langzeitfunktion zu erreichen.
Bisher wurde versucht, die präformierten Antikörper zu eliminieren. Dies geschah durch Absorption an Tierorgane oder Säulen (Plasmapherese) oder durch die Gabe von Anti-Antikörpern. Die Komplementkaskade wurde durch einen Faktor des Kobragiftes unterbrochen. Andere beteiligte Mediatoren, wie der "Platelet Activation Factor" (PAF), wurden mittels neu synthetisierter Antagonisten blockiert. So elegant manche Versuche erscheinen mögen, einen durchschlagenden Effekt haben sie in weitentfernt verwandten Systemen nicht gehabt.
Ein Erfolg einer Interspezies-Transplantation hängt aber nicht nur von der Abstoßungsart und ihrer Therapie ab. Es ist bekannt, daß andere Charakteristika eine Rolle spielen. Fetale Zellen und Organe, z.B. fetale Inseln, werden weniger heftig attackiert als solche von erwachsenen Individuen. Ganze Organe, die primär durchblutet werden wie Herz, Niere und Leber werden rascher zerstört als sekundär durchblutete Gewebe, wie z.B. Haut, Pankreas-Inseln oder Hornhaut des Auges. Bestimmte "bradytrophe" Gewebe wie Blutgefäße und Herzklappen, insbesondere wenn sie chemisch präpariert wurden, werden besser toleriert als Knochen und Knorpel und werden deshalb bereits in großer Zahl klinisch erfolgreich eingesetzt.
Neben der direkten Fixierung des Gewebes besteht die Möglichkeit, durch Zellkultur die Antigenizität zu reduzieren. Durch "Enkapsulierung" werden kleine Organe, wie z.B. Inseln aus dem Pankreas, dem Zugriff von Antikörpern oder lymphatischen Zellen entzogen. Dazu werden die fremden Gewebe in Kunststoffe oder Alginate als Matrixsubstanzen eingeschlossen. Auf Grund ihrer elektrischen Ladung können die kleinmolekularen Produkte wie Insulin aus diesen Kapseln ausgeschleust werden, umgekehrt können empfängereigene Proteine aber nicht eindringen. Kältepreservation, Elimination von immunologisch aktiven Zellen aus dem Transplantat und dessen Bestrahlung durch UV-Licht, ebenso wie die Implantation in "priviligierte" Orte, z.B. unter die Nierenkapsel oder in das Gehirn, wurden versucht.

Auswahl geeigneter Spezies

Heute leben schätzungsweise 2 - 5 Millionen Tierarten auf der Erde. Von den 4070 Säugetierarten sind alleine rund 1100 Spezies kleine Nager, die für eine klinische Xenotransplantation nicht interessant sind. Labornagetiere spielen bei den notwendigen Experimenten eine dominierende Rolle. In erster Linie sind es die Haustiere, die in Zukunft als Organspender für den Menschen in Frage kommen (Abb. 3). Hier eignet sich, aus heutiger Sicht, am besten das Hausschwein in allen seinen Variationen. Durch gezielte Zucht wäre es möglich, auch andere Haustiere wie Pferde zu verkleinern oder Schafe, Ziegen oder Hunde zu vergrößern. Das für den Menschen artfremde "genetische Skelett" bliebe dabei allerdings erhalten. Deshalb wird seit kurzem versucht, durch gentechnische Maßnahmen die Antigenität der Gewebe oder deren Produkte, beziehungsweise deren Funktionen, denen des Empfängers (Mensch) anzugleichen. Man spricht dann von transgenen Tieren.

Bei der Auswahl der Spender müssen in erster Linie anatomische Gegebenheiten berücksichtigt werden. Zu große Organe werden in einem kleinen Empfänger komprimiert. Ein zu großes Herz in einem kleinen Brustkorb wird aufhören zu schlagen. Zu kleine Organe werden ödematös. Dies wird bereits bei extrakorporaler Perfusion beobachtet, wenn eine Leber nicht durch die rhythmischen Atembewegungen "massiert" wird. Die Lunge aufrechtgehender Menschen funktioniert anders als die von Tieren mit horizontaler Körperhaltung. Die Herzklappen von Schweinen sind für menschliche Verhältnisse wesentlich ungünstiger gebaut als z.b. die der aufrechten Känguruhs (Abb. 4).

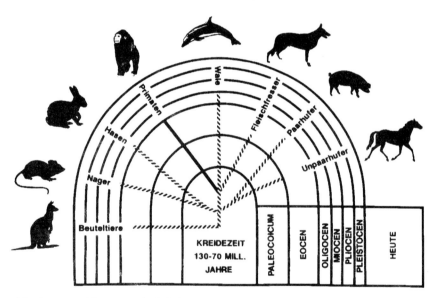

Abb. 3: Entwicklungsgeschichtliche Entstehung von Tierarten, die für eine experimentelle oder klinische Organtransplantation in Frage kommen.

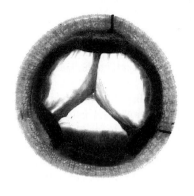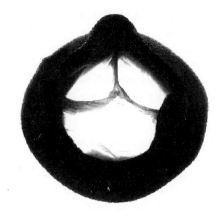

Abb. 4: Für eine Transplantation präparierte Herzklappen vom Schwein (li.) und Känguruh (re.). Trotz gleichem Durchmesser hat die Schweineklappe eine 17% kleinere Öffnung. Der Grund ist der Muskelwulst, der für diese Tierart typisch ist.

Neben anatomischen Besonderheiten muß die Physiologie der Organe berücksichtigt werden. Eine Säugetierleber produziert etwa 2 500 Eiweißarten in Form von Enzymen, Hormonen, Mediatoren und Metaboliten. Die Menge eines jeden Faktors, die benötigt wird, ist von Tierart zu Tierart unterschiedlich. Um die Funktion dieser Moleküle zu regulieren, müssen Stimulatoren und Aktivatoren zur Interaktion fähig sein. Das Gleiche gilt für deren Antagonisten und Inhibitoren. Viele Faktoren müssen an Transportmoleküle wie z.B. Albumin gebunden werden, die wiederum alle Spezies-spezifisch sind. Ein Hormon, das von Schweinezellen erzeugt wird, muß seine menschlichen Zielzellen ansprechen können. Ein gutes Beispiel hierfür ist Schweineinsulin. Ein Patient mit juvenilem Diabetes erhält im Laufe seines Lebens bis zu 3 Liter Schweineinsulin. Da Schweineinsulin sich nur in einer Aminosäure von dem menschlichen Molekül unterscheidet, wirkt es normal und ist nicht antigen. Wachstumshormone sind Spezies-spezifisch. Transgene Mäuse, die das Gen des Schafwachstumshormons tragen, entwickeln sich zu "Riesenmäusen", weil das Hormon seine Zielzellen anspricht, ein Antagonist für Schafwachstumshormon aber in der Maus nicht existiert. Nicht nur das Wachstum findet kein Ende, die Organe proliferieren ungleichmäßig. Somit ist nicht bekannt, ob sich ein Schweineorgan an die menschliche Situation anpaßt oder ob ein Ferkelherz, nachdem es in ein Kind transplantiert wurde, unsinnigerweise seine Spezies-spezifische Größe, nämlich die eines 300 kg schweren Hausebers, erreicht.

Schweine als potentielle Organspender

Sollte es eines Tages gelingen, die immunologischen und Spezies-spezifischen physiologischen Barrieren zu überwinden, dann ist voraussichtlich das Hausschwein mit allen seinen Rassen der ideale Organspender.

Die Haltung dieser Tiere ist einfach, die Fütterung billig. Das Schwein hat, im Gegensatz zu Primaten, nur wenige bakterielle und virale und keine malignen Krankheiten, die auch auf den Menschen übertragbar sind. Im übrigen ist die keimarme Aufzucht erprobt. Selbst eine gnotobiotische (vollkommen keimfreie) Haltung wäre möglich. Die Inzucht für spezielle Charakteristika wird betrieben. Es hat sich gezeigt, daß das Schwein auch für transgene Manipulationen geeignet ist. Besonders vorteilhaft erweist sich das rasche Wachstum und die schnelle Vermehrung. Damit stünden jederzeit Spendertiere zur Verfügung, die nach Größe, Geschlecht und Alter für eine Transplantation ausgewählt werden könnten.

Die Transplantation von Schweineorganen könnte von langer Hand geplant werden, und die Organe würden von gesunden Spendern stammen, die nicht durch einen Unfall oder einem anderen Insult ums Leben kamen und deren Organe in letzter Minute nach multiplen Eingriffen und Intensivbehandlungen entnommen wurden. Amerikanische Züchter haben errechnet, daß die Kosten derartiger Schweine nicht wesentlich höher werden als die von Schweinen, die der Ernährung dienen. In Deutschland werden pro Jahr rund 48 Millionen Schweine für Nahrungszwecke erzeugt. Für Transplantation würden im Höchstfalle 10 000 Tiere benötigt, d.h. 0,2 Promille der Schlachttiere.

Die Verwendung anderer Spezies wie Schaf, Ziege oder Zwergpferd dürfte an der langsamen Reproduktion und Haltungsproblemen scheitern. Ansonsten sind diese Tiere zoologisch gesehen ebenso qualifiziert wie Schweine. Besonders geeignet könnte das Känguruh sein, da es wie der Mensch eine aufrechte Körperhaltung einnimmt und sehr "sportlich" ist.

Die Verwendung von Primaten und niederen Affen ist aus vieler Hinsicht nicht erfolgversprechend. Ihre Anzahl ist zu gering und die Zucht zu aufwendig. Schimpansen werden mit 10 bis 12 Jahren geschlechtsreif. Eine Schimpansenmutter zieht alle 3 bis 4 Jahre ein Junges auf. Um Zahlen zu erreichen, die für klinische Transplantation relevant wären, müßten 70 bis 100 Jahre eingeplant werden. Nicht viel weniger Zeit wäre für die Zucht von Pavianen nötig. Wilde Paviane sind in einigen afrikanischen Ländern noch häufig, sogar eine Plage. Bei Entnahme der großen männlichen und weiblichen Exemplare, die für die Transplantation geeignet wären, würde die Vermehrung in freier Natur rasch gestört werden. Wildfänge sind auf Grund der ihnen eigenen Zoonosen wie z.B. Malaria, Gelbfieber, Tuberkulose und Parasiten ohnehin für eine klinische Transplantation nicht geeignet.

Tierexperimente in der Xenotransplantation

Alle diese Fragen müssen, bevor Xenotransplantate in der Klinik Anwendung finden, intensiv in Tierexperimenten erforscht werden. Dabei sollte nicht nur die Frage des Organersatzes im Vordergrund stehen. Durch diese Untersuchungen an xenogenen Modellen werden weitläufige Einblicke in die Evolution der Lebensvorgänge, die Ähnlichkeit zwischen Tier und Mensch und die Übertragbarkeit der Charakteristika gewonnen. Sie helfen, die Einflüsse der Umwelt auf die Entwicklung von Lebensvorgängen zu erkennen, und werden zeigen, welchen Einfluß die Domestikation auf die phylogenetische Entwicklung der Haustiere hat. Sie helfen Mechanismen aufzudecken, die in der einen Art vorherrschen, während sie in einer anderen unterdrückt sind. Sie werden zeigen, warum einige Moleküle von der Natur konserviert wurden und andere nicht und warum die Natur Polymorphismus und Heterogenie bevorzugt.

Präformierte natürliche Antikörper (PNAK)

Eine Vielzahl von Versuchen in vivo und in vitro dienten der Erforschung der präformierten natürlichen, xenogenen Antikörper. Systematische Untersuchungen haben gezeigt, daß es kein Säugetier gibt, das nicht solche Antikörper besitzt. Ihre Bedeutung wird unterstrichen durch den frühen Transfer von der Mutter auf das Kind. Sowohl diaplazentare Übertragung wie auch Aufnahme durch Kolostrum und Milch sind möglich. Beim Menschen sind alle diese Mechanismen entwickelt. Die Titer dieser PNAK variieren im Laufe des Lebens kaum und werden durch natürliche und künstliche Immunsuppression fast nicht beeinflußt. PNAK werden von der Natur eingesetzt, um sofort "fremde Antigene" zu erkennen. Durch Opsonierung werden Keime und xenogene Organe in Sekundenschnelle attackiert und eliminiert. Ein Leben ohne diese präformierten Antikörper ist nicht vorstellbar.

Ihre Elimination muß deshalb gezielt vor sich gehen. Im Rahmen der Xenotransplantation bietet sich hier die Spezies- und Organ-spezifische Absorption an. Chemische Spaltung und Austausch wurden versucht. Anti-idiotypische Antikörper und monoklonale Anti-IGM-Antikörper sollten präformierte Antikörper blockieren oder als Komplexe binden.

Um ihre Produktionsstätten zu unterdrücken, wurden den Tieren die Milz und Thymus entfernt und das immunologische System durch Ganzkörperbestrahlung oder Bestrahlung der wichtigsten lymphatischen Organe ausgeschaltet. Knochenmarkstransplantation, gemischter Chimärismus und Toleranzinduktion sollten die Empfänger spezifisch dem Spender angleichen.

Alle Versuche führten zu experimentell interessanten Ergebnissen, aber nicht zu einer Lösung des Problems.

Durch transgene Manipulation wird versucht, die Oberflächenstrukturen der Endothelzellen so zu verändern, daß sie nicht mehr als fremd erkannt werden. Dies gilt nicht nur für Transplantationsantigene und blutgruppenähnliche Glykoproteine, sondern auch für Adhäsionsmoleküle und Proteasen. Damit wäre man in der Lage, Blutgerinnung und Komplementaktivierung zu unterbrechen. Auf diesem Gebiet der Forschung stehen noch ungeahnte Möglichkeiten offen. Sie scheinen im Augenblick die Mittel der Wahl zu sein, Tierorgane für die menschliche Anwendung "maßzuschneidern".

Alternativmethoden in der Xenotransplantation

Spricht man von Tierversuchen auf dem Gebiet der Transplantation und Xenotransplantation, so dürfen Untersuchungen an Zellkulturen nicht vergessen werden. Die meisten physiologischen und biochemischen Interaktionen werden an Zellkulturen verfolgt. Dazu stehen schlagende Herzmuskelzellen ebenso zur Verfügung wie Endothelzellen aus Schweineaorten oder menschlicher Nabelschnur. Leberzellen werden verwendet, um künstliche Lebern (Bioreaktoren) herzustellen. Mittels xenogenen Lymphozyten und Makrophagen wird die xenogene Abstoßungsreaktion im Reagenzglas nachgestellt. Sämtliche Mediatoren, die hierbei entstehen, können isoliert werden. Viele der Zellarten werden von Schlachttieren gewonnen. Sie werden in Langzeitkulturen gepflegt oder in flüssiger Luft bei -140°C über beliebig lange Zeit eingefroren.

Im Falle der Xenotransplantation werden Zellkulturen mit fremdem Blut oder Blutbestandteilen gemischt. Damit gelingt es selektiv, die Schritte der HXR nachzuempfinden.

Durch beliebige Kombination von Mediatoren und Zellsubpopulationen kann deren Interaktion getestet werden. So wird erprobt, ob Schweinezellen auf menschliche Stimulatoren oder Inhibitoren Spezies-spezifisch reagieren.

Isolierte Organe, wie Herz, Leber oder Niere, werden häufig in komplizierten Perfusionssystemen mit Blut oder Blutbestandteilen bzw. künstlich hergestellten Perfusaten behandelt. Es gelingt mit diesen Modellen, die Funktion der einzelnen Organe in der xenogenen Umgebung zu messen, ohne den störenden Einfluß des restlichen Empfängerorganismus berücksichtigen zu müssen. Die gebildeten und angereicherten Produkte können qualitativ und quantitativ gemessen werden. Besonders wichtig ist, daß hier die Leistung eines Herzens bei unterschiedlichem Sauerstoffangebot etc. beobachtet werden kann. Der Bedarf an Substrat und Energie kann abgeschätzt werden. Die Bewegung und Wanderung der Blutzellen kann mittels "intra-vital-Mikroskopie" und Elektronenmikroskopie sichtbar gemacht und verfolgt werden.

In diesen Perfusionssystemen kann auch der Effekt der gentechnischen Manipulation getestet werden, bevor ein solches Organ auf einen Menschen transplantiert wird.

Vorteile der Xenotransplantation

Wie aus den Ausführungen hervorgeht, wird es noch einige Zeit dauern, bis Tierorgane routinemäßig auf Menschen transplantiert werden können. Die Vorteile, die daraus entstehen, sind aber so überzeugend, daß die Wissenschaft alles daran setzen wird, dieses Ziel zu erreichen.

Der wichtigste Aspekt ist die immer vorhandene Zahl an Spendern.

Maßgeschneiderte, gesunde und durch transgene Manipulation dem Menschen angepaßte Organe würden eine selektive zeitgerechte Transplantation erlauben. Es bleibt abzuwarten, ob nur eine Spezies, zB. das Schwein, dazu verwendet werden kann oder ob Vorteile unterschiedlicher Tierarten genutzt werden müssen.

Es wird an dieser Stelle noch einmal betont, daß jede Tierart, die den anatomischen Ansprüchen genügt, gleich interessant für die Xenotransplantation ist, sobald die immunologischen und biochemisch/physiologischen Barrieren überwunden sind. So wäre das Herz eines Hundes, Pferdes, Känguruhs oder Delphins besser geeignet als das eines untrainierten Stallschweines. Schweineinseln als Insulinproduzent sind dagegen die Organe der Wahl. Haut von nackten Mäusen und haarlosen Ratten wären angenehmer als die Schwarte eines älteren Schweines, und die Lunge eines Jagd- bzw. Rennhundes oder Pferdes wäre sicher zuträglicher als das empfindliche Organ der Schafe.

Logistische Probleme würden durch die Xenotransplantation gelöst. Schweinezuchten würden in der Nähe der Transplantationszentren entstehen. Transportkosten von Transplantat und Entnahmeteam oder des Spenders für Lungentransplantation machen derzeit fast 50% der Gesamtoperationskosten aus. Diese würden entfallen. Die Konservierung der Organe über lange Zeit mit teuren Lösungen würde überflüssig. Frische Organe mit nur ultrakurzen warmen und kalten Ischämiezeiten wären, wie im Falle der Lebendspende, einsetzbar.

Zweifellos wären die tierischen Organe billiger als Allotransplantate. Zwar sind die Erstellungskosten für die ersten gnotobiotischen Einheiten hoch und noch höher für die Entwicklung eines transgenen Zuchtkernes, dann aber dürften die Kosten der Organspender jene von herkömmlichen zum Verzehr gemästeten Tiere nicht wesentlich überschreiten.

Ethische Probleme, die bei der Transplantation von menschlichen Organen existieren, würden zum großen Teil entfallen. Auch die Fragen der Allokation, d.h. der Zuteilung von Organen, wären einfach zu lösen. Solange keine vom Aussterben bedrohten Tierarten verwendet würden, sondern nur Haustiere, die sonst zum Verzehr bestimmt sind, dürften von tierschützerischer Seite keine Einwände bestehen. Interessanterweise hat sich keine der monotheistischen Religionen gegen die Transplantation von Tierorganen gewandt. Im Gegenteil, Rabbiner in den USA haben die kürzlich durchgeführten klinischen Xenotransplantationen für gut geheißen. Islamische Geistliche fanden Wege, den Koran so auszulegen, daß eine Xenotransplantation im Falle der Lebensrettung, selbst wenn Schweineorgane verwendet würden, erlaubt werden kann.

Das neue und grenzenlose Angebot an Organen würde dagegen andere moralische und ethische Probleme aufwerfen. Patienten und deren Angehörige könnten die Ärzte zwingen, diese billigen "ubiquitären" Organe zu verwenden. Ärzte könnten solche Organe wie Ware anbieten, selbst in Fällen, in denen eine Transplantation nicht gerechtfertigt wäre, zum Beispiel bei Feten, Neugeborenen, sehr alten Menschen oder Menschen, die an unheilbaren, nicht organischen Krankheiten leiden.

Auf beruflicher Ebene bestünde die Gefahr, das Machbare zu wagen und Experimente zu riskieren. Xenotransplantation darf nicht am Menschen durchgeführt werden, nur um Erfahrungen zu sammeln. In verzweifelten Situationen sollte nicht überstürzt gehandelt werden, nur weil ein Organ zur Verfügung steht. Unter der Gefahr des Todes könnten leicht übereilte Entschlüsse gezogen und Empfehlungen nicht kritisch genug abgewogen werden.

Die Folgen auf nationaler und internationaler Ebene können bisher nur vage erahnt werden.

Xenotransplantate zur Überbrückung von Zeit

Heute wird versucht, die Wartezeit mit künstlichen Organen zu überbrücken. Diese Möglichkeit stünde auch jetzt schon für die Xenotransplantation zur Verfügung. Im Falle von akutem Leberversagen oder nach Pilzvergiftung wurden Pavianlebern extrakorporal an die todgeweihten Patienten angeschlossen. In einigen Fällen, in denen die menschliche Leber nicht vollkommen zerstört war und sich noch einmal erholte, konnte das Leben der Patienten gerettet werden. Ein sogenanntes "Bridging" würde jedoch, wenn häufig angewandt, den eigentlichen Sinn der Xenotransplantation verfehlen. Menschliche Organe würden dadurch nicht eingespart, im Gegenteil, die Warteliste würde verlängert, da ein menschliches Organtransplantat später folgen müßte.

Wir wissen auch aus Experimenten, daß ein solches Vorgehen sogar Nachteile für den Empfänger haben könnte. Im naheverwandten System kommt es nämlich zur xenogenen Sensibilisierung der Empfänger und damit zu einer akzelerierten, wenn nicht hyperakuten Abstoßung des nachfolgenden allogenen Organs. Für Organe weitentfernt verwandter Tierarten wurde dies noch nicht untersucht, da Überlebenszeiten, die eine Sensibilisierung erlauben, nicht erzielt wurden. Sollte es eines Tages möglich sein, solche Organe über Monate und Jahre bei Funktion zu halten, wäre ein "Bridging" ohnehin hinfällig.

Zukunft der Xenotransplantation

Die Zukunft der Xenotransplantation hängt demnach von den Neuentwicklungen auf dem Bereich der Immunsuppression ab, die die Mechanismen vor allem der xenogenen hyperakuten Abstoßungsreaktion unterdrücken.

Im konkordanten System, das voraussichtlich kaum eine Bedeutung haben wird, wirken herkömmliche Immunsuppressiva bzw. neue Derivate, die vor allem die Antikörper bildenden B-Zellen kontrollieren, zufriedenstellend. Zusätzlich wird hier bereits mit Erfolg die Bestrahlung des lymphatischen Systems im Primaten- und Nagermodell eingesetzt. Die intrauterine Modulation der Immunantwort und xenogene Knochenmarkstransplantation im Fetus werden experimentell versucht, um damit einen gemischten Chimärismus zu erzeugen, einen Zustand, der eine xenogene Transplantation möglich machen könnte.

Das primäre und nächstliegende Ziel muß die Elimination der Spender-spezifischen präformierten Antikörper sein. Wie beschrieben, stehen hierzu mehrere Methoden zur Verfügung. Ungelöst ist immer noch das Problem der Nachbildung dieser Antikörper, auch nach Xenotransplantation. Andererseits ist ein normales Leben ohne PNAK nicht vorstellbar. Das gleiche gilt für andere Mediatoren, die vom Empfänger stammen und lebensnotwendig sind, wie Komplement und Zytokine bzw. Adhäsionsmoleküle. Die Natur hat durch diese vielen Mediatoren dafür gesorgt, daß ein kompliziertes, redundantes Netzwerk von Abwehrmechanismen ein Individuum und noch wichtiger eine Tierart vor dem Untergang durch "Fremdinvasion" schützt.

Deshalb wird im Augenblick versucht, durch Manipulation der Oberflächenantigene von Endothel- und Parenchymzellen, sogenanntes "genetisches Engeneering", die HXR zu unterdrücken. Bereits heute existieren gentechnisch leicht veränderte Nagetiere, aber auch Großtiere wie Rinder, Schweine u.a., die artfremde Genkonstrukte tragen. Es bleibt abzuwarten, ob es gelingt, einige Moleküle so gezielt zu verändern, daß die zentralen Mechanismen, die bei der Xenotransplantation ablaufen, blockiert oder antagonisiert werden können.

Die Verwendung von Tierorganen zu Transplantationszwecken würde dann eine vollkommen neue Situation für die Behandlung von Patienten mit tödlichen Erkrankungen heraufbeschwören. Phantastische Ideen werden bereits heute von opportunistischen Wissenschaftlern geäußert. Euthusiastische Visionen werden beschrieben, die bei Patienten zu falschen Illusionen führen. Aber auch warnende Stimmen werden laut, die befürchten, daß durch die Anwendung von Tierorganen eine "unmenschliche" Situation erzeugt wird. Es könnte in Extremsituationen zu viel getan werden, nur um ein Individuum am Leben zu erhalten, ohne dabei die ethischen Konsequenzen und die Lebensqualität zu berücksichtigen. Aber noch ist die klinisch relevante Xenotransplantation nur "ein Licht am Ende eines langen Tunnels" und ist bei weitem noch nicht " schon um die Ecke".

Entsprechende Literaturangaben beim Autor.

Experimentelle Neurologie

U. Büttner

Die Neurologie befaßt sich mit Störungen des zentralen und peripheren Nervensystems und ihrer Therapie. Das Nervensystem dient im wesentlichen der Aufnahme und der Verarbeitung sensorischer Informationen und der Vermittlung motorischer Impulse. Störungen können eine Fülle von Ursachen haben, die u.a. entzündlich, metabolisch und mechanisch bedingte Ausfälle einschließen.

Neurologische Forschung verfolgt verschiedene Richtungen, letztlich mit dem Ziel einer effektiven Therapie. Voraussetzung hierfür ist eine genaue Diagnostik. Hierzu gehört zum einen die Ätiologie einer bestimmten Erkrankung, zum anderen die lokalisatorische (topische) Zuordnung eines neurologischen Defizits. In allen Bereichen der Neurologie trugen und tragen Tiermodelle wesentlich zum Verständnis der normalen und pathologischen Hirnfunktionen bei. Sie sorgen zunehmend auch dafür, daß neurologische Erkrankungen nicht nur diagnostiziert, sondern auch erfolgreich behandelt werden. Im folgenden soll exemplarisch der aktuelle Forschungsstand und die Bedeutung von Tiermodellen bei einigen häufigen neurologischen Erkrankungen besprochen werden. Es sind dies die Multiple Sklerose, der Morbus Parkinson sowie Schwindel und Gleichgewichtsstörungen.

Multiple Sklerose

Die multiple Sklerose (MS, Encephalomyelitis disseminata) ist in unseren Breiten eine der häufigsten neurologischen Erkrankungen. Die Prävalenz (Häufigkeit) beträgt 30 bis 80 pro 100 000 Einwohner. Klinisch manifestiert sich die MS in der Regel im 2. und 3. Lebensjahrzehnt und kann durch Läsionen in allen Regionen des Zentralnervensystems (ZNS) zu sehr verschiedenen neurologischen Defiziten führen. Häufig sind Sehstörungen im Rahmen einer Retrobulbärneuritis, Augenmotilitätsstörungen, Koordinationsstörungen als Ausdruck einer Kleinhirnschädigung und spastische Lähmungen bei Pyramidenbahnläsionen. Charakteristisch ist der schubförmige Verlauf mit wochen- bis monatelangen Beschwerden und zwischenzeitlich völliger Remission besonders zu Beginn der Erkrankung. Im weiteren Verlauf kann es zu schwersten Behinderungen mit vollständiger Lähmung der Extremitäten kommen. In den meisten Fällen läßt sich die Diagnose durch den klinischen Verlauf und Zusatzuntersuchungen (Liquor, Kernspintomographie, Neurophysiologie) eindeutig stellen.

Die Ätiologie ist weiterhin nicht eindeutig geklärt. Entsprechend gibt es keine wirksame Therapie. Wesentliche Fortschritte, die eine genaue pathogenetische Zuordnung und damit die Basis für eine effektive Therapie erwarten lassen, wurden jedoch in den letzten Jahren erzielt. Es ist bekannt, daß es bei der MS zu einem Untergang des zentralen Myelins kommt. Myelin umgibt die Axone von Nervenzellen und begünstigt die Impulsübermittelung in Nervenzellen. Im Zentralnervensystem bilden Axone und Myelin die weiße Substanz im Gegensatz zur grauen Substanz, die vorwiegend Nervenzellkörper enthält. Entsprechend finden sich MS-bedingte Läsionen (MS-Herde) vorwiegend in der weißen Substanz. Während bei peripheren Nerven das Myelin von Schwannschen Zellen gebildet wird, geschieht dies im ZNS durch Oligodendrogliazellen.

Neuere Untersuchungen zeigen, daß der Untergang des zentralen Myelin durch eine Autoimmunreaktion hervorgerufen wird. Das Immunsystem dient der Erkennung und Entfernung von körperfremden Bestandteilen und Zellen. Dies geschieht durch Antikörper oder Lymphozyten (B- oder T-Lymphozyten). Unter besonderen pathologischen Bedingungen kann sich das Immunsystem auch gegen körpereigenes Gewebe wenden (Autoimmunreaktion). Für das Verständnis der hierbei ablaufenden Prozesse spielt als Tiermodell die experimentell-autoallergische Enzephalomyelitis (EAE) eine entscheidende Rolle (Hohlfeld, 1991; Martin et al., 1992).

Unter einer EAE versteht man eine experimentell induzierte autoallergische Enzephalomyelitis. Sie entsteht durch Immunisierung von Versuchstieren mit Myelinantigenen (z. B. Myelin-basisches Protein). Mit Hilfe der EAE konnte gezeigt werden, daß das Zentralnervensystem und das Immunsystem nicht völlig voneinander getrennt sind, was über lange Zeit angenommen wurde. Vielmehr können aktivierte myelinspezifische T-Lymphozyten vom Blut her in das Zentralnervensystem eindringen, d.h. sie überwinden die Bluthirnschranke. Normalerweise präsentieren die Gliazellen des Gehirnes keine Antigene, können diese Fähigkeit jedoch z.B. nach einem Entzündungsreiz erwerben. In diesem Falle reagieren die Antikörper der T-Lymphozyten mit den Gliazellen, die ihnen Myelinantigene präsentieren. Entsprechend der primären Aufgabe der Lymphozyten (Abwehr und Entfernung unerwünschter Bestandteile) kommt es zur Freisetzung von Zytokinen, die zur Zerstörung der Gliazellen führen.

Diese Mechanismen können im Detail bei der EAE untersucht werden. Die wesentliche Bedeutung dieses Tiermodelles liegt darin, daß die Erkrankung, wie die MS, vorwiegend auf das ZNS beschränkt ist und dort vor allem die weiße Substanz, d. h. Myelin und Oligodendrogliazellen befällt. Ferner ist die EAE autoaggressiv, indem sie sich gegen eigenes Gewebe wendet, und sie führt wie die MS zu einer spezifischen Zerstörung von Myelin und Oligodendrogliazellen. Für die experimentellen Bedingungen ist es auch sehr entscheidend, daß der Krankheitsverlauf exakt voraussagbar ist und daß autoaggressive T-Lymphozyten in beliebiger Menge zur Verfügung stehen.

Mit Hilfe der EAE gelang auch der Nachweis, daß es überhaupt myelinspezifische autoaggressive T-Lymphozyten gibt. Hieraus ergeben sich wichtige therapeutische Überlegungen, da eine Immuntherapie sich gezielt auf die Interaktion einer kleinen Untereinheit des Rezeptors der T-Lymphozyten mit den Myelinantigenen beschränken kann und nicht wahllos in das gesamte Immunsystem eingreifen muß. Die Immun-Therapie könnte dadurch spezifischer und schonender werden.

Morbus Parkinson

Der Morbus Parkinson ist eine Erkrankung des extrapyramidalen Systems (Basalganglien) und äußert sich klinisch in zunehmender Hypokinese (Reduktion und Verlangsamung von Bewegungen), Rigor (erhöhter Muskeltonus) und Ruhetremor. Es ist eine Erkrankung des Alters und bei Personen über 60 mit mehr als 1 % Betroffenen eine häufige Erkrankung. Auch nimmt die Häufigkeit der Erkrankung bei zunehmender Lebenserwartung weiterhin zu.

Die pathophysiologischen Mechanismen des M. Parkinson sind relativ gut untersucht. Im wesentlichen lassen sich die Defizite auf einen Dopaminmangel zurückführen, der Folge des Unterganges von dopaminhaltigen Neuronen in der Pars compacta der Substantia nigra ist. Entsprechend führt eine Substitutionstherapie mit L-DOPA (dem Vorläufer von Dopamin) oder anderen Dopamimetika zu einer deutlichen Verbesserung der Beschwerden, insbesondere der Hypokinese.

Nach einigen Jahren Erkrankung und Therapie läßt jedoch die Wirksamkeit der Medikamente nach und es kommt zu den gefürchteten Spätkomplikationen, die die Patienten höchstgradig beeinträchtigen. Hierzu gehören akut einsetzende Akinesien (Bewegungsunfähigkeit), psychotische Störungen und z.T. sehr schmerzhafte Bewegungsstörungen (Dystonien). Zwischendurch können ausgeprägte Hyperkinesen (Überbeweglichkeit) auftreten, die zwar geordnete Handlungen beeinträchtigen, jedoch den Betrachter (z. B. Gemeinde - Pastor auf der Kanzel) häufig mehr als den Betroffenen stören.

Ziel der gegenwärtigen Parkinsonforschung ist es daher zum einen, zu klären, warum es bei manchen Menschen zu einem frühzeitigen Untergang der Dopaminzellen kommt. Zum anderen jedoch die Frage, wie ein möglichst konstanter, den natürlichen Bedingungen entsprechender Dopaminspiegel im Gehirn hergestellt bzw. wiederhergestellt werden kann.

Der erfolgversprechendste Ansatz hierzu ist die Transplantation von dopaminproduzierenden Zellen in das Zentralnervensystem (Kupsch et al., 1991). Dieses Vorhaben wirft eine Fülle von Fragen auf, die praktisch nur im Tierversuch zu lösen sind. Wo sollen die Zellen implantiert werden? Von welchem Spender müssen die Zellen sein? In welcher Zeit müssen die gespendeten Zellen implantiert werden? Welche Faktoren begünstigen das Überleben von funktionsfähigen Dopamin produzierenden Neuronen im ZNS?

Die Beantwortung dieser Fragen ist möglich, da es seit einigen Jahren ein Tiermodell gibt, das dem des menschlichen M. Parkinson sehr nahe kommt. Und zwar führt die Substanz MPTP (N-Methyl -4- Phenyl -1,2,3,6- Tetrahydropyridin) über Zwischenschritte zu einer selektiven Schädigung dopaminerger Zellen. Die Wirkung von MPTP wurde Anfang der 80er Jahre zufällig entdeckt, als sich jugendliche Heroinsüchtige versehentlich MPTP-kontaminierte Drogen injizierten. Bei nicht menschlichen Primaten führt MPTP zu einem Parkinsonsyndrom, das sich mit Dopamin-Ersatztherapie behandeln läßt. Bestimmte Mäusearten zeigen nach MPTP-Gabe biochemische und histologische Läsionen, die denen der Parkinsonschen Krankheit ähneln. In einem weiteren Tiermodell wird das Neurotoxin 6-OHDA (6-Hydroxydopamin) einseitig intracerebral (in die Nähe der Substantia nigra) injiziert und löst damit ebenfalls auf neurotoxischer Basis ein Dopaminmangelsyndrom aus. Da es einseitig ist, löst es, z.B. bei der Ratte, ein spontanes, gut quantifizierbares, einseitiges Drehverhalten aus, was ebenfalls durch dopaminerge Substanzen beeinflußt werden kann (Abb. 1).

Basierend auf den genannten Tiermodellen zeichnen sich gegenwärtig folgende Entwicklungen bei der Transplantation von Dopamin produzierenden Zellen ab (Abb. 2).

Implantation von autologem Nebennierenmark. Im Nebennierenmark finden sich ebenfalls dopamin-produzierende Zellen. Bisherige Versuche, autologes (körpereigenes) Nebennierenmark in der Hauptempfängerstruktur für Dopamin im Gehirn, dem Striatum, zu implantieren, haben bislang nicht die Erwartungen hinsichtlich einer langfristigen, nebenwirkungsarmen und reproduzierbaren Wirkung erfüllt.

Dagegen lassen die langjährigen tierexperimentellen Erfahrungen an der Ratte und am nicht menschlichen Primaten mit der **Transplantation von fetalen Mittelhirnzellen,** die dopaminerge Zellen enthalten, erwarten, daß dieses Verfahren zu anhaltenden motorischen Verbesserungen beim Parkinsonsyndrom führt. Bei der großen klinischen Bedeutung dieser Behandlungsmöglichkeit wurden Transplantationen mit fetalem Gewebe inzwischen auch schon bei mehr als 150 Patienten durchgeführt. Die bisherigen Ergebnisse, besonders auch von sehr kritischen Arbeitsgruppen, sprechen dafür, daß diese auf Tierexperimenten beruhende Behandlungsmöglichkeit tatsächlich die gewünschten therapeutischen Erfolge zeigt. Die an diesen Untersuchungen

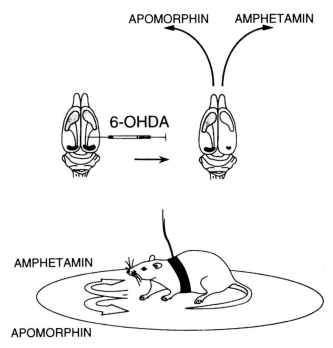

Abb. 1: Schematische Darstellung des 6-Hydroxydopamin- (6-OHDA) Modelles der Ratte im Rahmen der experimentellen Parkinsonforschung (aus Kupsch et al., 1991). Ratten zeigen nach einseitiger intracerebraler Injektion des Neurotoxins 6-OHDA ein spontanes, leichtes Drehverhalten zur Seite der Hirnschädigung (ipsilateral) auf. Durch die dopaminerge Substanz Apomorphin kann dieses Verhalten überkompensiert werden und es kommt zu einem Drehverhalten zur Gegenseite. Die katecholaminerge Substanz Amphetamin verstärkt dagegen das Drehverhalten nach ipsilateral.

beteiligten Wissenschaftler warnen selbstverständlich vor einer vorzeitigen Euphorie, da Langzeitergebnisse über viele Jahre bisher nicht vorliegen. Auch sind immunologische Fragen hinsichtlich einer Abstoßungsreaktion des fetalen Gewebes bisher nicht abschließend geklärt. Es könnte sein, daß, wie beim Affen, eine immunsuppressive Therapie auch bei Menschen nicht notwendig ist. Auf jeden Fall zeichnen sich bei der Parkinsonbehandlung neue Konzepte ab, die ohne Tierversuche sicherlich nicht möglich wären.

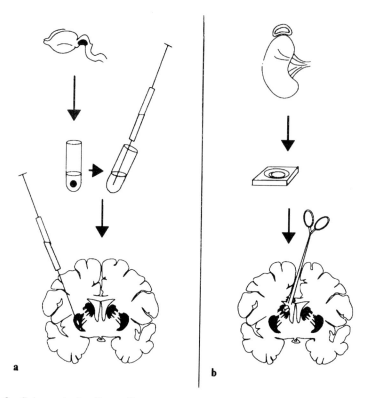

Abb. 2: *Schematische Darstellung der verschiedenen Transplantationstechniken beim Morbus Parkinson (aus Kupsch et al., 1991). (A) Transplantation von fetalen Mittelhirnzellen. (B) Transplantation von autologem Nebennierenmark. Oben ist jeweils gepunktet das Spenderorgan gezeigt (A: fetales Mittelhirn, B: Nebennierenmark). Die hieraus gewonnenen Zellsuspensionen werden in die Basalganglien (gepunktet) des Gehirnes injiziert (A) oder operativ in eine vorgeformte Höhle (B) eingebracht.*

Schwindel und Gleichgewichtsstörungen

Schwindel ist neben Kopfschmerzen eine der häufigsten Beschwerden, die Patienten zum Arzt führt. Bei der Diagnosestellung ist es wichtig, die Schwindelbeschwerden genau zu klassifizieren, da sich bei genauerem Befragen in vielen Fällen Hinweise für andere Beschwerden ergeben, die von Schwindel im engeren Sinne, dem vestibulären Drehschwindel, getrennt werden müssen. Hierzu gehört z.B. neben einem unspezifischen Kopfdruck eine Gangunsicherheit, die allein Folge einer isolierten Schädigung der peripheren Nerven (Polyneuropathie) mit Ausfall der proprioceptiven Afferenzen zum Gehirn sein kann. Die proprioceptiven Afferenzen vermitteln Informationen über den Bewegungszustand der Extremitäten, z.B. die Stellung der Gelenke. Auch Oszillopsien (Scheinbewegungen) müssen vom vestibulären Schwindel unterschieden werden. Oszillopsien entstehen bei vorwiegend pathologischen Augenbewegungen, die einen Bewegungseindruck auf der Netzhaut hervorrufen, ohne daß eine Bewegung der visuellen Umwelt oder des Kopfes vorliegt.

Schwindel im engeren Sinne (vestibulärer Drehschwindel) ist Folge eines sensorischen Konfliktes (Brandt, 1991). Bei einer Kopfbewegung z.B. erhält das Gehirn gleichzeitig vestibuläre Information vom Labyrinth im Innenohr und visuelle Information von der Netzhaut des Auges (Abb. 3). Stimmt die Information von den verschiedenen Eingängen nicht mit den Erwartungen des Gehirnes überein, dann kommt es zu einem sensorischen Konflikt und Schwindel.

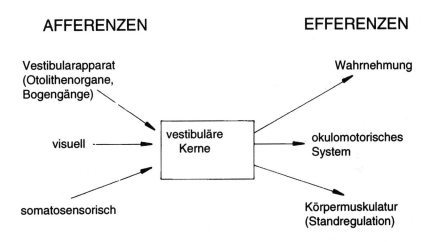

Abb. 3: Die zentrale Rolle der vestibulären Kerne im Hirnstamm im Rahmen der Bewegungswahrnehmung und Gleichgewichtsregulation. Die Nervenzellen der vestibulären Kerne werden nicht nur durch Afferenzen vom Vestibulärapparat des Innenohres, sondern auch durch visuelle und somatosensorische Afferenzen aktiviert. Aktivitätsänderungen der vestibulären Kerne beeinflussen verschiedene efferente Systeme, wie die Bewegungswahrnehmung, die Augenbewegungen und die Körperhaltung.

Vestibulärer Schwindel kann physiologisch umweltbedingt oder pathologisch nach Läsionen im Nervensystem entstehen.

Zu physiologischem Schwindel kommt es bei einer Seereise, wenn der Reisende in der Kabine die Bewegungen des Schiffes mit dem Vestibularapparat wahrnimmt, das Auge ihm jedoch eine stationäre visuelle Umwelt signalisiert. Ein pathologischer Schwindel tritt nach einseitiger Läsion des Vestibularapparates auf, was eine Bewegungswahrnehmung auslöst. Auch hier ist die visuelle Umwelt stationär.

Es ist bekannt, daß gerade beim vestibulären System die Interaktion verschiedener Sinnessysteme eine entscheidende Rolle spielt. So entsteht bei passiver Ganzkörperdrehung im Dunkeln allein durch Aktivierung des Vestibularapparates das Gefühl einer Eigendrehung. Genau dasselbe Gefühl einer Eigendrehung kann aber auch durch einen bewegten, großen visuellen Reiz ausgelöst werden (Vection), ohne daß der Kopf und Körper sich bewegen. Diese Vection erlebt man z.B. auf dem Bahnhof, wenn der Nachbarzug sich in Bewegung setzt und man fälschlicherweise eine Bewegung des eigenen Zuges wahrnimmt.

Hieraus ergeben sich eine Fülle von Fragen, die nur im Tierexperiment zu lösen sind. Was geschieht im Zentralnervensystem, wenn Informationen aus mehreren Sinnessystemen verarbeitet werden müssen? Wie kompensiert das Zentralnervensystem Läsionen? Wie adaptiert sich das Zentralnervensystem an veränderte Umweltbedingungen? Die Lösung dieser Fragen ist zum einen für die Diagnostik und Therapie von Schwindel und Gleichgewichtsstörungen wichtig. Sie spielen ferner aber auch eine große Rolle für die Bewältigung der veränderten Umweltbedingungen in der Luftfahrt und besonders in der Raumfahrt.

Ihre Beantwortung geht jedoch auch über den rein vestibulären Bereich hinaus. Jeder vestibuläre Reiz führt nicht nur zu einer Bewegungswahrnehmung, sondern auch im Rahmen des vestibulo-okulären Reflexes (VOR) zu einer Augenbewegung (Büttner und Büttner-Ennever, 1988). Von Tierexperimenten weiß man, daß die Grundstruktur des VOR nur aus 3 Nervenzellen (Neuronen) besteht. (Nerv vom peripher-vestibulären Apparat; Nerv vom vestibulären Kern im Hirnstamm; Okulomotorischer Nerv zum Augenmuskel). Er ist daher ein ideales Modell, eine der Hauptfragen der Hirnforschung zu untersuchen: Wie nimmt das Zentralnervensystem sensorische Informationen auf und setzt es in gezielte motorische Aktivitäten um?

Die Beantwortung dieser Frage wird zusätzlich dadurch erleichtert, daß die sensorischen Eingänge für das vestibuläre System sehr genau erfaßt werden können (Abb. 3) und ferner, daß die Untersuchung der Okulomotorik im Vergleich zur Skelettmotorik der Extremitäten entscheidende Vorteile bietet, da keine unterschiedlichen Lasten der Muskeln zu berücksichtigen sind, und die möglichen Bewegungsparameter des Auges weniger komplex als z.B. die des Armes sind.

Mit Hilfe von Tierexperimenten konnte gezeigt werden, daß eine multisensorische Interaktion bereits in den Neuronen der vestibulären Kerne stattfindet, d.h. unmittelbar nachdem die Information vom peripheren Vestibularapparat in den Hirnstamm gelangt (Abb. 3, Büttner und Büttner Ennever, 1988).

Neben vestibulären und visuellen Eingängen reagieren vestibuläre Kernneurone auch auf proprioceptive Eingänge. Dem entspricht, daß eine Bewegungsempfindung und Augenbewegungen auch durch passive Gelenkbewegungen ausgelöst werden können. Es ist daher anzunehmen, daß Erregung des peripheren Vestibularapparates nicht zu priviligierten Empfindungen führt, wie z.B. akustische Reize im Hörsystem, sondern daß auch andere sensorische Afferenzen (visuelle, proprioceptiv) identische Empfindungen auslösen können (Brandt, 1991).

In jüngster Zeit ist es mit Hilfe von Tierexperimenten ferner gelungen, wesentliche Einblicke in die neuronalen Mechanismen der Adaptation im visuell-vestibulären System zu erhalten (Lisberger, 1988). Die Ergebnisse können als beispielhaft für die Rolle des Zentralnervensystems beim motorischen Lernen angesehen werden. Im wesentlichen geht es hierbei um folgendes: Der VOR bewegt das Auge bei einer Kopfbewegung genau entsprechend der visuellen Umweltverschiebung, so daß das Bild auf der Netzhaut stationär bleibt. Verstärkungsgläser verändern diese Interaktion. Dies führt zu einem sensorischen Konflikt und Schwindel, was eine häufige Erfahrung beim Tragen einer neuen Brille ist. Nach einiger Zeit löst jedoch das ZNS diesen Konflikt durch zentrale Anpassung (Adaptation) an die neue Situation. Wie Abb. 4 zeigt, kann man die einzelnen Neurone, die an diesem Prozeß beteiligt sind,

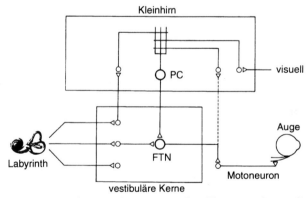

Abb. 4: Die Darstellung der einzelnen neuronalen Elemente, die im Gehirn an der Adaptation des vestibulo-okulären Reflexes (VOR) beteiligt sind (modifiziert nach Lisberger, 1988). Das Kleinhirn erhält Informationen vom Labyrinth, über Augenbewegungen (Motoneuron) und visuelle Eingänge. Das Ausgangselement des Kleinhirns (PC, Purkinjezelle) sendet Informationen zu speziellen Neuronen (FTN, "flocculus target neurons") in den vestibularen Kernen. Nach Lisberger findet die Adaptation an den FTN-Neuronen statt.

identifizieren und ihre Funktion beschreiben. Diese Befunde tragen wesentlich zum Verständnis zentralnervöser Funktionen beim motorischen Lernen bei. Mit den genannten Ergebnissen ist sicher nur ein Teil der Probleme der Schwindeldiagnostik und -therapie zu lösen. Sie sind aber auf jeden Fall Voraussetzung for weiterführende Untersuchungen (z.b. gezielter neuropharmakologischer Eingriff in die Interaktion der einzelnen Nervenzellen), um damit zur Entwicklung rationaler Therapien beizutragen.

Danksagung

Prof. Hohlfeld und Prof. Oertel danke ich für die kritische Durchsicht und ebenfalls Frau Pfreundner und Frau Wendl für das Schreiben des Manuskripts.

Literatur

[1] Brandt Th (1991) Vertigo - its multisensory syndromes. Springer Verlag, London

[2] Büttner U, Büttner-Ennever JA (1988) Present concepts of oculomotor organization. In: Büttner-Ennever JA (Ed.) Neuroanatomy of the Oculomotor System (Reviews of Oculomotor Research Vol 2). Elsevier, Amsterdam 3-32

[3] Hohlfeld R (1991) Nervensystm (Neuroimmunologie). In: Gemsa, Kalden, Resch (Hrsg.) Immunologie, Thieme, Verlag, Stuttgart, S. 512-523

[4] Kupsch A, Sauer H, Oertel WH (1991) Transplantation von Dopamin-herstellenden Nervenzellen: Eine neue Therapiestrategie gegen das idiopathische Parkinson-Syndrom? Nervenarzt 62: 80-91

[5] Lisberger SG (1988) The neural basis for learning of simple motor skills. Science 242: 728-735

[6] Martin R, McFarland HF, McFarlin DE (1992) Immunological aspects of demyelinating diseases. Annu Rev Immunol 10: 153-187

Kommunikationsproblem Tierversuche
Eine Analyse am Beispiel der
"Münchener Makaken"

I. A. Aune

Vorbemerkung

Wenn man über mehrere Jahre hinweg tagtäglich mit den verschiedensten Aspekten der tierexperimentellen Forschung im Hinblick auf die Kommunikation innerhalb der Wissenschaft und mit der Öffentlichkeit arbeitet, ergibt sich dadurch eine Fülle von Erfahrungen, die sich häufig wiederholen und dadurch die Strukturen dieser Kommunikation offenlegen. Gleichzeitig unterliegt man durch die tägliche Auseinandersetzung mit dem Thema aber auch der Gefahr der Betriebsblindheit und einer Voreingenommenheit. Die vorgestellten Fakten und die sich daran anknüpfenden Überlegungen erheben daher keinen Anspruch auf Neutralität und Ausgewogenheit, sie können nur eine persönliche Einschätzung der Situation sein.

1. Lagerdenken bei Tierversuchen

Häufig werden Debatten über Tierversuche, wenn es zu einer sachlichen Diskussion überhaupt kommt, mit pauschalierten Argumenten geführt. Diese Schwarzweißmalerei erleichtert den etablierten Rednern auf beiden Seiten die Arbeit, ein Ergebnis in der Sache, und sei es nur eine punktuelle Annäherung, ist in solchen Fällen kaum möglich und vielleicht auch nicht erwünscht. Selbst wenn eine Seite willens ist, eine Annäherung zu versuchen, reagiert die andere Seite darauf meist mit Ablehnung und Unverständnis. So wenig ein Wissenschaftler sich der emotionalen Bedürfnisse einer durch die Berichterstattung über Tierversuche leidenden Tierschützerin annimmt, so abweisend zeigen sich die - auch akademisch gebildeten - Tierversuchskritiker, wenn ein konkretes Beispiel mit allen Konsequenzen zu Ende diskutiert werden soll.
Dieses Verhalten führt zwangsläufig zu einem Lagerdenken auf beiden Seiten, das in seiner dramatischsten Ausprägung am Verhalten der Studiogäste bei Fernsehdiskus-

sionen zu beobachten ist, die jeden Punktgewinn ihres Protagonisten mit Applaus feiern.

Diese "Kommunikationsprobleme in der Tierschutz-Diskussion" wurden auf einer gleichnamigen Tagung der Tierschutzorganisation "Forum Humanum e.V." im November 1991 in Ludwigshafen unter Leitung von Wasmut REYER (1993) gemeinsam von Vertretern beider Lager erörtert. Mit dieser Diskussion über die Streitkultur in Tierschutzfragen sollte erstmals eine Annäherung versucht werden, ohne auf die inhaltlichen Aspekte und auf Einzelfälle eingehen zu müssen. Die gewünschte Anbahnung einer gemeinsamen Diskussionsplattform und eine Annäherung zwischen den Positionen der Teilnehmer fand tatsächlich statt. Doch offensichtlich war ein solcher Dialog zwischen Kritikern und Befürwortern von Tierversuchen nicht erwünscht: Heftige interne Kritik an der Veranstaltung übte der Bundesvorstand der Tierversuchsgegner.

Dieser Annäherungsversuch, indem zuerst die Modalitäten eines Dialoges besprochen werden, ehe man die Problem-Ebene betritt, verdient es, aufgegriffen und fortgeführt zu werden. Auch - und vielleicht gerade - gegen den Widerstand einzelner Gruppierungen in *beiden* Lagern. So ließen sich strittige von unstrittigen Bereichen trennen und zumindest in Teilbereichen ein Konsens erzielen. Dadurch bräuchte nicht in jeder Diskussion erneut die gesamte Problematik aufgerollt zu werden, eine Konzentration auf die verbliebenen Probleme könnte zu deren Lösung und zu einem verbesserten Tierschutz bei Tierversuchen beitragen.

Das Lagerdenken bringt für den Alltag zahlreiche Vorteile, man weiß Freund und Feind zu unterscheiden, und es bedarf keiner großen Anstrengungen, um sich an der Debatte zu beteiligen. Das Aufbrechen aus diesem Lagerdenken birgt die Gefahr der Orientierungslosigkeit in sich, so wie es in der großen Politik nach dem Zerbrechen des Warschauer Paktes und der Sowjetunion der Fall ist.

So betrachtet ergeben sich für das Lagerdenken auch bei den an der Diskussion Tierversuche Beteiligten Vorteile, vor allem dann, wenn das eigene Lager sehr heterogen ist, verschiedene Ziele verfolgt und zur Zerstrittenheit neigt. Dann ist es gut, auf den einen großen Feind von außen zu zeigen: auf "die Tierschützer" oder "die Wissenschaftler" oder "die Pharmalobby".

1.1 Die Wissenschaft: ein geschlossenes Lager?

Daß der Zusammenhalt im Lager der Wissenschaft keineswegs so groß und damit die Feststellung eines Lagerdenkens nur teilweise berechtigt ist, zeigt der Tierversuchskritiker RAMBECK (1990) für die Vertreter der Forschung: "Auf der anderen Seite scheinen die Befürworter von Tierversuchen eine geschlossene Front zu bilden. Dies erklärt sich vor allem damit, daß sie sich in der Verteidigung befinden, und dabei verwischen sich prinzipielle Interessengegensätze. (...) Und doch müßte sich diese Front aufgrund der unterschiedlichen Interessen aufweichen lassen." Solange sich der einzelne Wissenschaftler hinter einer Fachgesellschaft, seiner Universität oder Firma, seinem Institut oder seiner Abteilung verstecken kann, ist der Zusammenhalt gewährleistet. Doch sobald es darauf ankommt, einem in Bedrängnis geratenen Kollegen zu helfen, ist sich jeder selbst der nächste. Die zur Auflehnung gegen eine Einheitsfront aus Tierschützern, Medien und Politik notwendige Zivilcourage ist nicht jedem gegeben. Daß hier ein Wandel eingesetzt hat, ist zwar erfreulich, doch belegt dies auch, daß es das in sich geschlossene Lager innerhalb der Wissenschaft dann, wenn es im Einzelfall darauf ankommt, nicht überall gibt.

Eine in Tierschutzkreisen gerne vorgenommene Einteilung der biomedizinischen Forscher erfolgt in "gute" und "schlechte". Die "Guten" sind diejenigen, die Ersatz- und Ergänzungsmethoden zum Tierversuch ("Alternativmethoden") entwickeln und einsetzen. Die "Schlechten" dagegen wollen auf Tierversuche nicht verzichten und nicht einsehen, daß mit Alternativmethoden besser geforscht werden könne. Abgesehen davon, daß auch für Alternativmethoden zahlreiche Tiere für die Organentnahmen und für das Anlegen und Betreiben von Zellkulturen (fetales Kälberserum) sterben, ist mit einem solchen Ansatz eine sinnvolle Wissenschafts- und Methodenkritik nicht zu erwarten.

Doch an dieser Stelle sollen nicht die eigenen Schwächen aufgezeigt werden, sofern sie nicht offensichtlich sind. Das liegt weniger daran, der ohnehin sehr gut informierten "Gegenseite" zu helfen, als vielmehr daran, die Wissenschaftler nicht zu verprellen. Denn auch Forscher sind nur mit allen Schwächen und Mängeln ausgestattete Menschen. Die sich insgeheim darüber freuen, daß es die Kollegen getroffen hat, die eher als Konkurrenz um Forschungsgelder und Entdeckerehren denn als Teil der Wissenschaftlichen Gemeinde gesehen werden. Nicht selten ist auch der Kontakt zum Kollegen in Übersee über das Faxgerät besser als die Verständigung mit dem Zimmernachbarn auf dem Institutsflur.

Es soll die Beteiligung der Wissenschaft an der Kommunikationsmisere nicht verschwiegen werden. Die Wissenschaftler haben viel zu spät und dann viel zu zaghaft ihre Öffentlichkeitsarbeit aufgenommen und noch gar nicht erkannt, daß mit Inkrafttreten des Washingtoner Artenschutzabkommens kein Elfenbein mehr zur Verfügung steht, aus dem sich die Türme schnitzen ließen, in die sich ihre Vorgänger einst zurückzogen. Die vielzitierte, oft auch nur herbeigeredete "veränderte Einstellung zum Tier" der Menschen in den Metropolen der postindustriellen westlichen Gesellschaften, so irrational, und auf die gesamte (Welt-) Bevölkerung bezogen, so irrelevant sie auch erscheinen mag, ist in einer Mediengesellschaft ein Problem, dem man sich nicht durch Ignorieren entziehen kann.

Diese Fehler und Versäumnisse der Wissenschaft werden - auch offen - eingeräumt und zunehmend in geschlossenen Kreisen diskutiert. Diese Arbeitskreise und Seminare zeigen auch Erfolge bei der Aufarbeitung dieser Probleme. Die Erfahrungsberichte und Empfehlungen aus diesen Diskussionen sind bei den Vorständen der Fachgesellschaften, die sich daran beteiligt haben, erhältlich.

Die Probleme der Wissenschaft mit der Öffentlichkeitsarbeit sind hier nur angerissen worden, die internen Ursachen dafür und die Probleme mit deren Lösung sind den meisten Wissenschaftlern geläufig oder zugänglich. Schwieriger gestaltet es sich, die "Gegenseite" zu verstehen und für sie das für einen Dialog notwendige Verständnis zu entwickeln.

1.2 Tierschützer: Wer ist das eigentlich?

Die Geschlossenheit des Lagers der Tierversuchskritiker wird hauptsächlich dadurch erreicht, daß sie aus Sicht der Wissenschaft undifferenziert als "Tierschützer" wahrgenommen werden. Damit grenzt sich die Wissenschaft aus dem Kreis der Tierschützer aus, das Wort Wissenschaftler mutiert zum Schimpfwort, und sie muß sich Bezeichnungen wie "Tierquäler" gefallen lassen.

Die in Hessen behördlicherseits von dem damaligen Landesbeauftragten für den Tierschutz, Ilja Weiss, eingeführte Bezeichnung "Tiernutzer" sollte die tierexperimentelle Wissenschaft ganz offen von den Tierschützern trennen. So unerfreulich diese Bezeichnung auch sein mag, sie führt zum Selbstverständnis derer, die sie einführten. Denn es handelt sich bei vielen der als Tierschützer bezeichneten Tierversuchsgegner eigentlich um Tier*nutzungs*gegner, was im folgenden hergeleitet werden soll.

Woher nehmen Wissenschaftler das Recht, sich nicht als Tierschützer bezeichnen zu lassen, wo sie doch dem Tierschutz in besonderer Weise gesetzlich verpflichtet sind? Es gibt wohl kaum jemanden, der Tierschutz ablehnt oder von sich behauptet, kein Tierschützer zu sein. Doch darf ein Tierexperimentator oder ein Tierschutzbeauftragter sich als Tierschützer fühlen oder gar bezeichnen? Wer legt eigentlich fest, wer ein Tierschützer ist?

Aus diesen Zuordnungschwierigkeiten ergeben sich auch Kommunikationsprobleme: Einem Kind wird man nicht mit einem biomedizinischen Fachvokabular die Notwendigkeit von Forschung an Tieren erklären können und einen fundamentalistischen Tierrechtler nicht durch Vorführen der Tierhaltung überzeugen.

Ein weiteres Problem ergibt sich durch das Verstecken der politischen Tierrechtsbewegung hinter dem Begriff "Tierversuchsgegner" und der Vereinnahmung des Tierschutzgedankens durch Gruppierungen, die vorrangig andere Ziele als den Tierschutz verfolgen.

Dieses Begriffswirrwarr und Beziehungsgeflecht muß entwirrt und entflochten werden. Einen Ansatz dazu lieferte MIERSCH (1991), der die Divergenz zwischen

174

Tierschützern und Naturschützern aufzeigt. Die hier vorgenommene Einteilung beruht auf unterschiedlichen Kommunikationsstrategien, die tierexperimentell arbeitende Wissenschaftler im Umgang mit Tierschutzaktivisten jeweils anwenden sollten.

1.2.1 Der karitative Tierschutz

Der karitative oder traditionelle Tierschutz ist das, was in der Öffentlichkeit gemeinhin unter Tierschutz verstanden wird. Er orientiert sich meist am Leid des individuellen Tiers. Vertreten wird diese Gruppe durch die zahlreichen Tierschutzvereine und den Deutschen Tierschutzbund, dessen Führungsspitze aber zunehmend radikalisiert und zum politischen Tierschutz strebt.

In diese Gruppe gehören *Kinder und Jugendliche*, die einer rationalen Argumentation noch nicht zugänglich sind.

Dazu gehören auch die - und das ist in keiner Weise abwertend gemeint - emotionalen Erwachsenen, im organisierten Tierschutz meist durch Frauen in der zweiten Lebenshälfte repräsentiert.

Die *ethisch motivierten Kritiker* rekrutieren sich aus einer sozial gehobenen und gebildeten Schicht, die durchaus eine philosophisch und ethisch fundierte Position vertreten, wissenschaftskritisch orientiert sind und meist abseits der biomedizinischen und zoologischen Realität leben.

Für den karitativen Tierschützer ist das Gegenteil von Tierschutz die Tierquälerei. Daher ist diese Gruppe vor allem an der Durchführung der Tierexperimente, der Belastung der Tiere dabei und der Tierhaltung interessiert und durch Führungen durch Tierställe und Labors zu überzeugen.

Sachlichen Gesprächen stehen diese Tierschützer sehr offen gegenüber - auch wenn die eigenen Funktionäre das nicht gerne sehen oder dulden. Mit diesem Personenkreis sind Diskussionen über Fortschritte und Verbesserungsmöglichkeiten bei der Tierhaltung und der Versuchsdurchführung ergiebig, es läßt sich auch über die Abwägung zwischen dem Leid der jeweiligen Tiere und dem Nutzen aus dem Versuch und über die damit zuammenhängenden ethischen Probleme reden.

1.2.2 Der politische Tierschutz

Ein völlig anderes Kommunikationsverhalten zeigen die Anhänger des politischen Tierschutzes. Sie beziehen ihre Argumentation auf Tiere in ihrer Gesamtheit, sie nennen sich selbst "Tierrechtler", kämpfen für "Tierrechte", ohne diese aber genauer zu umschreiben.

Für Tierrechtler ist das Gegenteil von Tierschutz die "Tiernutzung". Daraus ergibt sich, daß ein "Tiernutzer", zumindest aus der Sicht der Tierrechtler, kein Tierschützer sein kann.

Die Wissenschaft hat es hier mit einer heimtückischen Begriffsverwirrung zu tun, denn eigentlich müßten sich die Tierrechtler als Tier*nutzungs*gegner bezeichnen (lassen) und dürften sich nicht als (politische) Tierschützer ausgeben. Das tun sie aber nur in einem sehr eingeschränkten Ausmaß, wenn sie als "Tierversuchsgegner" auftreten. Denn in einer wissenschafts- und technikfeindlichen Gesellschaft wird der Bereich "Tierversuche" mit Hilfe simpler Propagandatricks auf wesentlich mehr Ablehnung in der Gesamtbevölkerung stoßen als Fleischverzehr, Milchtrinken oder Honigschlecken.

Zwar haben Vegetarier als "Fleischgegner" in einer Zeit, in der sich die Öffentlichkeit heftig über Schlachtviehtransporte, Schweinepest und Rinderwahnsinn aufregt, sicherlich einige Erfolge vorzuweisen.

Doch Milchgegner oder Honiggegner werden es, abgesehen von einigen Allergikergruppen, sehr schwer haben, ihre Argumente überhaupt einer breiteren Öffentlichkeit vorzutragen.

Und dennoch ist die Ablehnung jeglicher Tiernutzung die gemeinsame Basis der Ideologen, die sich Tierrechtler nennen. Die politische oder religiöse, auf alle Fälle weltanschauliche Zielsetzung dieser Gruppierung ist das Verbot von Wolle und Seide, von Pelz und Leder, von Fleisch, Milch und Käse, von Zoos und Zirkustieren, von privater Heimtierhaltung und eben auch Tierversuchen. Dies ist in der "Proklamation der Grundrechte der Tiere" niedergelegt, die in der Zeitschrift "Der Vegetarier 3/1993" erschien und im Anhang dokumentiert ist. Daß diese Erklärung keinen Einzelfall darstellt, ist den "Droits de l'animal" der Ligue Francaise des Droits de l'Animal (1991), der französischen Tierrechtsliga, zu entnehmen, die in der Zeitschrift "Terre sauvage" veröffentlicht wurde.

Die meisten Gruppierungen mit der Bezeichnung "Tierversuchsgegner" beschäftigen sich demzufolge auch mit Legehennenhaltung und Lebendviehtransport und dokumentieren damit, daß sie nicht ausschließlich Antivivisektionisten sind.

Die Vertreter des politischen Tierschutzes sind sehr heterogen, was die Radikalität ihrer Forderungen betrifft. So gibt es eine Strömung, die den sofortigen Verzicht auf alle Tierversuche fordert, und eine andere, die bei der zeitlichen Umsetzung kompromißbereiter ist. Diskussionen hierüber führen zu erheblichen Spannungen zwischen den beiden Strömungen und können als Nagelprobe zu ihrer Identifizierung eingesetzt werden. Denn nur mit den gemäßigteren unter den Tierrechtlern wird, wenn überhaupt, eine Diskussion stattfinden können. Und dann sollte vorrangig über die Frage nach der Stellung des Menschen zum Tier und die gesellschaftspolitische Konsequenz der Umsetzung der "Tierrechte" diskutiert werden. Diese religiöse und politische Debatte ist hier das entscheidende Moment, die Tierversuche sind hierfür nur der Einstieg und lenken von der wirklichen Kernfrage ab. Es geht hier überhaupt nicht um Tierversuche, sondern um das Selbstverständnis des Menschen. Eine solche Diskussion setzt die Bereitschaft und die Kenntnisse voraus, die Tierrechtsforderungen in ihren gesellschaftspolitischen Zusammenhang zu rücken.

1.2.3 Der Tierschutzterror

Diejenigen, die im Namen des Tierschutzes zu Telefonhörer oder Brandfackel greifen, lassen sich schwer in einen Kommunikationsprozeß einbinden. Zwar kann man anonymen Anrufern noch antworten, doch die Schreiber anonymer Briefe erreicht man kaum. Und wenn sie dennoch durch einen Hinweis ausgemacht und angeschrieben werden, wird die Post ungeöffnet mit dem Vermerk "Annahme verweigert" zurückgeschickt, wie es die Vorsitzende einer Frankfurter Aktionsgruppe gegen Tierversuche machte.

Die gewalttätigen Tierschützer bezeichnen sich selbst gern als "Tierbefreier" und "Autonome Tierschützer" und lassen sich durch legale Sprachrohre wie den "Bundesverband der Tierbefreier" in der Öffentlichkeit zur Verbreitung ihrer Selbstbezichtigungsschreiben für Anschläge, Laborverwüstungen und Tierdiebstähle vertreten.

Der physischen Gewaltanwendung gehen meist die jüngeren, gelegentlich nicht einmal strafmündigen, Aktivisten nach, die Älteren, das verrät die Handschrift, gehören eher zu den Verfassern anonymer Drohbriefe und Morddrohungen.

Während die Aktionen selbst von Mitläufern und Irregeleiteten durchgeführt werden, bereiten ihnen führende Aktivisten aus der "offiziellen" Tierrechtsbewegung den Weg. Es wird offen (Helmut F. Kaplan im "FOCUS" 3/94) oder nur teils verdeckt (Eisenhart von Loeper im "STERN" vom 17.03.1994; die Organisation "Mobilization for Animals in einer dpa-Meldung vom 17.08.1993) Gewaltanwendung als Mittel zum Zweck gebilligt.

Eine perfide Besonderheit stellen die Distanzierungsschreiben an die Presse (nicht an die Betroffenen!) dar, in denen Verständnis für die Täter geäußert wird und die nur zur Darstellung der eigenen Position in der Sache aufgesetzt werden.

Eine direkte Kommunikation mit den "Autonomen Tierschützern" ist wohl kaum möglich, sie sollte daher mit den ideologischen Wegbereitern aus dem politischen Tierschutz geführt werden.

1.2.4 Vereinnahmung des Tierschutzes für sachfremde Zwecke

Ein häufig anzutreffendes Phänomen ist das Verhalten eines Wissenschaftlers, der bei dem Reizwort "Tierversuch" ausschließlich seine Forschung betroffen sieht, dadurch in eine sehr persönlich gefärbte und emotionalisierte Verteidigungshaltung gerät und gar nicht gewahr wird, daß es bei dem Vorwurf überhaupt nicht um Tierversuche und Tierschutz, sondern um ganz andere Hintergründe geht.

1.2.4.1 Medizinkritiker

Bei den "Tierschutz"-Gruppierungen, die sich ausschließlich mit Tierversuchen auseinandersetzen, handelt es sich meist um sektenartig strukturierte Gruppen von Medizinkritikern. Von ihnen wird der Tierschutz für die Verbreitung obskurer Heillehren vereinnahmt, indem sie die auf tierexperimentellen Grundlagen aufgebaute Schulmedizin wegen mangelnder "Übertragbarkeit" von Versuchsergebnissen vom Tier auf den Menschen ablehnen. Dazu werden Vergleiche aus dem Bereich der Toxikologie als Belege herangezogen: Zyankali und Arsen sind für den Menschen giftig, für einige Tierarten wie das Schaf jedoch nicht (WIRTGEN, 1994). Dies mag zwar für den Laien eindrucksvoll sein, stellt aber in keiner Weise ernstzunehmende Belege für eine "Übertragbarkeit" dar. Denn dazu gehört vor allem, daß man den Wirkmechanismus sucht und versteht, und wenn der bei einer Tierart nicht zu finden ist, wird man für einen solchen Versuch eine Tierart einsetzen, die in diesem zu untersuchenden Punkt dem Menschen näher kommt, ähnelt oder sogar gleich ist.

Auch der Hinweis, daß das beim Menschen gut verträgliche Penicillin beim Meerschweinchen zum Tode führt, wird als Beispiel für mangelnde Übertragbarkeit vom Tier auf den Menschen angeführt (WIRTGEN, 1994). Auf die Ursache dafür, nämlich die Zerstörung der Darmflora des Pflanzenfressers Meerschweinchen, gibt es selbstverständlich keinen Hinweis.

Zu dieser Gruppierung von "Tierschützern" zählen gewisse Homöopathen und anthroposophische Ärzte, Impfgegner und verbitterte Opfer langer Patientenkarrieren. Auf diesem Feld tätige Organisationen sind die "Tierversuchsgegner Nordrhein-Westfalen e.V." und die "Vereinigung Ärzte gegen Tierversuche e.V."

Seit dem Frühjahr 1993 erscheint das "Europäische Medizin Journal (EMJ)" in deutscher Sprache als "Das Wissenschaftsmagazin für eine Forschung ohne Tierversuche". Neben den meist aus der englischen Originalausgabe übersetzten Artikeln gibt es auch deutsche Beiträge. Einer der ständigen Autoren ist Dr. Werner Hartinger, Vorsitzender der "Vereinigung Ärzte gegen Tierversuche e.V." und Vorstandsmitglied bei den "Tierversuchsgegnern Nordrhein-Westfalen e.V." Das EMJ erscheint als eingeheftete Beilage zu der esoterischen Zeitschrift "raum&zeit", in der sehr deutlich gegen die Schulmedizin und für paramedizinische Verfahren Stellung bezogen wird. In der deutschen Erstausgabe gibt der Herausgeber COLEMAN (1993) zu erkennen, warum diese Zeitschrift gemacht wird: " (...) Unser Ziel ist es, die Unzulänglichkeiten medizinischer Wissenschaftler aufzudecken; die Inkompetenz medizinischer Forscher in detaillierter Form zu schildern und die Überflüssigkeit eines Großteils ihrer

Arbeit zu dokumentieren. Wir werden uns gleichzeitig auch mit der Wirksamkeit alternativer Lösungen für die Probleme im Bereich der Gesundheitsfürsorge befassen. Die eklatanten Mißstände, die in der Ärzteschaft, der pharmazeutischen Industrie und den Forschungsinstituten grassieren, gilt es schonungslos aufzudecken. (...)"

Sie alle hätten mit ihrem Anliegen inmitten der vielen anderen - und ebenfalls begründeten, aber nicht immer berechtigten - Kritik am Gesundheitswesen wenig Aussicht, in der Öffentlichkeit überhaupt wahrgenommen zu werden.

Doch kaum wird das medizinkritische Anliegen mit Tierversuchen in Zusammenhang gebracht, wird es von den Medien aufgegriffen und dadurch der Politik nahegebracht.

1.2.4.2 Medien

Bestimmte Publikationen wie "BRAVO girl", "Praline" und andere seichte Blätter haben eine "Tierschutzseite", auf der auch regelmäßig in einer typisch reißerischen Aufmachung und meist unsachlich und unausgewogen über Tierversuche berichtet wird. Diese Berichte werden nicht immer aktuell von interessierten Kreisen lanciert, sondern offensichtlich gezielt zur Auflagensteigerung in das Blatt aufgenommen.

1.2.4.3 Selbstbereicherung

Die Zeitschrift "Natur" listet in ihrer Ausgabe 4/1990 zahlreiche zweifelhafte Tierschutzorganisationen auf, bei denen nach Deckung der Personalkosten von den eingesammelten Spenden und Mitgliedsbeiträgen kaum etwas für den Tierschutz übrigbleibt. Gegen die Organisation "Animal Peace" laufen im Frühjahr 1994 diesbezügliche polizeiliche Ermittlungen. Diese Organisation warb mit grauenerweckenden Bildern von angeblichen Tierversuchen um Mitglieder und Spender.

1.2.4.4 Politiker

Eine andere Form der Vereinnahmung des Tierschutzes im Zusammenhang mit Tierversuchen erfolgt durch die Politiker selbst. Es ist schon auffallend, daß die drei Spitzenkandidaten der CDU bei den jüngsten Landtagswahlen in Hessen (Walter Wallmann: Einsetzung eines Tierschutzbeauftragten), Baden-Württemberg (Erwin Teufel: Novellierung des Tierschutzgesetzes) und Niedersachsen (Christian Wulff: Einrichtung eines Tierschutzausschusses im Landtag) sich im Wahlkampf mit Tierschutzmaßnahmen zu profilieren versuchten.

Wesentlich schlauer eingefädelt war die Tierschutzaktion des Fraktionsvorsitzenden der Grünen im Bayerischen Landtag im Zusammenhang mit den "Münchener Makaken", die dort 1993/94 für erheblichen Wirbel sorgten. Dieser Vorgang bietet so viele schillernde Facetten, daß er es verdient, von allen Seiten beleuchtet und betrachtet zu werden. Er ist wegen der ihm innewohnenden Zufälle und Besonderheiten ganz besonders geeignet, um die Kommunikationsprobleme zum Thema Tierversuche zu erkennen.

2. Worum geht es bei den "Münchener Makaken" ?

Die "Münchener Makaken" wurden für ein Tierversuchsvorhaben zur "Anatomie des okulomotorischen und vestibulären Systems" beantragt. Die Antragstellerin ist Professorin am Institut für Neuropathologie der Universität München und Teilprojektleiterin im SFB 220 der Deutschen Forschungsgemeinschaft, die auch den Versuch finanziert. Diese Übersicht fußt auf eine Darstellung des Sprechers des SFB, ten Bruggencate (1994).

2.1 Problemstellung

Im Rahmen dieses Forschungsvorhabens aus der neuroanatomischen Grundlagenforschung sollen interdisziplinär unter Beteiligung der Neurologie, Neurophysiologie und Neuropathologie zentralnervöse Steuerungsmechanismen in vestibulo-okulären Systemen, insbesondere die prämotorischen Kontrolle der Okulomotorik im Hirnstamm, untersucht werden. Man will dabei mittels anterorgrad und retrograd transportierter Tracersubstanzen bisher unbekannte Verbindungen der paramedianen pontinen Retikulärformation und bestimmte mittellieniennahe Strukturen der Medulla aufklären. Um Rückschlüsse auf klinische Probleme (Nutzen für den Menschen, "Übertragbarkeit") zu ermöglichen, wurden Schweinsaffen als Versuchstiere vorgesehen. Als Primaten haben sie dem Menschen wesentlich ähnlichere Augenbewegungen als andere Wirbeltiere.

2.2 Herkunft und Unterbringung der Versuchstiere

Die Tiere werden einer seit den 70er Jahren bestehenden Zuchtgruppe in Deutschland entnommen. Die Tiere sind dort in einer strukturierten Umgebung (Schaukeln, Klettermöglichkeiten) untergebracht und werden ihren Bedürfnissen nach Sozialkontakten, Tageslicht, Temperatur und Luftfeuchtigkeit und Beschäftigungsmöglichkeiten gehalten.

2.3 Experimentelles Vorgehen

Alle Eingriffe erfolgen in Vollnarkose. Die Tiere werden dazu mit Blasrohrpfeilen betäubt und erst nach Eintritt der Narkose aus der Gruppe entfernt, die daran keinen

Anstoß nimmt. In einer sterilen Operation wird ein metallischer Führungsring im Schädelknochen befestigt, der die stereotaktische Injektion einer Tracersubstanz im selben Eingriff erlaubt. Bis zur Wundheilung stehen die Tiere unter Einzelbeobachtung, anschließend werden sie wieder in die Gruppe eingesetzt. Bei einem Teil der Tiere wird nach zwei Wochen eine zweite Tracerinjektion - ebenfalls in Vollnarkose - durchgeführt, da mit Tracern unterschiedlicher Transportzeit gearbeitet werden muß.

Je nach Art der Tracer-Substanz werden die zu untersuchenden Hirnregionen innerhalb von 3 bis 14 Tagen erreicht. Die Tiere werden dann mit Pentobarbital schmerzlos eingeschläfert. Die Gehirne werden entnommen und mit den üblichen morphologischen Verfahren einschließlich Zytochemie untersucht. Für das auf drei Jahre angesetzte und um ein Jahr verlängerbare Vorhaben wurden maximal 20 Tiere eingeplant, das sind 3-4 Tiere pro Jahr.

2.4 Belastung der Tiere

Nach den Eingriffen bieten die Tiere keine Hinweise auf Schmerzen, sie verhalten sich normal und manipulieren nicht an der Operationsstelle. Auch das Verhalten innerhalb der Gruppe zeigt sich durch die Operation nicht beeinflußt. Da lokaler Wundschmerz durch die Operation während der drei ersten postoperativen Tage nicht mit Sicherheit ausgeschlossen werden kann, werden in dieser Phase Novalgintropfen verabreicht.

Stereotaktische Operationen im Gehirn sind schmerzfrei und werden beim Menschen in Lokalanästhesie - nicht in Vollnarkose - vorgenommen.

2.5 Klinische Relevanz

Eine Reihe von Krankheiten äußert sich in typischen Augenbewegungsstörungen, deren Untersuchung bei der Diagnostik von akuten, lebensbedrohlichen Hirnstammerkrankungen genauso wichtig ist wie die technisch aufwendigen bildgebenden Verfahren. Die Analyse der Augenbewegungen zeigt viel genauer und schneller eine therapiebedürftige Verschlechterung an, als es mit apparativen Methoden möglich ist. Eine dieser Krankheiten ist der Vertikalnystagmus nach unten (Downbeat-Nystagmus) oder der Vertikalnystagmus nach oben (Upbeat-Nystagmus). In Tierversuchen soll nun der Auslöseort im Hirnstamm gefunden werden, um durch Neurotransmitteruntersuchungen Medikamente zu finden, die diese Störung wieder ausgleichen. Die betroffenen Patienten mit einem erworbenen Augenzittern leiden darunter, daß sie nicht mehr lesen können und auch Gesichter nicht mehr erkennen, weil das wahrgenommene Bild durch die unwillkürlichen Augenbewegungen ständig hin und her zittert. (Nach einer Presseerklärung von Prof. Thomas Brandt, 25.01.1994)

3. Warum kam es zum Skandal?

Die Gründe dafür, daß es gerade bei diesem Forschungsvorhaben, das in seiner Belastung für die Tiere keineswegs als überdurchschnittlich eingestuft werden kann, zu einem großen Skandal kam, sind vielfältig. Sie lassen sich auf zwei Hauptgründe zurückführen: Es gab zahlreiche Kommunikationsprobleme, und es handelte sich um Affen. Doch zunächst soll die Geschichte von Anfang an aufgerollt werden.

3.1 Chronologie der Ereignisse

09.12.93
Der ordnungsgemäß ausgefüllte und bearbeitete Versuchsantrag wird bei der Regierung Oberbayern als zuständiger Genehmigungsbehörde eingereicht. Ähnliche Forschungsanträge sind bereits in der Vergangenheit gestellt und genehmigt worden.

08.02.93
Die mit dem Antrag befaßte beratende Kommission nach § 15 Tierschutzgesetz (K2/II; zweite Kommission in der zweiten Amtszeit) "hält das Vorhaben als ethisch nicht vertretbar. Die Belastung der Tiere ist gegenüber dem zu erwartenden Ergebnis zu groß. Eine Therapieverbesserung beim Menschen ist durch dieses Vorhaben nicht zu erwarten." Es gibt mit 6:0 ein einstimmiges Votum gegen den Versuch.

15.03.93
Auf Wunsch der Regierung Oberbayern wurden Gutachten (Neurologie und Neurochirurgie) und Erklärungen nachgereicht.

09.06.93
Die Regierung Oberbayern teilt mit: "Wir bedauern, Ihnen keine Genehmigung erteilen zu können, obwohl unserer Ansicht nach die Genehmigungsvoraussetzungen erfüllt wären. Das Bayerische Staatsministerium des Innern wird den Antrag selbst überprüfen."

11.06.93
Die Süddeutsche Zeitung meldet: "20 Affen sollen nicht sterben", noch bevor die Antragstellerin informiert wurde.

23.07.93
Die Tierversuchskommission der medizinischen Fakultät der Universität München teilt der Regierung Oberbayern die Befürwortung der Versuche mit.

28.07.93
Der Antrag wird im Auftrag des Bayerischen Staatsministeriums des Innern erneut durch eine Kommission nach § 15 TSchG bewertet, diesmal die Kommission K1/III (erste von zwei Kommissionen, dritte Amtszeit). Die Kommission, deren Amtszeit abgelaufen war, ist turnusgemäß neu besetzt worden. Zwei der Mitglieder der alten Kommission gehören auch der neuen an. Der Antrag wird mit dem Votum 4:1:1 befürwortet.

11.08.93
Der Versuchsantrag wird unter dem Aktenzeichen 211-2531-81/92 genehmigt.

Sept. 93
Der Journalist Mathias Welp ruft im Auftrag der ARD an, gibt zu erkennen, daß er sich mit den Veröffentlichungen der Antragstellerin beschäftigt hat und sagt der Wissenschaftlerin: "Ich bedrohe Sie nicht, aber Sie sind jetzt dran!"

21.09.93
Der erste Anruf eines Tierschutzaktivisten in der Wohnung der Antragstellerin.

04.10.93
Die Süddeutsche Zeitung berichtet von einer Demonstration anläßlich des "Welttierschutztags", bei der Name und Adresse der Antragstellerin auf Plakaten gezeigt wurden, mit den Worten "grauenhafte Versuche sind die Regel". Daraufhin folgen zahlreiche Anrufe von Journalisten.

05.10.93
Die erste Morddrohung am Telefon an die Kinder der Antragstellerin. Bis zum 9.11.93 (danach neue Telefonnummer) kontinuierlich Telefonanrufe, auch nachts.

21.10.93
Die Sozialstaatssekretärin Barbara Stamm beantwortet eine mündliche Anfrage der Fraktion der Grünen im Bayerischen Landtag und teilt mit, daß die Staatsregierung den Versuch genehmigt habe.

22. und 23. 10.93
Zahlreiche Pressemeldungen in vielen bayerischen Tageszeitungen, teilweise auf der Titelseite mit großen Schlagzeilen, die vor allem die Empörung des Grünen-Abgeordneten Manfred Fleischer wiedergeben.

26.10.93

Morddrohung schriftlich an Institutsadresse.

27.10.93

Die Genehmigungsbehörde bittet darum, den Beginn der Versuche auszusetzen.

29.10.93

Die Abendzeitung berichtet, daß der Vorsitzende der "Tiergewerkschaft" und zurückgetretene Präsident des Deutschen Tierschutzbundes, der Jurist Andreas Grasmüller, gegen die Verantwortliche in der Genehmigungsbehörde Strafanzeige wegen "vorsätzlichen Verstoßes gegen das Tierschutzgesetz" erstattet habe.

29.10.93

In der U-Bahnstation "Marienplatz" ist auf einer großen Werbefläche ein Zeitungsbericht wiedergegeben. Dazu die Namen und Privatadressen der am Versuch beteiligten Wissenschaftler.

03.11.93

Die Grünen bringen im Landtag folgenden Dringlichkeitsantrag ein:
"Die Staatsregierung wird aufgefordert, die Durchführung des am 8. Februar 1993 zunächst von der Tierschutzkommission bei der Regierung von Oberbayern einstimmig abgelehnten Tierversuchsvorhabens an 20 Makakenaffen am Physiologischen Institut der Ludwig-Maximilians-Universität in München, das am 23. Juli 1993 dann doch von der Regierung von Oberbayern genehmigt wurde, umgehend zu stoppen und die erteilte Genehmigung zu widerufen."

04.11.93

Demonstration vor dem Physiologischen Institut, zu der u.a. die CSU-Landtagsabgeordnete und Vorsitzende des Münchener Tierschutzvereins, Eleonore Grabmair, sowie der Verein ANIMAL 2000 - Tierversuchsgegner Bayern aufgerufen haben.

05.11.95

Der für Tierschutzfragen zuständige Sozialminister Glück gibt vor dem Parlament zum Dringlichkeitsantrag der Grünen eine Stellungnahme ab und legt den Wissenschaftlern eine vierwöchige Wartezeit nahe.

05.11.93

Die Universität München verurteilt in einer Pressemitteilung die "Menschenjagd der Tierschützer". Rektor Wulf Steinmann kritisiert heftig das Anprangern, den Telefonterror und die Morddrohungen. Gleichzeitig weist er die Proteste der Tierschutzaktivisten als unbegründet zurück, die Forschungsarbeiten seien nicht sinnlos, und die Tiere würden dabei nicht gequält werden.

06.11.93 und folgende Tage
Zahlreiche Veröffentlichungen der Pressemitteilung in bayerischen Tageszeitungen. Die Münchener TZ gesteht den Tierschützern in ihrem Kommentar vom 8.11. zwar, auch gegen medizinisch begründete Versuche zu kämpfen, aber nicht mit allen Mitteln:
"Menschenverachtung macht das Anliegen Tierschutz unglaubwürdig: Ein Flugblatt, das Forschern bei (zu recht) umstrittenen Versuchen die Lust an der Qual von Affen unterstellt, unterstreicht das nur. Wer Haß sät, nimmt in Kauf, daß die Saat blutig aufgeht. In Verbindung mit der Adresse wird aus der Schmähkritik ein Aufruf - aber wozu?
Das Hetzblatt von 'Animal 2000' erinnert an die eskalierenden Proteste amerikanischer Abtreibungsgegner. Die begannen mit Demos. Sie gingen dazu über, Ärzte namentlich anzuprangern. Am Ende stand Mord."

07.11.93
Am Wohnort der Antragstellerin werden rund 100 Plakate mit ihrem Namen und ihrer Adresse aufgehängt, auf denen sie als Tierquälerin verunglimpft wird.

10.11.93
Kurzfristig einberufene Pressekonferenz im Physiologischen Institut.

11.11.93
Berichte von der Pressekonferenz in einigen Tageszeitungen. Es wird anerkannt, daß sich die Wissenschaftlerin der Öffentlichkeit stellt, man nimmt ihr ab, daß sie keine Tiere quält. Dennoch blieben nach Ansicht der Presse viele Fragen offen.

11.11.93
Der Umweltpolitische Ausschuß im Landtag stellt sich einstimmig hinter den Dringlichkeitsantrag der Grünen und spricht sich damit gegen eine Durchführung der Versuche aus. Der CSU-Abgeordnete und Tierarzt Dr. Dieter Heckel aus Kulmbach wird in mehreren Zeitungen mit den Worten "Steinzeitmethoden" zur Charakterisierung der Versuche zitiert. Keiner der Abgeordneten hatte sich im Institut bei den betroffenen Wissenschaftlern zuvor über den Sachverhalt informiert.

02.12.93

Die Abgeordneten erhalten einen Brief mit einem Tierschutzausweis, mit dem sie sich für die Anerkennung von Tierrechten und zugleich gegen die Behandlung mit aus Tierversuchen gewonnenen Methoden und Medikamenten aussprechen sollen.

07.12.93

Viele bayerische Tageszeitungen berichten, daß der Bayerische Tierschutzbund aus Protest gegen die Affenversuche zukünftig keine Mitglieder für die Kommissionen nach § 15 TSchG benennen wird.

25.01.94

Pressekonferenz der Universität.

11.03.94

Experten-Anhörung vor dem kulturpolitischen Ausschuß im bayerischen Landtag.

28.04.94

Der Landtag stimmt mehrheitlich gegen den Grünen-Antrag.

29.04.94

Demonstration vor dem Physiologischen Institut.

3.2 Analyse der Ursachen für den vermeintlichen Skandal

Zwar ist die Chronologie der Ereignisse umfangreich, aber nicht umfassend. Und viele der für eine Bewertung notwendigen Fakten unterliegen der amtlichen Verschwiegenheitspflicht. Aufgrund der vorliegenden Presseveröffentlichungen, der Erklärungen und Stellungnahmen während der öffentlichen Anhörung vor dem kulturpolitischen Ausschuß im Landtag und den Vorträgen und Stellungnahmen, die einige der am Verfahren beteiligten Personen im Rahmen der 4. Tagung der bayerischen Tierschutzbeauftragten am 21. und 22. April 1994 veröffentlichten, ist es möglich, Teile des Geschehens nachzuvollziehen und für die besonders strittigen Punkte Hypothesen anzubieten.

3.2.1 Politiker will sich profilieren

Die Chronologie, vielmehr aber die Analyse der Presse- und Fernsehberichterstattung, lassen erkennen, daß hier vor allem ein Politiker besonders aktiv ist, und daß dazu noch in mehreren Funktionen. Der Forstwirt und Jäger, der Grüne Landtagsabgeordnete Manfred Fleischer ist zugleich Vorsitzender seiner Fraktion und zurückgetretenes Mitglied der parallel zum "Affenversuch" arbeitenden Kommission nach § 15 TSchG. Er ist die Schlüsselfigur des ganzen Geschehens, auf ihn gehen viele der Mißverständnisse in diesem Fall zurück, die gegen ihn auch als Mißbrauch seiner Ämterhäufung ausgelegt werden können. Es stellt sich hier die Frage, ob ein Politiker als Vertreter der Legislative überhaupt einem Gremium, das die Exekutive berät und die er zugleich in seiner Funktion als Abgeordneter kontrollieren soll, angehören darf.

3.2.2 Kritik an §-15-Kommissionen

Die Tierschutzkommissionen sind ein Gremium, das der Genehmigungsbehörde beratend zur Seite steht. Diese Kommission hat nicht über die Versuche zu entscheiden, sondern lediglich ein Votum abzugeben, in dem auch die ethische Seite des Versuchsantrages berücksichtigt wird. Daher wird diese Kommission oft fälschlich als "Ethikkommission" bezeichnet, obwohl der Name schon seit langem für das Gremium benutzt wird, das Versuche an Menschen zu bewerten hat.

Tiernutzungsgegner verlangen für die Kommissionen schon seit ihrer Einführung eine paritätische Besetzung, da in den meisten Bundesländern (entsprechend der Gesetzes- und Verordnungslage) zwei Vertreter vom Tierschutz und vier Vertreter von der Wissenschaft nominiert werden.

Auch bietet die Arbeit in den Kommissionen keine Möglichkeit, Tierversuche zu verbieten. Aufgrund der Vorauswahl der Anträge durch die Forschungsmittelgeber und die universitäts- bzw. betriebsinternen Tierschutzbeauftragten sind die wissenschaftlichen Ansprüche meist recht hoch und die Tierschutzfragen überwiegend ausreichend berücksichtigt. In einem Drittel der Fälle gibt es Rückfragen, etwa 10 bis 15 Prozent werden mit Auflagen versehen und nur 2 bis 4 Prozent der beantragten Versuche werden endgültig abgelehnt.

Diese Frustration über die so empfundene Machtlosigkeit kann dazu beigetragen haben, daß dieser Skandal, der sich um die Entscheidungswege in den Kommissionen rankt, hier ansetzt.

3.2.3 München "heißes Pflaster"

In München gibt es mehrere Tierschutzgruppierungen, die gegeneinander um die Gunst der Spender und Erblasser buhlen. Diese heftige Konkurrenz bewirkt natürlich, daß jede Gruppe als die energischste, die beste, die konsequenteste Tierschutzorganisation dastehen möchte. Dies gelingt nur über die Medien, und dort kommt nur der zu Wort, der zuerst oder am lautesten schreit oder die "beste" Geschichte hat. Verstärkend kommt hinzu, daß in München gleich vier Boulevardzeitungen um Käufer werben.

3.2.4 Aktuelle Tierschutzdiskussion

Die "Münchener Makaken" müssen auch vor dem Hintergrund der aktuellen Diskussion über den Tierschutz gesehen werden. Parallel zu den Ereignissen in München wurden die Beratungen zur Novellierung des Tierschutzgesetzes und zur Aufnahme des Tierschutzes in die Verfassung geführt. Diese Koinzidenz diente auch zur Unterstützung der Argumente der Tierschutzaktivisten in Bonn.

3.2.5 Der Knackpunkt: Warum stimmten Wissenschaftler dagegen?

Es wurde während der Anhörung im Landtag deutlich, daß sich die angebliche Tierquälerei im Versuch auf die Belastung während der Haltung beschränkt.
Die mangelnde klinische Relevanz - obwohl eine solche für die Grundlagenforschung nicht erbracht werden muß - wurde von mehreren Vertretern der Klinischen Neurologie abgewiesen.
Der Ablauf des Genehmigungsverfahrens nach dem negativen Votum der Kommission, also die Einholung von Gutachten und die Vorlage zur erneuten Beratung, ist korrekt.
Der eigentliche Vorwurf reduziert sich also darauf, daß der Versuch trotz eines einstimmigen ablehnenden Votums - also auch mit den Stimmen der Wissenschaftler in der Kommission - genehmigt wurde. Wie kommt es nun dazu, daß alle Wissenschaftler in der Kommission den Versuch ablehnten? Der daraus in der Öffentlichkeit entstehende Eindruck ist mit Sicherheit fatal und als Hauptursache für die Entwicklung des Skandals anzusehen.
Die nachfolgenden Erklärungsmöglichkeiten dafür müssen aus rechtlichen Gründen Hypothesen bleiben. Auch wenn sie nicht den Kern der Sache treffen sollten, so verdeutlichen sie zumindest, wie wenig zufriedenstellend diese Kommissionen arbeiten:

3.2.5.1 Die Sachkompetenz der Kommissionsmitglieder ist begrenzt

Die sechs Mitglieder einer §-15-Kommission können nicht die fachliche Kompetenz zur Beurteilung der wissenschaftlichen Bedeutung jeder Fragestellung haben. Im Grunde können auch die in der Kommission vertretenen Wissenschaftler nur auf

Plausibilität prüfen oder müßten sich konsequenterweise der Stimme in den meisten Fällen enthalten.

Die Deutsche Forschungsgemeinschaft unterhält 31 fachlich spezialisierte Gutachterkommissionen, um Forschungsanträge aus den Disziplinen zu prüfen, aus denen auch Tierversuchsanträge eingereicht werden. Nicht wenige Gutachter lehnen die Bewertung von einzelnen Anträgen ab und verweisen auf spezialisierte Kollegen, weil sie sich inkompetent fühlen.

Wie soll nun eine §-15-Kommission, in der im günstigsten Fall sechs verschiedene Disziplinen kompetent vertreten sind, sich mit der Kompetenz der DFG-Gutachterkommissionen vergleichen können?

Es ist daher nicht erstaunlich, daß einzelne Tierversuchsanträge auch bei Wissenschaftlern auf Befremden stoßen, wenn der Antrag aus einem hochspezialiserten oder einem Fachgebiet kommt, das - wie im Falle der Münchener Makaken - in der Kommission nicht vertreten ist.

Die Kompetenz zur Beurteilung der tierschutzrelevanten Aspekte ist von der Kritik an der wissenschaftlichen Sachkompetenz an dieser Stelle ausgenommen.

3.2.5.2 War der Antrag unverständlich?

Dieser Einwand wurde als Begründung nachgereicht. Die Tatsache, daß ähnliche Anträge bereits in der Vergangenheit ohne Beanstandungen befürwortet wurden, spricht dagegen. Auch die dem - unveränderten - Antrag beigegebenen erklärenden Unterlagen und Gutachten können bei der zweiten Kommissionsberatung nicht allein den Ausschlag gegeben haben.

Als Begründung für das einstimme Ergebnis wurde auf die gängige Verfahrensweise in der Kommission hingewiesen, daß Fragen zum Antrag nur einmal gestellt werden und Nachfragen nicht üblich seien. Diese begrüßenswerte Vorgehensweise erklärt aber dennoch nicht, warum aus dem Kreis der anwesenden Wissenschaftler niemand in der Lage war, Fragen auch so vorausschauend zu stellen, daß sich erst auf die Antworten ergebende Fragen mitbeantwortet werden müßten. Außerdem hätte der Antrag dann auch - wenn berechtigte Zweifel bestanden hätten - abgelehnt werden können.

Viel plausibler erscheint die Möglichkeit, daß das angebliche mangelnde Verständnis für die wissenschaftliche Bedeutung des Antrags auf ungenügende Vorbereitung durch die Kommissionsmitglieder beruht. Allein das Lesen eines durchschnittlichen Antrages dauert über eine halbe Stunde. Wer darüber hinaus den Antrag auch verstehen will, muß - wie bei jeder wissenschaftlichen Originalarbeit - weitere Zeit investieren und ggf. die zitierte bzw. beigelegte Literatur studieren. Eine gründliche Vorbereitung auf alle Anträge einer Sitzung erfordert daher mehr als einen Tag Arbeit.

Ist es zu gewagt, den Wissenschaftlern in der Kommission, die diese Tätigkeit nur nebenher ausüben, zu unterstellen, sie würden sich nicht die für die Vorbereitung der Sitzung notwendige Zeit nehmen (können)?

Ist es weiterhin zu gewagt, zu unterstellen, die Kommissionsmitglieder würden sich darauf verlassen, zumindest der Kommissionsvorsitzende würde sich vorbereiten?

Und was ist von der Möglichkeit zu halten, daß der Vorsitz der Kommission während der ersten Beratung des Antrags von derselben Person wahrgenommen wurde, die bei zur Anhörung im Landtag Unterlagen verteilen ließ, aus denen eindeutig hervorgeht, daß es sich um eine fundamentalistisch eingestellte Tierversuchsgegnerin handelt, die für ihre Argumentation gegenüber den Abgeordneten die simpelsten Tricks (CON-TERGAN) einsetzt?

Keiner der beteiligten Wissenschaftler wird und darf aus verständlichen und den oben genannten Gründen zur Aufklärung dieses Problems beitragen. Daher sollte diese Hypothese gleichberechtigt neben anderen Spekulationen zur Klärung der Hintergründe für die "einstimmige Ablehnung" der Versuche herangezogen werden dürfen.

3.3 Hintergrund: Warum gerade Affen?

Es erscheint ganz plausibel, daß Affenversuche eine solch heftige Reaktion in der Öffentlichkeit hervorrufen. Es handelt sich um Tiere, die durch ihr menschenähnliches Aussehen und Verhalten zu den beliebtesten Tieren überhaupt zählen. Zu diesem Schluß kommt DEKKERS (1994), der die Gründe für die übersteigerte Tierliebe in einer Entfremdung von der Natur sieht und als Zeichen von Dekadenz wertet.

Die besondere Beliebtheit der Affen wissen die Tiernutzungsgegner sehr wohl zu nutzen: In einer Wanderausstellung der Tierversuchsgegner Hessen e.V., die 1992 auch im Hessischen Landtag gezeigt wurde, waren auf 25 Prozent aller Abbildungen Affen zu sehen, obwohl ihr Anteil an der Gesamtzahl aller Versuchstiere noch nicht einmal bei 1 Promille liegt.

Die "Münchener Makaken" haben auch eine politische Vorgeschichten, nämlich in Berlin. Dort verbot der für den Tierschutz zuständige CDU-Gesundheitssenator Peter Luther Affenversuche, nachdem Tierversuchsgegner in einer bundesweit bis ins kleinste vorbereiteten und durchgeführten Kampagne den öffentlichen Druck auf ihn derart erhöht hatten, daß er politisch anders nicht handeln konnte. Daraufhin gab einer der beiden betroffenen Wissenschaftler seine Forschung auf, die Tierrechtsbewegung feierte ihren Triumph gegen die "Berliner Affenschande". Der andere Wissenschaftler beugte sich nicht dem Druck der Straße und klagte erfolgreich gegen das Verbot. Der Berliner Senator, juristisch vertreten durch einen Rechtsanwalt, der zugleich Vorsitzender des Bundesverbandes der Tierversuchsgegner ist, legte dagegen Revision ein. Das Berliner Verwaltungsgericht erklärte Anfang Mai, daß das Bundesverfassungsgericht den Fall entscheiden müsse, da eine Einschränkung von Tierversuchen mit dem Grundgesetz nicht vereinbar sei.

Dieser Hintergrund macht deutlich, daß die "Münchener Makaken" kein Sonderfall sind, sondern Bestandteil einer bundesweit betriebenen Kampagne gegen Tierversuche, die wegen ihrer besonderen Situation vor allem an Affenversuchen ansetzt.

Einen weiteren Grund für die Bevorzugung von Primaten für ihre Arbeit hat die Tierrechtsbewegung mit dem Erscheinen des Buches "The Great Ape Project" (Cavalieri & SINGER, 1993) an den Tag gelegt. Wegen der großen Ähnlichkeit und der geringen genetischen Distanz zwischen den großen Menschenaffen und dem Menschen fordert eine Wissenschaftlergruppe um den australischen Philosophen Peter SINGER die Ausdehnung der Menschenrechte auf Schimpansen, Orang-Utans und Gorillas.

4. Ohne Skandale geht es nicht: das Erfolgsrezept der Tierschutzaktivisten

Wann immer man aus den Medien von Tierschutzproblemen erfährt, wird meist auch ein Skandal mitgeliefert. Ob der jeweilige Fall das bei näherer Betrachtung auch immer hergibt, ist eine Frage, der kaum nachgegangen wird. Was ins Auge fällt, sind die Präsentationen durch Bildwahl und Schlagzeile, die suggerieren (sollen), daß hier ein Skandal aufgedeckt wird.

Und in der Tat sind es die Skandale, mit denen die an der Diskussion über Tierversuche beteiligten Gruppen verbunden sind (Tab. 1).

Die *Presse* berichtet in reißerischer Aufmachung und erschreckenden Bildern darüber, um ihre Leserwünsche zu befriedigen und natürlich, um die Auflage abzusetzen. Ähnliches gilt selbstverständlich auch für das *Fernsehen*.

Tabelle 1:

Gruppe	Ziele	Methoden	Gemeinsamkeit
Presse	Auflage/Quote	berichtet über	Skandale
Politiker	(Wieder-)Wahl	bekämpfen	Skandale
Tierschutzgruppen	Spendengelder	(er-)finden	Skandale

An *Politiker* wird der Wunsch herangetragen, sie mögen sich zum Wohle der Tiere einsetzen. Die Zahl der Politiker, die hier energisch widersprochen haben, ist sehr gering, die meisten verhalten sich opportunistisch, weil sie wiedergewählt werden wollen.

Doch woher kommen die Skandale, über die die Presse berichtet und mit denen sich die Politiker beschäftigen müssen? Meist werden sie von *Tierschutzgruppen* entdeckt - in einigen Fällen sogar erfunden -, und kaum haben die Tierschützer ihre Pressemitteilung gefaxt, schon rollt die Skandalmaschinerie an: erst die großen Schlagzeilen in der Presse, dann die Stellungnahmen aus der Politik. Ziel dieser "Öffentlichkeitsarbeit" ist es, potentielle Mitglieder, Spender und Erblasser auf sich aufmerksam zu machen.

Dazwischen hilflose *Wissenschaftler,* die sich gegen den über sie hereinbrechenden Schwall von Vorwürfen, Unterstellungen und Anfragen nicht retten können.

Dieses Schauspiel wiederholt sich in regelmäßigen Abständen, von Tierschützern inszeniert, von der Presse begierig aufgegriffen und von den Politikern mehr oder weniger begeistert aufgenommen. Auf der Strecke bleiben dann die betroffenen Wissenschaftler und oft auch der Tierschutz, um den es hier doch geht.

Das Erfolgsgeheimnis der Tierrechtskampagnen beruht auf einem simplen, aber vielfach erfolgreich erprobtem Schema:

1. ein dramatisches Bild der "Opfer"
2. eine abstoßende Darstellung des "Mißbrauchers/Täters"
3. eingängige Slogans

Für einen erfolgreichen Skandal wendet man also diese drei Elemente auf ein attraktives Tier an, vermenschlicht dieses Tier und weckt dadurch bei den Menschen Schuldgefühle. Der Erfolg in Form von Spenden, Nachfragen der Presse und Anteilnahme aus der Politik stellt sich bald ein.

5. Kommunikationsbeziehungen bei den Münchener Makaken

Dieses Erfolgsrezept scheint im Fall der Münchener Makaken geradezu perfekt umgesetzt worden zu sein. Das Zusammenspiel von Tierschutzaktivisten, Medien und Politik gegen die Wissenschaft hat hervorragend funktioniert. Die Skandalmaschine lief im Schutze der Kommunikationsbarrieren an. Erik SCHADDE beschreibt diesen Vorgang in der Studentenzeitung "Synapse" Nr. 27 vom Jan./Feb. 1994 sehr treffend:

"Das zweite Erschreckende an diesem Fall neben der Unfähigkeit der Presse: die Unfähigkeit der erwachsenen Beteiligten über die Gräben der ideologischen Kartie-

rung hinweg Kommunikation zu üben: Die Kommissionsmitglieder wandten sich nicht an die Wissenschaftlerin selbst, die Wissenschaftler haben kein Interesse, mit den Presseleuten zu reden, die Tierschützer sind ohnehin nur an einer Eskalation der Situation interessiert und verstehen sich eher im Krieg als in einer kommunikativen Auseinandersetzung. Die Politik schließlich, vertreten hauptsächlich durch Manfred Fleischer, der es überhaupt nicht für nötig fand, auf unsere schriftlichen Anfragen zu antworten, schlachtet den Fall eines eher harmlosen Tierexperiments auf der Woge der Affenliebe aus, um vorgesteckte Ziele zu erreichen, hier wahrscheinlich eine Verschärfung der Tierschutzgesetzgebung bzw. ein Verbot von Affenversuchen."

Besonders hervorzuheben ist in diesem Fall, daß sich die Funktionen der beteiligten Personen kumulieren, indem einige Politiker zugleich Tierschutzaktivisten sind. Dadurch potenzieren sich die Wirkungsmöglichkeiten der Vorsitzenden des Münchener Tierschutzvereins, Eleonore Grabmair, zugleich CSU-Abgeordnete im Landtag, ihres Amtsvorgängers Hans Kolo, zugleich SPD-Abgeordneter, und des Tierschutzaktivisten Manfred Fleischer, Fraktionsvorsitzender der Landtags-Grünen.

Eine weitere Besonderheit ist in der Rolle des "Opfers" zu sehen. Meist steht der betroffene Wissenschaftler hilflos und allein da, ohne irgend eine Möglichkeit, sich zu wehren, ohne Zugriff auf die Hilfsmittel und Einrichtungen, die für eine Gegenwehr erforderlich sind. Doch in diesem Fall war alles anders: Das "Opfer" der Tierschutzaktivisten war eine Frau, die außerdem noch Ausländerin ist und zur Weltspitze in ihrem Forschungsgebiet zählt. Das löste zahlreiche Hilfsangebote und Unterstützungsmaßnahmen aus, die für die deutsche Situation bisher ungewohnt waren. Diese gebündelte Hilfsbereitschaft verstärkte sich selbst fortlaufend aufgrund der erkennbaren Erfolge und führte zu einem Bewußtseinswandel bei vielen Wissenschaftlern, zu einem Solidaritätsgefühl, das früher oft schmerzlich vermißt wurde.

Diese Entwicklung ist den Tierschutzaktivisten nicht verborgen geblieben, und so wurden diejenigen, die sich in die erste Reihe vor ihre Kollegin stellten, in die Auseinandersetzung mit einbezogen. Das betrifft den Sprecher des Sonderforschungsbereiches und Prodekan genauso wie den Rektor der Universität, die ebenfalls Morddrohungen erhielten und in eine Schmäh- und Drohbriefkampagne einbezogen wurden. Der bisherige Gipfel dieser systematisch betriebenen "Bestrafung" derjenigen, die öffentlich die Versuchsleiterin unterstützten, war die im Klinikum Großhadern eingegangene Briefbombe, die bis auf die fehlenden Batterien voll funktionsfähig war. Sie war offensichtlich dem Chef der Neurologischen Klinik zugedacht, der die Versuche zuvor in einer Pressekonferenz als notwendig dargestellt und verteidigt hatte.

Gegen diese massive Gewaltanwendung erscheinen die Flugblätter der Tierschutzaktivisten und die Plakatierungsaktionen als harmlos. Und doch sind sie es - und die darauf aufbauenden Presseartikel -, die anschließend den Telefonterror und die

Protestschreiben, die Schmähbriefe und Morddrohungen und letztlich auch die Briefbombe hervorgebracht haben.

Diese Folge ihres Handelns wird von den Tierschutzaktivisten abgestritten. Während der Demonstration am 29. April 1994 vor dem Institut wurde den Wissenschaftlern sogar vorgeworfen, die Drohbriefe selbst verfaßt und die Bombe selbst gebastelt zu haben.

In einem solchen Umfeld ist ein sachbezogener Dialog mit Vertretern des Tierschutzes vorerst kaum möglich, wenn selbst die Vorsitzende des bisher als seriös und gemäßigt eingestuften Münchener Tierschutzvereins aktiv an der Demonstration teilnimmt.

Die Kommunikation mit der Politik hat auch ihre Schattenseiten. Die Anhörung vor den Ausschüssen im Landtag war mehr eine Pflichtübung, als daß sie dazu diente, den Sachverhalt aufzuklären. Dazu trug einerseits die Besetzung der Sachverständigenrunde, zum anderen die schon beschriebene Doppelfunktion einiger Politiker als Tierschutzaktivisten bei.

Einzig die Kommunikation mit den Medien hat sich nach anfänglichen Schwierigkeiten auf beiden Seiten positiv entwickelt, was sowohl für die Zeitungen, in verstärktem Maß sogar für das Fernsehen gilt.

Insgesamt gesehen ist die öffentliche Kommunikation über Tierversuche und insbesondere über die geplanten Versuche an den Makaken jedoch an einem bisherigen Tiefpunkt angelangt. Hier einen Neuanfang zu unternehmen, wird sehr schwer sein, aber notwendig werden, bevor der nächste "Skandal" kreiert wird.

6. Empfehlungen

Die vorgenommene Darstellung und Kommentierung des Falles der "Münchener Makaken" erfolgt aus der Sicht der Wissenschaft für die Wissenschaftler, die sich wegen ähnlicher Probleme mit der Öffentlichkeit auseinandersetzen müssen. Sie mag manchem daher als einseitig, befangen und unvollkommen erscheinen. Daher sollen die nachfolgenden Empfehlungen - quasi als Fazit - durchaus als Anregung zur Widerrede und Diskussion verstanden werden.

Diese "Empfehlungen" werden nicht alle Adressaten direkt erreichen und sind auch nicht als direkte Ansprache gemeint. Vielmehr soll mit diesen Vorschlägen den Wissenschaftlern eine Orientierungshilfe an die Hand gegeben werden, um für den Beginn eines Dialoges mit den einzelnen Gruppierungen ausgestattet zu sein.

6.1 Politik

Politiker sind es gewohnt, daß sie von allen Seiten mit Anliegen bedrängt werden und erwarten daher vielleicht, daß dies immer der Fall ist. Wissenschaftler sind da meist etwas zurückhaltender als andere Gruppen. Doch auch ohne Berücksichtigung dieser Eigenart ist es von Politikern nicht zuviel verlangt, daß sie die Betroffenen hören. Gerade die "klaren Fälle" verringern wegen ihrer Plausibilität die Aufmerksamkeit. Fakten zu prüfen, ehe sie bewertet werden, ist eine Selbstverständlichkeit.

Doch daraus ergibt sich gleich ein zweites Problem: Wie sind die Fakten von einem Politiker zu bewerten, welcher Sachverständige hat Recht, welchem Experten kann man eher trauen? Zu dieser schwierigen Problematik hat der Physikprofessor und ehemalige bayerische Wissenschaftsminister Wolfgang Wild (1989) in seinem Aufsatz "Von der Glaubwürdigkeit der Experten" Politikern eine Anleitung gegeben, deren Kernsätze hier wiedergegeben werden:

1. "Erkunde die wissenschaftliche Reputation der Experten und räume einem international angesehenen Wissenschaftler einen Vertrauensvorschuß ein."
2. "Prüfe, ob die Aussage eines Wissenschaftlers das Fachgebiet betrifft, auf dem er Kompetenz besitzt."
3. "Mißtraue jedem Experten, der - statt Fakten leidenschaftslos zu analysieren - versucht, dich mit rhetorischem Einsatz zu einer bestimmten Überzeugung zu verleiten."
4. "Versuche, durch Stichproben festzustellen, ob ein Experte mit Fakten redlich umgegangen ist oder versucht hat, die Fakten im Interesse der Durchsetzung einer bestimmter Position zu manipulieren."
5. "Nimm nur Expertisen ernst, die die Sicherheit der eigenen Aussagen kritisch analysieren und begründete Fehlergrenzen angeben."
6. "Vertraue am ehesten demjenigen Experten, der niemandem nach dem Munde redet, in dessen Gutachten sich sowohl Aussagen finden, die dir, wie solche, die deinem Kontrahenten unbequem sind."

6.2 Medien

Journalisten wird die Arbeit durch die Wissenschaftler nicht immer leicht gemacht: Unverständliche Texte und Angst vor einer "Simplifizierung" der mühsam abstrahierten Zusammenhänge machen den Umgang mit Wissenschaftlern schwer, verschlossene Türen und Angst vor Fernsehkameras und Mikrofonen machen ihn unmöglich. Fernsehjournalisten kritisieren häufig, daß ihnen keine Dreherlaubnis für die Tierversuche und Versuchstierhaltung erteilt wird. Häufig werden dafür Begründungen genannt, von denen Außenstehende nicht erkennen können, ob sie wirklich zutreffen.

Doch auch ein unterstellter Unwille bei der Vergabe einer Dreherlaubnis läßt sich sachlich begründen: Der Tierfilmer Horst STERN (1979) schreibt im Vorwort seines Buches über Tierversuche, daß "... man im voraus weiß, daß die bewegten Bilder von Tierversuchen jedes zur ruhigen Betrachtung mahnende Begleitwort erschlagen...". Trotz dieser generellen Hemmnisse kann man als Wissenschaftler im Einzelfall erwarten, daß jeder Journalist sich an das Presserecht hält und die Richtlinien des Deutschen Presserates beachtet. Den Pressekodex sollen alle Journalisten während ihrer Ausbildung ausgehändigt bekommen haben. Bei Verstößen gegen Richtlinien und Kodex kann die entsprechende Zeitung gerügt werden. Auskünfte dazu und Beschwerden bearbeitet der *Deutsche Presserat, Postfach 14 47, 53004 Bonn.* Die wichtigsten Bestimmungen des Kodex in Zusammenhang mit der Berichterstattung über Tierversuche (Fassung vom 27.11.1991):

I.   Achtung vor der Wahrheit und wahrhaftigen Unterrichtung der Öffentlichkeit sind oberstes Gebot der Presse.

II.   Zur Veröffentlichung bestimmte Nachrichten und Informationen in Wort und Bild sind mit der nach den Umständen gebotenen Sorgfalt zu prüfen. Ihr Sinn darf durch Bearbeitung, Überschrift oder Bildbeschriftung weder entstellt noch verfälscht werden. Dokumente müssen sinngetreu wiedergegeben werden. Unbestätigte Meldungen, Gerüchte und Vermutungen sind als solche erkennbar zu machen. Bei Wiedergabe von symbolischen Fotos muß aus der Unterschrift hervorgehen, daß es sich nicht um ein dokumentarisches Bild handelt.

IX.   Es widerspricht journalistischem Anstand, unbegründete Beschuldigungen, insbesondere ehrverletzender Natur, zu veröffentlichen.

XIV.   Bei Berichten über medizinische Themen ist eine unangemessen sensationelle Darstellung zu vermeiden, die unbegründete Befürchtungen oder Hoffnungen beim Leser erwecken könnte. Forschungsergebnisse, die sich in einem frühen Stadium befinden, sollten nicht als abgeschlossen oder nahezu abgeschlossen dargestellt werden.

Im Fall der Münchener Makaken wurde mehrfach von Wissenschaftlern versucht, die auf falschen Tatsachen beruhenden Berichte durch Leserbriefe zu korrigieren. Bis auf wenige Ausnahmen wurden diese Briefe jedoch nicht abgedruckt, dagegen wurden aber zahlreiche Schreiben von Tierschutzaktivisten berücksichtigt.

6.3 Behörden

Die für Tierversuche zuständigen Genehmigungsbehörden stecken in dem Dilemma, es allen Recht machen zu müssen. Die beratenden Kommissionen nach §15 TSchG

sind sicherlich keine Ideallösung. Es liegt aber im Einflußbereich der Behörden, bestimmte Ursachen für Probleme gar nicht erst entstehen zu lassen.

Dazu gehört, keine Politiker - egal von wessen Vorschlagsliste - in die Kommissionen zu berufen. Dagegen spricht vor allem das Prinzip der Gewaltenteilung. Ein Abgeordneter als Vertreter der Legislative kann sich nicht zugleich in seiner Funktion als Mitglied eines Gremiums der Exekutive kontrollieren.

Bei den Vorschlägen für die Kommissionsbesetzung ist weiterhin - vor allem bei den Vertretern für die Forschung - darauf zu achten, daß diese genügend Zeit und Möglichkeiten während ihrer sonstigen Tätigkeit haben, um die Anträge zu prüfen.

Schließlich wäre zu überlegen, ob Kriterien eingeführt oder überprüft werden sollen, nach denen "Tierschutzorganisationen" ein Vorschlagsrecht für Kommissionen erhalten.

6.4 Wissenschaft

Tierexperimentell arbeitende Wissenschaftler müssen offensiver zu ihrer Arbeitsmethode stehen. Wir leben in einer Mediengesellschaft, nicht in einer Medizinergesellschaft. Jede Gelegenheit, auf die Verdienste tierexperimenteller Forschung hinzuweisen, sollte genutzt werden. Das ist nicht nur legitim, sondern dringend notwendig, falsche Bescheidenheit ist hier fehl am Platz.

Diese offensive - keineswegs aggressive - Haltung sollte dazu genutzt werden, jeder falschen oder verfälschten Darstellung von Tierexperimenten sofort energisch zu widersprechen. Denn nur zu leicht - wie bei den "Münchener Makaken" - verselbständigt sich eine falsche Darstellung, die zu Anfang leicht hätte dementiert werden können. Aus jedem Schneeball, mit dem geworfen wird, kann sich eine Lawine entwickeln, die nicht mehr - auch nicht durch deren Verursacher - aufzuhalten ist. Solche Entgegnungen und Richtigstellungen reichen von Leserbriefen an Zeitungen bis hin zu Strafanzeigen gegen Tierschutzaktivisten, die eindeutig gegen Gesetze verstoßen.

Zu einer offensiven Einstellung gehört auch eine gewisse Offenheit gegenüber der Öffentlichkeit. Dazu zählen in erster Linie die Presse und das Fernsehen. Die Scheu und Ängstlichkeit vor Kontakten mit Journalisten kann in Seminaren abgebaut werden.

Wichtig ist auch der Kontakt zu Politikern, die regelmäßig über die tierexperimentellen Arbeiten und Fortschritte im Tierschutz der jeweiligen Einrichtungen informiert werden sollten. Ein wesentlicher Anteil an der Entwicklung zum "Skandal" in München war, daß kein Politiker sich über die wahren Sachverhalte von sich aus informiert hatte. Man kann nicht warten, bis ein Politiker kommt, man muß auf die zuständigen Parlamentarier zugehen.

Der Kontakt zur Öffentlichkeit sollte auch direkt mit der Bevölkerung erfolgen, etwa durch "Tage der offenen Tür" und Beteiligung an Projektwochen an den Schulen zum Themenumfeld Tierschutz/Tierversuche/Gesundheit. Hilfreich bei dieser Arbeit ist die Zusammenstellung von ausgewählten Fakten und Beispiele aus den zahlreichen Mensch-Tier-Beziehungen von KÜSTERS und GEURSEN (1993).

Die jeweiligen Teilbereiche der Öffentlichkeit sollten "zielgruppenorientiert" angesprochen werden. Es mag zwar eine gewisse Überwindung kosten, sich als Naturwissenschaftler mit der emotionalen und irrationalen Seite des Tierschutzes direkt auseinanderzusetzen, doch das gehört ausdrücklich dazu. Mit Vertretern des karitativen Tierschutzes sollte darüberhinaus versucht werden, zur Verbesserung des Tierschutzes bei Tierversuchen eine Zusammenarbeit zu prüfen.

6.5 Tierschutz

Wer eine Weiterentwicklung des (karitativen) Tierschutzes anstrebt, um für die Tiere eine Verbesserung zu bewirken, sollte sich überlegen, ob er das in Zusammenarbeit mit Tiernutzungsgegnern tun kann. Denn Basis für gemeinsame Anstrengungen im Tierschutz kann nur eine Akzeptanz der Nutzung der Tiere durch Menschen sein - darüber, wie dieses Mensch-Tier-Verhältnis im Einzelfall zu gestalten ist, kann unter Abwägung aller Interessen diskutiert werden.

Die von Tierschutzaktivisten ausgehenden Terroraktionen gegen Wissenschaftler haben dem Tierschutz genauso geschadet wie die Auftritte und Verlautbarungen bestimmter Tierschutzfunktionäre, die völlig überzogene Forderungen stellen, ohne sich vorher sachkundig gemacht zu haben. Hier sollten Tierschützer von der Basis, denen die ehrenamtliche Arbeit in den Tierheimen und Vereinen aufgebürdet wird, bei ihren hauptamtlich bezahlten Spitzenfunktionären Protest anmelden.

Der Tierschutz muß seine Glaubwürdigkeit erhalten und Fakten prüfen, ehe er sie verbreiten läßt. Er sollte sich zudem nicht von sachfremden Interessen vereinnahmen lassen. Nicht jeder, der sich als Verbündeter dem Tierschutz andient, verfolgt rein tierschützerische Ziele.

Proklamation der Grundrechte der Tiere

§ 1 Das Prinzip der Gerechtigkeit erfordert, Gleiches gleich und Ungleiches ungleich zu behandeln. Daher sind alle Lebewesen in den Aspekten, in denen sie gleich sind, gleich zu behandeln.

§ 2 Da Tiere genau wie Menschen danach streben, das eigene Leben und das ihrer Art zu erhalten und zu schützen, sie also ein Interesse an ihrem Leben haben, haben sie auch ein Recht auf Leben. Sie können rechtlich daher nicht als Sache eingestuft werden.

§ 3 Da die Tiere den Menschen in der Fähigkeit zu leiden, Schmerzen, Interesse und Befriedigung zu empfinden, gleich sind, müssen diese Fähigkeiten auch in gleicher Weise berücksichtigt werden.

§ 4 Insbesondere wegen ihrer Fähigkeit, Schmerzen, Angst und Leiden zu empfinden, dürfen Tiere nicht mißhandelt oder geängstigt werden. Das Recht auf Verschonung vor menschlicher Gewalt ist ein Grundrecht aller Tiere.

§ 5 Die zwischen Menschen und Tieren bestehenden Unterschiede der Intelligenz und des Abstraktionsgrades von Sprache und Bewußtsein können kein Grund sein, die wesentliche Gleichheit in den vitalen Basisfunktionen zu mißachten.

§ 6 Die Unterscheidung der Tiere nach menschlichen Interessen oder Präferenzen in Schoß-, Wild- und Nutztiere mit der Folge eines Drei-Klassen-Rechtes ist abzulehnen. Sie verstößt gegen das Prinzip der Gerechtigkeit nach Art. 1.

§ 7 Die von der Evolution hervorgebrachten Tierarten haben das Recht, in ihrer Art weiter zu existieren, d.h. sie dürfen nicht ausgerottet oder genetisch manipuliert werden.

§ 8 Alle wildlebenden Tiere haben Anspruch auf den ihnen gemäßen Lebensraum. Die Freiheit darf ihnen nicht entzogen werden. Sie dürfen nur in der Notwehr getötet werden, keinesfalls zu Zwecken des Sports (Jagd, Angeln) oder der wirtschaftlichen Verwertung.

§ 9 Die wildlebenden Tiere sind gegen Beeinträchtigungen durch die menschliche Gesellschaft und Zivilisation aktiv zu schützen (z.B. Straßenverkehr).

§ 10 Die Haltung von Tieren ist grundsätzlich einzuschränken, da sie den Tieren keine artgerechte Umgebung bietet, bzw. mit Tierquälerei verbunden ist.

§ 11 Die Produktion von Tieren und ihr Verkauf oder der ihrer Produkte - zum Zwecke der (Schein-)Befriedigung menschlicher Kontakt-, Prestige- oder Luxusbedürfnisse ist einzustellen. Tiere sind nicht als Ersatz für fehlende zwischenmenschliche Beziehungen zu benutzen.

§ 12 Jedes Tier hat das Recht, seine artgemäßen Verhaltensweisen und seinen eigenen Lebensrhythmus zu verwirklichen. Seine Umwelt muß so ausgestattet

werden, daß es seine Bedürfnisse in bezug auf Nahrung, Bewegung, Anregung, Abwechslung und Sozialleben befriedigen kann.

§ 13 Tiere dürfen nicht zu Ernährungszwecken getötet werden. Ihre Aufzucht, Unterbringung, Fütterung und weitere Versorgung darf nicht mit Belastungen, Qualen oder Schädigungen verbunden sein. Transporte dürfen weder Angst noch Leiden verursachen.

§ 14 Tierversuche als extremer Ausdruck von Gewalt gegen Tiere und wesentlicher Bestandteil einer auf dem Gewaltparadigma aufbauenden Wissenschaft verstoßen gegen die Rechte von Menschen und Tieren. Sie sind zu verbieten, gleichgültig, ob ihr Zweck wissenschaftlicher, medizinischer, kommerzieller oder anderer Natur ist.

§ 15 Die Schaustellung von Tieren zu Vergnügungs-, Unterhaltungs- oder (angeblichen) Belehrungszwecken ist mit der Würde des Tieres als Lebenwesen nicht zu vereinbaren. Ebenso sind Wett- und Schaukämpfe von Tieren untereinander oder von Menschen gegen Tiere als Verherrlichung der Gewalt zu verbieten.

§ 16 Die Verwirklichung der Grundrechte der Tiere ist als Staatszielbestimmung in die Verfassung der Staaten aufzunehmen. Die Regierungen sind verpflichtet, auf nationaler und internationaler Ebene die Verwirklichung dieser Rechte voranzutreiben.

§ 17 Um die Verwirklichung der Grundrechte der Tiere wirksam voranzutreiben und kontrollieren zu können, sind Beauftragte zu berufen, denen ein entsprechendes Mandat mit ausreichenden gesetzlichen Befugnissen erteilt wird. Hierzu gehört insbesondere die Möglichkeit der Verbandsklage für Tier- und Naturschutzorganisationen.

Quelle: Der Vegetarier, 4/193

Literatur

[1] ten Bruggencate G: Schweinsaffen im Widerstreit. (im Druck)

[2] Cavalieri P, Singer P (Eds.) (1993) The Great Ape Project. Equality beyond Humanity. London: Fourth Estate

[3] Coleman V (1993) Das Europäische Medizin Journal. Warum wir diese Zeitschrift machen. Europäisches Medizinjournal 1: 2

[4] Dekkers M (1994) Geliebtes Tier. Die Geschichte einer innigen Beziehung. München: Carl Hanser

[5] Küsters G, Geursen R (1993) Gesundheit für Mensch und Tier. Warum Tierversuche noch nötig sind. München, Piper

[6] Ligue Francaise des Droits de l'Animal (1991) Déclaration Universelle des Droits de l'Animal (texte modifié). Terre sauvage 48, Février

[7] Miersch M (1991) Wer sind eigentlich die Tierrechtler? Natur 12: 51-55

[8] Proklamation der Grundrechte der Tiere. Der Vegetarier 4/93

[9] Rambeck B (1990) Mythos Tierversuch. Eine wissenschaftskritische Untersuchung. Frankfurt/Main: Zweitausendeins

[10] Reyer W (Hrsg.) (1993) Kommunikationsprobleme in der Tierschutzdiskussion. Probleme, Wege und Chancen des Dialogs zwischen Tierschützern, Tiernutzern und ihrem gesellschaftlichen Umfeld. Tagungsbericht. Schorndorf: Forum Humanum

[11] Stern H (1979) Tierversuche in der Pharmaforschung. München: Kindler

[12] Wild W (1989) Von der Glaubwürdigkeit der Experten. P. 23-32 in: Begreifen und Gestalten. Wissenschaft verändert unser Leben. Herford: Busse + Seewald

[13] Wirtgen W (1993) Schriftliche Stellungnahme zur Anhörung der Ausschüsse für kulturpolitische Fragen, Landesentwicklung und Umweltfragen zum Thema:" Bedeutung von Tierversuchen für die medizinische Forschung" am 11. März 1993 im Bayerischen Landtag. Ausschußunterlagen

Forschungsstandort Deutschland in Gefahr?
- Gedanken zur Zeit -

K.-H. Sontag

Man liest es in der Presse, und man weiß es in verantwortlichen Gremien noch viel besser: Investitionen werden im Ausland vorgenommen, Kapital fließt aus Deutschland ab und stärkt die Wirtschaft anderer Länder und Kontinente. Wer heute das Rentenalter erreicht hat, kann sagen, daß sich in seiner Lebensarbeitszeit die Weltbevölkerung mehr als verdoppelt hat, von etwa 2 auf 5,6 Milliarden. Alle wollen versorgt sein, erheben Anspruch darauf, ein erfülltes Leben zu haben und zu gestalten. Mehr als 2 Milliarden Menschen decken ihren Proteinbedarf durch den Verzehr von Fischen. Es dürfte ziemlich gleichgültig sein, wann die Fischereiflotten Meere leer gefischt haben, mit kilometerlangen Netzen gelingt das noch früh genug. Wer kann es Menschen verübeln, wenn sie zum Kochen das letzte Holz ausgebrannter Erde nutzen? Wer schätzt ab, was defekte Pipelines und marode Industrieanlagen an nutzbarem Lebensraum vernichten und welcher Schrott verrottender Rüstungsgüter Land unbenutzbar macht?

Welche Aufgaben sind uns gestellt?

Es ist leicht gesagt, alle Kräfte zu nutzen, damit Forschung, Entwicklung und Erfindungen Nutzen bringen und dadurch dem Verantwortung Empfindenden Möglichkeiten an die Hand gegeben werden, damit er helfen kann. Diesen Kräften sollen Wege freigemacht werden.

Wie lautete die Botschaft von Rio?

Öffnet den Zugang zu neuen Kenntnissen, um dem Wandel der Welt begegnen zu können; die Natur selbst ist kein statischer Zustand. Sie reagiert auch auf unangemessene Nutzung und Überbevölkerung.

- Mikroorganismen, Pflanzen, Tiere und der Mensch sind evolutionierenden Faktoren unterworfen.
- Nicht nur der Mensch, auch die Natur schafft gefährdende Umweltbedingungen.
- Geoökologische Faktoren und Mutationen haben ihre Eigendynamik.
- Natur zu bewahren, erfodet Kenntnis der dynamischen Prozesse.
- Kenntnisse zu erwerben, erfordert Zugang zu den Dingen.
- Zugang zu belebten und unbelebten Dingen zu beschränken, verhindert die Bewahrung der Welt. Daraus folgt, daß Kenntnisse erworben werden müssen.
- Kenntnisse vermittelt zu bekommen, ist ein Anliegen der Gesellschaft und erlaubt der Politik zu handeln.

Die Handlung erstreckt sich auf die Ausstattung aller Bildungs- und Ausbildungsstätten. Der Handlungsbedarf zur Ausstattung der Universitäten und Hochschulen, Bildungs- und Ausbildungsstätten ist dringend geboten.
- Handeln unter Berücksichtigung ethischer Maßstäbe führt zu neuen Erkenntnissen.

Das Bestreben, neue Kenntnisse zu erlangen, ist eingebettet in ethische Wertvorstellungen, bleibt aber trotzdem einer Güterabwägung unterworfen.

Güterabwägungen kennzeichnen gesellschaftliche Auseinandersetzungen. Sie beschränken sich nicht allein auf materielle Dinge, sie schließen in erheblichem Maße ideelle und ethische Erwägungen ein. Die politische Ebene hat sie zu berücksichtigen. Aber sie benötigt Geld, um das auf den Weg zu bringen, was vordringlich und nötig ist und was nach dem sittlichen Verständnis geboten sein sollte.

Ausstattung

Die Finanzkraft kommt aus dem, was die Gesellschaft produzieren kann und was nicht nur von ihr verbraucht, sondern auch von ihr verkauft werden kann. Für dies muß es einen Markt geben. Fehlt dieser oder sind die Produkte zu teuer oder nicht mehr gewünscht, versiegt die Quelle und gesellschaftliche Wünsche und Forderungen können nicht erfüllt werden.
Deutschland besitzt eine lange Tradition in Forschung und Entwicklung, in Lehre und Ausbildung. Der eine Teil Deutschlands konnte sich in der freien Marktwirtschaft entwickeln, ungebunden und sich ständig orientierend, jeder Wirtschaftszweig eigenständig und in eigener Verantwortung, der andere Teil Deutschlands war eingebunden in überregionale Pläne und Auflagen, die heute nicht mehr existieren. Der eine Teil konnte sich zu einem der reichsten Länder der Welt entwickeln, und die individuelle Selbstverwirklichung erschien grenzenlos; ein common sense ver-

schwand mehr und mehr aus dem Blickwinkel, die Ansprüche stiegen höher und höher. Das Angebot konnte befriedigt werden. Gesundheitliches Wohlbefinden, Freizeitgestaltung, Fortbildung, Urlaub, gesicherte Arbeitsplätze und Altersversorgung: nichts brauchte in Frage gestellt zu werden. Aber so wie es keinen Stillstand im Wandel der Natur geben kann, so hat sich auch der Wandel in den Beziehungen der Menschen untereinander geändert. Dies wird ergänzt durch den Zerfall von Ordnungsprinzipien und Wirtschaftssystemen. Neue Ansätze sind unverkennbar. Das alte Europa und die sonst so dynamischen USA haben erkennen müssen, daß die Lernfähigkeit der Völker in anderen Regionen vor 30 Jahren nicht in das Kalkül einbezogen wurde, wie es politischer Weitsicht gut zu Gesicht gestanden hätte. Diese Unachtsamkeit hat zu schweren Folgen geführt. Eine Korrektur im Sinn einer Umkehr dürfte ausgeschlossen sein.

Im September 1993 veröffentlichte die "Gesellschaft zur Förderung der Biomedizinischen Forschung" einen Appell als großrahmige Anzeige in einer überregionalen deutschen Zeitung, der heute noch von gleicher Bedeutung ist.

"Der forschungs- und entwicklungsorientierte Standort Deutschland ist nicht zuletzt durch eine restriktive Gestaltung der rechtlichen Rahmenbedingungen und vor allem durch deren Verwaltungsvollzug im Bereich der Biomedizin aus seiner Spitzenstellung herausgefallen. Die katastrophalen Folgen von rechtlichen und administrativen Behinderungen, insbesondere im Gentechnik- und Tierschutzrecht, haben nicht nur Entwicklungen verhindert und wirtschaftlichen Schaden angerichtet, sondern auch durch Verlagerung von Forschungs- und Produktionsstätten in das Ausland Arbeitsplätze vernichtet. Die deutsche akademische und technische Ausbildung kann international nicht mehr im notwendigen Rahmen mithalten."

Die anstehende Novellierung des Tierschutzgesetzes darf jetzt nich neue Hürden aufbauen, die nur über bürokratische Genehmigungsverfahren zeitraubend überwunden werden können. Eine flexible und im internationalen Wettbewerb notwendige weltweite und zügige Zusammenarbeit würde unmöglich gemacht.

Zu dem Appell heißt es weiter: "Das Abwandern der gentechnologischen Forschung, Entwicklung und Produktion würde gefolgt werden vom Abwandern der biomedizinischen und naturwissenschaftlichen Forschung, wenn sich die Beschlüsse des Bundesrates aus der letzten Legislaturperiode und die Forderungen verschiedener Tierschutzorganisationen durchsetzen.

Die biomedizinische Grundlagenforschung ist die Voraussetzung für eine in Japan, USA und einigen westeuropäischen Ländern sich stürmisch entwickelnden biotechnischen Industrie, die ein wesentlicher Bestandteil produktiver Wirtschaftssysteme des 21.Jahrhunderts sein wird. Deutschland ist in der Gefahr, aus dieser wissenschaftstechnischen Entwicklung ausgeschieden zu werden.

Die Unterzeichner appellieren an die Mandatsträger des Deutschen Bundestages, alles zu tun, um die deutsche Wissenschaft vor Schaden zu bewahren und die

Leistungsfähigkeit der deutschen Wissenschaft auch im Rahmen der Ausbildung des medizinischen, biologischen und naturwissenschaftlichen Nachwuchses sicher zustellen." (Bonn, den 22.9.93)

Der Appel wurde von Rektoren und Dekanen deutscher Universitäten und Hochschulen, von 4 deutschen Nobelpreisträgern, von 82 medizinischen und biologischen Fachgesellschaften, von Firmen und Belegschaften deutscher Unternehmen wie auch von der Gewerkschaft Chemie unterzeichnet.

Mußte es dazu kommen, daß sich deutsche Wissenschaftler öffentlich an das Parlament wenden, um auf Fehlentwicklungen aufmerksam zu machen, deren Folgen augenscheinlich noch immer nicht erkannt werden? Diesem Appell sind unendlich viele Einzelgespräche und Stellungnahmen einzelner Institutionen und Gesellschaften vorausgegangen, aber sie erbrachten nicht den notwendigen Erfolg. Das Bewußtsein eines führenden Politikers im Bundestagsausschuß für Forschung und Technologie war vor 4 Jahren noch nicht in dem Maße geschärft worden, wie es in Wahrnehmung seiner Aufgaben unbedingt hätte sein müssen. Angesprochen auf die nicht mehr tolerierbaren langen Genehmigungsfristen für beantragte Forschungsvorhaben in der biomedizinischen Forschung und der vorgebrachten Selbstverständlichkeit, doch in einem laufenden Forschungsvorhaben schnell reagieren zu müssen, wenn plötzlich in renommierten internationalen Zeitschriften ein Resultat veröffentlicht wird, das den eigenen Forschungsansatz zur Änderung und Anpassung zwingt, erhielt man die erstaunliche Antwort, daß man dies in Deutschland nicht von einem Tag auf den anderen machen könne; dies bekäme man bei uns nicht. Man müsse einen neuen Antrag stellen, der dem Gesetz und der Verwaltungsvorschrift genüge und der dann entsprechend behandelt würde und dessen Genehmigungsdauer - vorausgesetzt, die Behörde und die beratende Kommission hätten den Antrag verstanden und würden keine zusätzlichen Angaben erbitten- in der Regel 3 Monaten betragen würde, vorausgesetzt, die Behörde wäre nicht unterbesetzt. Auflagen von seiten der Behörden seien dabei nicht ausgeschlossen.

Um dieser Denkweise zu begegnen, wurden Entbürokratisierungsvorschläge von der "Gesellschaft zur Förderung der Biomedizinischen Forschung" gemacht und diese mit den Unterschriften zahlreicher Fachgesellschaften parlamentarischer Gremien vorgelegt. Sie standen aber im Gegensatz zu einer Bundesratinitiative, die die engen Grenzen, die das Tierschutzgesetz für die biomedizinische Forschung und Ausbildung setzt, noch enger ziehen wollte. Der Deutsche Bundestag griff die Belange der Wissenschaft in der letzten Legislaturperiode auf und folgte mit Mehrheit nicht der Vorlage des Bundesrates. Der für die Wissenschaft befreiende Beschluß des Bundestages wurde vom Agrarausschuß des Bundesrats als nicht geeignet angesehen, um überhaupt die Vorlage zur Beschlußfassung im Bundesrat zu empfehlen.

Wirtschaftsstandort

In nicht zu verkennendem Maße sind die Reaktionen der pharmazeutisch-chemischen Industrie ein untrügliches Signal, was der Forschungsstandort Deutschland für einen Wert hat. Das Tempo der Patententwicklung in Japan und in den USA hat ein Signal gegeben. Das Signal stieß einen gründlichen Umdenkungsprozeß an.

Die verhängnisvollen Folgen des inzwischen notwendigerweise deregulierten Gentechnikgesetzes und die kontraproduktiv gehandhabten Genehmigungsverfahren haben das Vertrauen in die Weitsicht der Regierungen und der gesetzgebenden Körperschaften in Deutschland weitgehend verspielt gehabt. Angesichts des nicht zu übersehenden rasanten Tempos der technischen und wissenschaftlichen Entwicklung in den Staaten, die noch vor nicht allzulanger Zeit als wissenschaftlich-technische Drittländer bezeichnet wurden, hätte der Politik, schon allein aus wirtschaftlicher Sicht und wegen der volkswirtschaftlich notwendigen Wertschöpfung, vorausschauende Handlung und Gesetzgebung gut zu Gesicht gestanden. Dies ist aber versäumt worden.

Eine kapitalkräftige Industrie kann verlorengegangene Positionen und Märkte durch Verlagerung an forschungs- und entwicklungsfreundlichere ausländische Orte wieder wettmachen, die mittleren Wirtschaftsbetriebe und die universitäre und außeruniversitäre Forschung kann das nicht. Sie sind an die Rahmenbedingungen in Deutschland unausweichlich gebunden. Der Bayer-Konzern ließ vor der Presse in New York Anfang des Jahres erklären, daß von 20 Milliarden Investitionen in den nächsten 3 Jahren rund ein Drittel in die USA fließen werden. Die gute Geschäftsentwicklung in den USA trug zu einem gegenüber dem Vorjahr um 30% gesteigerten Gewinn bei. Neben der guten Konjunktur auf den Märkten der Welt wird auch die Verbesserung der Kosten genannt. China hat nicht nur einen interessanten Markt, sondern auch hochqualifizierte Wissenschaftler. Gemeinsame Entwicklungen neuer integrierter Systeme zur Vermehrung und zum Schutz von Pflanzen sind mit dem Institut für Genetik der Academia Sinica, Peking, vereinbart worden. Vom Forschungsbudget entfallen allein 44 % auf die Gesundheitsforschung und 18 Prozent auf den Landwirtschaftssektor.

Universität und Anschubfinanzierung

Aber nicht nur die Forschung und Entwicklung leidet unter nicht angepaßter Gesetzgebung und Genehmigungspraxis, sondern auch die Lehre an den Universitäten. Dies neben dem wirtschaftlichen Schaden übersehen zu wollen, wäre in höchstem Maße sträflich. Dem wissenschaftlichen Nachwuchs an den Universitäten und Forschungseinrichtungen stehen in hohem Maße nur sehr begrenzte Zeitverträge zur Verfügung und sehr häufig auch nur mit einer halben Vergütung. Die Einwerbung von Drittmitteln von der DFG oder vom Bundesministerium für Wissenschaft, Bildung, Forschung und Technologie erfordert hohen bürokratischen Aufwand und wegen des Zeitvertragsgefüges und wechselnder Personalausstattung, Zwischen- und Abschlußberichten mehr Zeit als vertretbar ist. Die Zeit, die für für Forschung, Lehre, Unterricht, Prüfungen und Aufgaben in Kommissionen, Gutachtergremien ect. aufgebracht werden muß, füllt den Tag ohnehin restlos aus.

Anschubfinanzierungen, wie für das Programm "Forschung 2000", betreffen in Deutschland auch den Bereich der klinischen Forschung. Sie wird als besonders förderungswürdig angesehen, weil ihr Naturwissenschaftler fehlen, die mit ihren fachlichen und methodischen Kenntnissen das mit entwickeln sollen, was der Kliniker von seiner Ausbildung und von seiner Belastung durch die Patientenversorgung selbst nicht leisten kann. Nach 5 Jahren Verweildauer an der Universität muß aber der wissenschaftliche Mitarbeiter gemäß Hochschulrahmengesetz entlassen werden. Der medizinische Nachwuchs kann bis zum Abschluß der Facharztausbildung und der möglichen Habilitation als Angestellter bis zu 10-12 Jahren an der Universität verbleiben. Damit hat sich eine Profilierungsmöglichkeit ergeben, die dem naturwissenschaftlichen Mitarbeiter nicht geboten wird.

Die vom früheren BMFT angeregten klinischen Zentren mit schwerpunktmäßig angesiedelter klinischer Forschung auf umschriebenen Fachgebieten sollen im Lauf von 5 Jahren die Zusatzkosten selber auffangen. Das Ministerium zieht sich aus der Finanzierung schrittweise zurück. Der Universität fallen die Mehrkosten zu. Können sie nicht getragen werden, muß der Forschungsansatz wieder aufgegeben werden. Nicht nur kurzfristige Fehlinvestitionen stehen ins Haus, auch vorprogrammiert, irritiertes und verunsichertes wissenschaftliches und technisches Personal.

Finanzkraft der Länder

Die Finanzkraft der Länder ist unterschiedlich stark in Anspruch genommen. Die Landesregierung Niedersachsen beabsichtigt einen Stellenabbau von 8% in 4 Jahren, anderenfalls müsse für jede nicht freigegebene Stelle pro Jahr 60.000,-DM gezahlt werden. Zusätzlich soll für das Jahr 1995 eine Kürzung der Haushaltmittel um 10 Millionen angeordnet und Einsparungen im Bereich der Rechenzentren, der Geräteinvestition, der Medien und der überregionalen Forschungsförderung in Höhe von insgesamt 18,5 Millionen angeordnet werden. Durch die Kürzungen würden rund die Hälfte der Mittel für Neuberufungen, Vertretungen und wissenschaftliche Hilfskräfte wegfallen. Für die Medizinische Fakultät sollen jährlich 19 Stellen über 4 Jahre eingespart werden, und der Landeszuschuß soll gegenüber dem Vorjahr um 24 Millionen gekürzt werden. Ist man bestrebt, die Studienzeiten zu kürzen, das Studium zu straffen, dann sollten keine Studenten wegen fehlender Ausbildungskapazität und fehlenden Praktikumsplätzen auf der Straße sitzen bleiben.

Wissenschaftsstandort Deutschland

Fragt man nach dem Wissenschaftsstandort Deutschland, so steckt hinter der Frage doch der Wunsch, etwas über die Attraktivität zu erfahren. Wenn Berufungen der Max-Planck-Gesellschaft nicht zustande kommen, weil die gesetzlichen Regelungen in Deutschland eine Übersiedlung oder Rückkehr nach Deutschland nicht angezeigt erscheinen lassen, dann hat dies in dem Fall nicht an mangelndem Geld gelegen. Wenn talentierter Nachwuchs nach dem Studium und der Promotion für einige Jahre in die USA oder andere Länder gehen, die ihnen eine hochqualifizierte Fortbildung ermöglichen, dann gelten sie in der Regel als höher qualifiziert und haben bessere Chancen, aussichtsreichere Dauerpositionen zu erhalten.

Deutschland bietet diese Spitzenqualifikation nicht, zumindest nicht mit der garantierten Ausstattung und in der verfügbaren Zeit.

Jede Mark, die in die Forschung gesteckt würde, schaffe die Arbeitsplätze von morgen, so der Bundeskanzler bei der Eröffnung der Hannover-Messe 1994. Förderung von Wissenschaft, Forschung und Technologie sind Eckpunkte des Regierungsprogramms. Auch die große Oppositionspartei betont dies in erfreulichem Maße. Die Zeit wird es bringen, was politisch umgesetzt wird. Die Wissenschaft ist nicht aus der Pflicht entlassen, darzustellen, was aus ihrer Sicht notwendig ist. Aber dazu gehört auch das Instrumentarium, um aufgezeigte Ziele erreichen zu können, und deshalb wissenschaftliche Methodik notwendig bei einer wissenschaftlichen Fragestellung erschweren zu wollen, kann nicht dem gewünschten Erkenntnisgewinn dienen, um die Zukunft lebenswert zu gestalten. Die Wissenschaft muß die der berechtigten Fragestellung entsprechende Methode selbst suchen, sie rechtfertigen und vor der Gesellschaft verantworten, aber auch zugebilligt bekommen, soweit sie im Rahmen des sittlichen Verständnisses von der Mehrheit in der Gesellschaft akzeptiert werden kann.

- Gesetze, die den wissenschaftlichen Zugang zum Wandel der Welt erschweren, sind nicht zu verantworten.
Deshalb:
- Gesetze, die dem Begegnen des Wandels entgegenstehen,
- Gesetze, die defensive Technologien erschweren,
- Gesetze, die wissenschaftlichen Erkenntnisgewinn erschweren, sind nicht vertretbar.

Dies nach sorgfältiger Erörterung und Abwägung trotzdem ignorieren zu wollen, wäre sträflich und unverantwortlich.

Von politischen Gremien und von Vertretern der gesetzgeberischen Ebene wurde der Wissenschaft immer vorgehalten, sie würde sich viel zu wenig bemerkbar machen und würde ihre Arbeit und die Bedingungen nicht genügend deutlich machen und der Öffentlichkeit darstellen. Dies kann so nicht unwidersprochen bleiben und auch nicht bei der jetzt laufenden Periode der beabsichtigten Novellierung des Tierschutzgesetzes. Auffallend ist nur, daß der Darstellung dieser Belange in den Medien nicht der notwendige Raum eingeräumt wird, sondern im Gegenteil sachgerechte und wahrheitsgemäße Darstellungen durch die Wahl der begleitenden Ausstattung nahezu unmöglich gemacht werden. Selbst zur Unterhaltung wurden freierfundene vermeintliche Sachverhalte aus dem Bereich des Wissenschaftsbetriebs im Hauptprogramm des Fernsehens gesendet. Verlangte Gegendarstellungen wurden durch das "Anmoderieren" oder "Abmoderieren" im Schutz der grundgesetzlich geschützen Meinungsfreiheit und künstlerischen Gestaltung wieder in ein bestimmtes Licht gerückt. Der Eindruck blieb.

Die Schwierigkeiten, vor denen die Gesellschaft, Wirtschaft und Politik stehen, sind groß. Die Einsicht der Regierenden, daß Bildung, Wissenschaft, Forschung und Technologie aufbrechen sollen, um verlorenes Terrain aufzuholen, ist lobenswert und geboten. Es ist zu hoffen, daß sie aber auch fundamentalistischen Vorstellungen entschieden gegenübertreten. Auch muß Teilen der Gesellschaft deutlich erklärt werden, daß es unehrlich ist, von dem zu leben, was Wissenschaft und Erfindergeist zur Erleichterung des Lebens erbracht haben, daß aber die Art und Weise der Entstehung mißbilligt wird.

Journale bei Pabst

ACTA MEDICA BALTICA
Zielgruppe: Mediziner mit interdisziplinären wissenschaftlichen Interessen

CMV-UPDATE
Zielgruppe: Ärzte mit Interessen in der Infektionsbehandlung

CROATIAN MEDICAL JOURNAL
Zielgruppe: Mediziner mit interdisziplinären wissenschaftlichen Interessen

dialyse intern
Zielgruppe: Dialysepatienten und ihre Angehörigen

DIALYSE JOURNAL
Zielgruppe: Nephrologen

FORENSISCHE PSYCHIATRIE UND PSYCHOTHERAPIE
Zielgruppen: Ärzte und Psychologen in der forensischen Psychiatrie

JOURNAL FÜR ANÄSTHESIE UND INTENSIVMEDIZIN
Zielgruppe: Ärzte und Pflegekräfte in der Anästhesie und Intensivmedizin

JOURNAL FÜR DAS NEPHROLOGISCHE TEAM
Zielgruppe: Ärzte und Pflegekräfte in der Nephrologie

ONKOLOGISCHE NACHSORGE, REHABILITATION, PALLIATION
Zielgruppe: Ärzte

PSYCHOLOGISCHE BEITRÄGE
Zielgruppen: Psychologen, Neurologen

TRANSPLANTATIONSMEDIZIN
Zielgruppe: Transplantationsmediziner
(Chirurgen, Internisten, Immunologen, Urologen)

PABST SCIENCE PUBLISHERS
Eichengrund 28, D-49525 Lengerich, Tel. + 49 (0) 5484-308, Fax. + 49 (0) 5484-550

F. W. Albert, W. Land, E. Zwierlein (Hrsg.)

Transplantationsmedizin und Ethik - Auf dem Weg zu einem gesellschaftlichen Konsens

Die Organtransplantations-Medizin ist extrem abhängig vom gesellschaftlichen Konsens. Eine rückläufige Spendenbereitschaft, durch Irritationen, Mißverständnisse und Ängste verstärkt, zeigt die gegenwärtige Brüchigkeit gesellschaftlichen Einverständnisses an. Um diesen Konsens zu befördern, ist eine vernünftige Aufklärung aller relevanten Gesichtspunkte unvermeidlich. Eine solche Aufklärung kann nur durch einen interdisziplinären Dialog aller Beteiligten erzielt werden. Einen Beitrag zu diesem Dialog wollen die in diesem Band versammelten Aufsätze leisten, die ihrerseits aus einem interdisziplinären Symposium zu den medizinethischen Problemen der Organtransplantation hervorgegangen sind.

Mit Beiträgen von:
F. W. Albert, H. Angstwurm, F. W. Eigler, Th. Gutmann,
M. Honecker, F.-J. Illhardt, W. Land, Th. Schlich, U. Schmidt,
G. Wolfslast, E. Zwierlein

ISBN 3-928057-52-9   Preis: 30,- DM

PABST SCIENCE PUBLISHERS
Eichengrund 28, D-49525 Lengerich,
Tel. + 49 (0) 5484-308, Fax. + 49 (0) 5484-550

Karl Westhoff (Hrsg.)

1. Symposium zu Prüfungen in der Medizin: Multiple Choice

Möglichkeiten und Grenzen von Multiple-Choice Prüfungen in der Medizin

Multiple-Choice Prüfungen sind maximal objektiv durchzuführen, auszuwerten und zu beurteilen. Offen bleiben jedoch die nur empirisch zu beantwortenden Fragen nach der Gültigkeit oder Validität dieser und anderer Prüfungsformen in der deutschen Medizin. Die derzeitigen MC-Prüfungen bedürfen erheblicher Verbesserungen, bis sie dem entsprechen, was von einer gültigen Prüfungsmethode nach internationalen Standards verlangt werden kann.

ISBN 3-928057-67-7   30,- DM

PABST SCIENCE PUBLISHERS
Eichengrund 28, D-49525 Lengerich,
Tel. + 49 (0) 5484-308, Fax. + 49 (0) 5484-550